AF363480

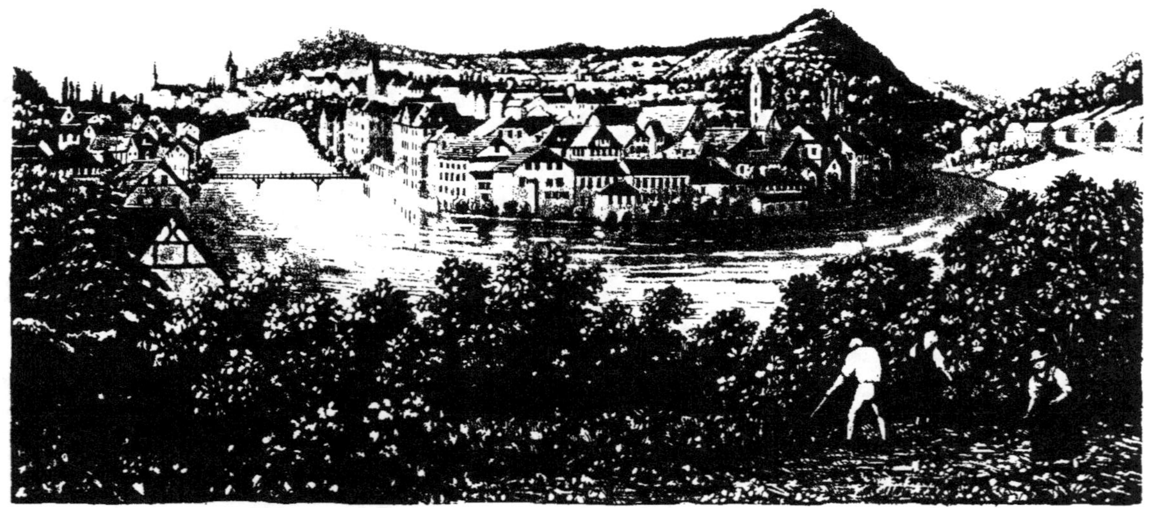

Les Bains de ? Baden en Suisse.

LES

EAUX THERMALES

DE BADEN EN SUISSE,

LEUR

ANALYSE CHIMIQUE ET LEURS VERTUS THÉRAPEUTIQUES

CONSTATÉES PAR L'EXPÉRIENCE,

AVEC

UN APERÇU DESCRIPTIF ET GÉOGNOSTIQUE DES ENVIRONS DE BADEN, LEUR HISTOIRE NATURELLE, ET DES ESQUISSES HISTORIQUES CONCERNANT CETTE VILLE.

Par J.-Aloys Minnich,

Docteur en Médecine et en Chirurgie, et médecin praticien
aux bains de Baden.

AVEC DES GRAVURES ET UNE CARTE.

ZURICH,	**BADEN,**
CHEZ MEYER & ZELLER.	CHEZ HÖHR & LANGBEIN.

1846.

IMPRIMERIE DE HENRI WOLFRATH,
A NEUCHATEL EN SUISSE.

AVANT-PROPOS.

L'ouvrage que je donne ici au public est destiné à remplir une lacune qui existait encore dans la littérature de nos thermes. C'est un résumé de mes propres observations et expériences depuis une douzaine d'années, tant sur la nature des eaux de Baden, que sur leurs vertus thérapeutiques. Puisse-t-il être utile et aux médecins et aux malades, aux premiers, en leur fournissant un guide sûr pour bien apprécier les cas de maladies où nos thermes se montrent réellement salutaires, et pour les diriger dans la manière d'en faire usage ; aux seconds, en leur apprenant ce qu'ils ont à faire et à observer pour que la cure leur soit profitable, et qu'elle ne tourne pas à leur détriment, au lieu de les délivrer de leurs maux !

Ce livre n'ajoutera rien, sans doute, à la juste célébrité dont jouissent en France les thermes de Baden : de longue date ils sont fréquentés chaque année par un grand nombre de malades de Paris et des départemens ; il nous en vient et de la Belgique et de la Suisse française ; mais tous regrettaient de ne trouver à leur portée aucun ouvrage français qui réunît les renseignemens nécessaires relativement à l'usage de nos eaux, et en même temps des détails concernant leur histoire, leur topographie et les curiosités naturelles, archéologiques et historiques que présentent la ville de Baden et ses environs.

Ce n'est pas que l'on n'ait beaucoup écrit, dans tous les temps, sur Baden et ses sources thermales. Dès le siècle de Tacite, quantité d'auteurs latins en ont fait mention; et parmi les Allemands, il existe plusieurs ouvrages et notices plus ou moins étendues qui les concernent. Quant aux documens français que j'ai pu recueillir, ils sont en très-petit nombre; et ni les uns ni les autres de ces divers écrits ne remplissaient le but que je me suis proposé.

La partie balnéologique et thérapeutique de cet ouvrage est entièrement le résumé de mes propres observations. Depuis Kottmann, médecin des eaux de Baden, qui, en 1826, publia une direction sur la manière d'en faire usage, nos établissemens se sont considérablement accrus et améliorés, et de nouveaux ont été créés, lesquels ont puissamment contribué à étendre la sphère de nos cures. Parmi ces derniers, il faut surtout compter les bains de vapeur, les divers appareils de douches, notamment ceux de douches ascendantes, la multiplication des baignoires, qui permet maintenant de prendre les bains à quelque degré de température que ce soit. Si j'ai cru devoir, à chaque maladie, entrer dans des détails étiologiques et symptomatologiques que l'on ne trouve guère dans de pareils ouvrages, ça été pour faire d'autant mieux comprendre au lecteur médecin le *pourquoi* des différens modes d'application de nos thermes. Car l'utilité d'un écrit de cette nature consiste précisément, suivant moi, en ce que les groupes de maladies auxquels la cure thermale s'approprie, y soient exactement déterminés, ainsi que la manière spéciale dont le traitement doit être dirigé.

La seconde partie est consacrée à des détails de statistique et d'histoire naturelle, et à des esquisses historiques sur Baden et ses environs; elle est destinée toute entière aux baigneurs et aux hôtes que la curiosité nous amène. Quant à la partie botanique, je l'ai simplement extraite de la Flore zuricoise de Kölliker et de l'ouvrage de Bronner sur le canton d'Argovie. Le temps m'ayant manqué pour faire des excursions botaniques pendant les mois d'été, je ne la donne point pour complète; néanmoins, les plantes les plus remarquables de nos environs, et entre autres celles du Lägern, s'y trouvent assez exactement énumérées.

Quant à la partie historique qui termine cet ouvrage, j'ai suivi en partie Hess ([1]), quand il a été bien informé, en partie des documens plus authentiques que les siens, surtout en ce qui concerne l'époque de la dernière démolition du *Stein* et les événemens des temps modernes. Au surplus, cette partie est une simple esquisse, que le lecteur voudra bien juger avec indulgence, n'étant là que pour lui donner un aperçu, mais point une histoire complète des destins qu'a eu à subir notre ville.

Je dois ajouter, que la masse spongieuse dont il est question dans la note de la page 25, s'est trouvée, d'après l'examen qu'en a fait M. Laué, de Wildeck, composée en grande partie de silice et de fer, et nullement d'iode; et que, exposée à l'air pendant tout l'été, elle n'est point entrée en putréfaction.

[1] *Die Badenfahrt.* Zurich 1818.

FAUTES A CORRIGER.

Page 11, ligne 9 (ainsi que p. 12, l. 24; p. 17, l. 7, et p. 24, l. 15): **gaz** hydrosulfuré, *lisez :* gaz hydrogène sulfuré.

Page 12, note, ligne 1 : à l'enseignement, *lisez :* à l'établissement.

Page 16, ligne 2, *au lieu de* 1780,7, *lisez :* 1780,70.

Page 28, ligne 33 : ces diverses actions, *lisez :* ses divers effets.

Page 42, ligne 10-15, *au lieu de:* On reconnaît etc., *lisez :* Le malade, immédiatement après le bain, doit toujours se sentir, autant que possible, dispos, ni las, ni surexcité; dans le cas contraire, il faut abréger la durée du bain.

Page 49, ligne 4 : comme un fort astringent, *lisez :* en contractant fortement la peau.

Page 60, note, ligne 11, *lisez :* Crénate de magnésie 0,1010.

Page 83, ligne 5, *après* migraine extérieure, *lisez :* sciatique, lumbago, maladie de Pott, coxalgie et autres affections articulaires, odontalgie, etc.

Page 95, ligne 12 : forme, *lisez :* forment.

Page 107, ligne 30 : en prédominence, *lisez* prédominance.

Page 111, ligne 17: qui est un acide rosé, *lisez :* qui est de l'acide rosacique.

Page 113, ligne 32 : pubescence, *lisez* puberté.

Page 154, ligne 20 : rosé, *lisez* rosacique.

Id. ligne 30 : au soin que l'on prend etc., *lisez :* au peu de soin que l'on prend de s'habituer à l'air atmosphérique.

Page 156, ligne 29 : forts courts, *lisez* fort courts.

Page 157, ligne 2 : peuvent produire, *lisez* peuvent y produire.

Page 205, ligne 8 : notre thermes, *lisez* nos thermes.

Page 212, ligne 3 : du malade, *lisez :* de la malade.

Page 219, ligne 4 : termes, *lisez* thermes.

Id. ligne 23 : quand elle trop peu abondante, *lisez :* quand elle est trop peu abondante.

Page 227, ligne 30 : tel qu'un baume, *lisez :* tel un baume.

Page 233, note, ligne 6 : que l'on se croit, *lisez :* que l'on se croirait.

Page 248, ligne 28 : arrachée, *lisez* détournée.

Page 279, ligne 20 : celles, *lisez* celle.

Page 281, ligne 16 : abondamment, cristallisé, *lisez :* abondamment cristallisé.

Page 286, ligne 1 : les unes perdent, *lisez :* les unes en perdent.

Page 350, ligne 20 : Papin, *lisez* Pepin.

PREMIÈRE PARTIE.

I.

EXAMEN PHYSICO-CHIMIQUE DES EAUX THERMALES DE BADEN.

§ 1.

Sur les deux rives de l'impétueuse Limmat, non loin du coude que forme la rivière en prenant sa direction vers le nord, se trouvent, à très-peu de distance de la ville, les sources thermales qui ont rendu Baden célèbre dès la plus haute antiquité. Ces sources alimentent les établissemens de bains situés de chaque côté de la rivière, ceux de gauche appelés les grands bains, et ceux de droite les petits bains, ou *Ennetbaden.*

Les eaux proviennent de plusieurs sources au point d'affaissement le plus profond du bassin de la formation gypseuse qui traverse la vallée de Baden. Elles jaillissent comme d'une fissure thermale, dont les bords, formés par les couches redressées d'un calcaire liasique compacte, surplombent le gypse, et servent d'appui aux couches des autres étages de la formation jurassique.

La direction de cette fissure est de l'est à l'ouest ; et dans cette direction se trouvent :

    a) un groupe de sources à Ennetbaden ;

    b) les sources nouvellement forées au même lieu ;

    c) plusieurs sources libres dans la Limmat [1] ;

---

[1] On les distingue aisément, dans les basses eaux, à 25 pieds environ de la rive droite de la Limmat.

d) la grande source enclose de la Limmat, sur la rive gauche ;

e) la petite source (*Heilbœdchen*) du Stadthof ;

f) la grande source du Stadthof ;

g , h) le *Heisser Stein* et son affluent, sur la place publique ;

i) la source de Sainte-Vérène ;

k , l , m) le *Wœlderhut*, groupe de trois sources à l'hôtel du Soleil et à celui de l'Ours ;

n) la source récemment découverte au Lion d'or ;

o) celle qu'on vient d'encaisser à l'Ours ;

p) le bassin de l'Ours (*Kesselquelle*) ;

q) la source du Hinterhof ;

r , s , t) trois sources au Bœuf ;

u , v) deux autres sources qu'on y a récemment découvertes.

Autour des collines qui couronnent l'emplacement des bains, et dans la direction de la formation gypseuse, se trouve à une certaine profondeur une eau thermale, qui suinte en arrière dans le sol. Elle provient probablement de sources situées plus haut, et sa température se rapproche plus ou moins, selon son volume, de celle des sources thermales proprement dites. Du reste, sous les rapports chimiques, elle ne s'en distingue absolument que par l'absence d'un dégagement libre de gaz.

Sur la rive droite de la Limmat, dans l'ancien lit de la rivière, on remarquait aussi, à l'endroit où le quai forme un coude, plusieurs sources très-faibles, que la nouvelle route a recouvertes.

§ 2.

A l'occasion des essais de forage entrepris tout récemment, et qui ont amené la découverte de plusieurs sources nouvelles, la plupart des sources actuelles ont été mesurées à plusieurs reprises. Voici la quantité d'eau qu'elles donnent par minute :

La source de Sainte-Vérène   30   pots de Baden.
Le *Heisser Stein* et son affluent 141¼ » »
Le bassin du Stadthof. . . . 18¼ » »
La petite source du Stadhof. ¾ » »
La source de la Limmat. . . 92¼ » »
Celle du Hinterhof. . . . . 47¼ » »
Le *Wœlderhut* (à l'Ours et
   au Soleil). . . . . 34¾ » »
Le bassin de l'Ours. . . . . 3 » »
La source du Bœuf *a*) . . . 16 » »
   »   *b*) . . . 3 » »
   »   *c*) . . . 14¾ » »
Une nouvelle source. . . . 9½ » »
La nouvelle source du Lion
   d'or. . . . . 59 » »
Celle de l'Ours. . . . . . . 4 » »
Ennetbaden, la source prin-
   cipale. . . . . 56 » »

Il n'est point fait mention ici des sources nouvellement découvertes à Ennetbaden, dont les rapports n'ont pas encore été déterminés, non plus que des déchets qu'elles ont fait subir aux autres sources.

Quant à l'eau thermale provenant de sources inconnues, situées à une plus grande élévation (et dont il ne se dégage librement aucun gaz), la quantité qu'on en utilise ne dépasse pas 8 pots.

La masse d'eaux thermales dont on dispose aujourd'hui à Baden, est donc de 530 pots par minute, ou de 763,200 pots en vingt-quatre heures.

Le pot de Baden équivaut à 81,6595 pouces cubes de Paris, soit à 1,64983 litre, ou 53 onces. C'est donc d'une masse d'eau thermale du poids de 3,370,800 livres médicinales, que l'on peut faire usage par jour, aux bains de Baden.

§ 3.

Les sources donnent, dans leur profondeur, une quantité
d'eau notablement plus grande qu'à leur surface. On n'a pas
pu déterminer encore, si cette diminution de la quantité d'eau
fournie suit une loi régulière en rapport avec le plus ou moins
de hauteur de la colonne d'eau. La source de la Limmat donnait, à la hauteur du niveau de la rivière, 125 pots ; à sa
hauteur actuelle (16 pieds au-dessus), elle n'en donne plus
que 92¼ ; l'élévation du dernier pied a occasionné une perte
de 5 pots. La nouvelle source du Bœuf, qui donne, dit-on,
20 et quelques pots dans le fond, n'en donne que 9 à sa hauteur actuelle (9 pieds au-dessus du sol). C'est la plus élevée
de toutes. Tout près d'elle, il en existe une plus faible, qui,
poussée à cette même hauteur, a cessé de couler. Dans la
source dernièrement découverte au Lion d'or, le niveau de
l'eau, abaissé de 18 pieds, n'a jamais pu l'être davantage,
malgré le travail continuel de plusieurs pompes très-fortes,
qui tiraient, comme on peut l'admettre, 200 pots par minute. A son élévation actuelle, elle rend encore 59 pots. Le
fond de cette source, ou la profondeur à laquelle elle a été
trouvée, est de 30 pieds au-dessous de son niveau actuel.

Il se trouve à l'Ours une source dont on ne faisait aucun
usage depuis bien des années, et qui, enclose depuis peu,
donne à son fond 24 pots d'eau. Elle provient d'un filet latéral, qui coule du nord et qui est presque horizontal. On n'a
pu la faire monter à plus de 10 pieds, quoique les gaz s'en
échappent avec force. Son plus haut niveau actuel est à-peu-
près le même que le niveau primitif de la source de Sainte-
Vérène, et que le niveau actuel de la source de la Limmat.

§ 4.

Les *déterminations de température* des eaux thermales
de Baden, bien qu'entreprises en différens temps, s'accor-
dent assez bien entre elles. En tenant compte du peu d'ac-

cord qu'offrent souvent les instruments les uns avec les autres, ainsi que des variations qui ont lieu dans le même
instrument, on peut admettre avec quelque confiance les
résultats de mes mesurages, et les envisager comme indi-
quant la température normale des sources. Je les ai répétés
souvent, et notamment encore dans le courant de mars et
d'avril 1844, avec M. Stoll, pharmacien. Ils ont été pris sur
presque toutes les sources. Nos résultats sont, à très-peu de
chose près, les mêmes que j'avais obtenus en mai 1835, de
concert avec M. le professeur Lœwig.

Voici ceux qu'il indique (*Mineralquellen von Baden*,
pag. 98) :

Le *Heisser Stein* . . .	+39, 5° R.	
Son affluent	39, 8° »	à sa sortie.
Le *Wœlderhut*	39, 8° »	
La source du Hinterhof	39, 8° »	à sa sortie.
La source mère de l'Ours	37 »	
Celle du bassin de l'Ours	39 »	
Le bassin du Stadthof .	40 »	
Cette même source dans le canal du bain de va-peur	39, 5° »	
Celle de Sainte-Vérène	37, 5° »	
Celle du Lion d'or . .	37, 5° »	
Celle de la route, au Bœuf	39 »	
Celle du Paradis, *ibid.*	38, 5° »	à sa sortie.
Celle du bassin, *ibid.* .	38 »	
La nouvelle source, *ibid.*	37 »	
La source de la Limmat	39, 5° »	à sa sortie.
Ennetbaden, source prin-cipale	39 »	
Celle de l'Ange	39, 5° »	

La source du bassin de l'Ours indiquait, en 1835, +
40,5° R. Depuis que de nouvelles sources ont été forées, elle
a perdu de son volume et surtout de son gaz, et n'indique

plus qu'une température de 37°, Il se peut que cette diminution de température provienne de ce que la quantité d'eau est moindre dans un espace de même grandeur qu'auparavant.

La source de la Limmat indique à sa sortie + 39,5° R. ; quand je l'ai mesurée en mars 1844, au moment où l'on venait de l'ouvrir, j'ai trouvé près de 40°. Ce résultat n'est pourtant pas très-positif, cette différence d'un degré pouvant résulter de l'extrême sensibilité de mon instrument, et de ce qu'on n'a pu opérer le mesurage immédiatement au-dessous du niveau de l'eau. La température est donc pour cette source la même que pour les autres.

L'on peut ainsi admettre que la température originaire de nos thermes est de + 40° R., soit 51° C., ou 120° Fahr. La température moyenne est de 39° R.

Pendant qu'on élargissait le fond de la source de Sainte-Vérène, on a découvert un petit filet, qui n'indiquait que + 37°, et dont il se dégageait peu de gaz ; tandis qu'un autre filet plus abondant et tout près de l'autre indiquait + 39, 5°, et laissait échapper beaucoup de gaz. On observe de même dans quelques sources, surtout lorsqu'elles sont au-dessous de 39°, et que les gaz s'en dégagent latéralement, une légère hausse du thermomètre à l'endroit où ce dégagement a lieu. La température des gaz paraît donc être toujours la même ; et l'opinion qu'ils sont plus chauds que l'eau thermale même, est purement hypothétique. Si la température de quelques filets est plus basse, cela résulte probablement du mélange d'eaux moins chaudes affluant de sources situées encore plus haut. Nous reviendrons sur ces deux points, à l'article de la formation des sources.

§ 5.

De ces différents faits on peut conclure, que la température de nos sources se maintient plus élevée là où elles sont enfermées dans des constructions ; qu'elle l'est un peu moins dans celles qui coulent librement ; et que c'est peut-être aussi cette circonstance seule , qui produit une différence au mesurage. On peut admettre en général , que toutes les sources ont originairement le même degré de chaleur, puisque, bien que celle de Sainte-Vérène indique le moindre degré, elle est en communication immédiate avec d'autres sources d'une température plus élevée, comme celles du Lion d'or, de l'Ours , du *Wœlderhut*, et celles du Bœuf les plus voisines. Ces sources ne forment donc ensemble , pour ainsi dire , qu'un même groupe ; car, par le forage de la nouvelle source du Lion d'or, elles ont perdu de leur abondance , et non pas les autres. Et lorsque , pour recueillir les eaux de Sainte-Vérène , on a creusé à une plus grande profondeur, et qu'au moyen de pompes on a fait descendre le niveau de cette source , cette opération n'a influé non plus que sur les autres sources mentionnées. Aussitôt que le niveau de Sainte-Vérène eut été rétabli , les sources en rapport avec elle rentrèrent dans leur état normal. Les forages entrepris à Ennetbaden ont réagi de la même manière sur les sources des Grands-Bains. Puis donc que les sources sont en rapport hydrostatique entre elles, on ne peut douter qu'elles ne soient aussi en communication directe les unes avec les autres , qu'elles ne sourdent d'un même foyer, et que leur température primitive , comme aussi leurs propriétés chimiques , ne soient absolument les mêmes.

§ 6.

Nos eaux thermales sont limpides et incolores , d'un goût un peu salé , tel à-peu-près celui d'un bouillon léger à la poule. Prises immédiatement à la source , elles exhalent une odeur légèrement hydrosulfureuse. Dans des vases hermétiquement fermés , elles se conservent long-temps sans s'altérer. Le professeur Lœwig, au bout d'un an et demi, n'y a pas remarqué le moindre dépôt ; il prétend même n'avoir senti aucune odeur de gaz hydrogène sulfuré en débouchant le vase.

Lorsque l'atmosphère est chargée d'électricité, à l'approche d'un orage, ou quand le temps va changer de manière ou d'autre, on remarque, déjà quelques heures à l'avance (pourvu que la masse d'eau soit un peu considérable, comme, par exemple, dans la piscine de Sainte-Vérène ou au *Freibad*), que l'eau prend une teinte diaphane d'un bleu de lait, qui passe même au bleu d'azur. On ignore encore si c'est à l'électricité de l'atmosphère qu'il faut attribuer ce phénomène, ou s'il est produit par la réfraction des rayons de lumière passant à travers la vapeur de l'eau, ou par l'accumulation de cette vapeur au-dessus de l'eau, résultant d'une diminution de l'absorption atmosphérique.

§ 7.

On peut se faire une idée du peu d'exactitude des *analyses* des eaux minérales au 16e siècle, en jetant un coup-d'œil sur celle que nous a laissée le docteur Pantaléon, dans la description de nos thermes, faite d'ailleurs de main de maître, qu'il publia en 1578.

Hottinger, en 1702, basa entièrement la sienne sur celle de Pantaléon.

Scheuchzer, en 1730, donna des résultats plus exacts.

Morell, pharmacien à Berne, fit en 1788 l'analyse de plusieurs sources minérales de la Suisse, et publia les résultats suivans, concernant les thermes de Baden [1] :

Une chopine d'eau prise à la source de Sainte-Vérène, contient :

Gaz hépatique sulfureux, une quantité à peine sensible.
Air fixe, à l'état libre, 3″ cubes ou 1 ½ grain.
Sel de Glauber . . . . 9 $\frac{1}{15}$ »
Sel amer . . . . 3 $\frac{4}{15}$ »
Sel de cuisine . . . . 2 $\frac{1}{4}$ »
Sélénite . . . . 8 $\frac{7}{24}$ »

[1] *Chemische Untersuchung einiger der bekannten und besuchten Gesundbrunnen und Bäder der Schweiz. Bern. 1788.*

Magnésie . . . . $2^{11}/_{16}$ »
Terre calcaire . . . . $^{37}/_{48}$ »
Fer ou Manganèse . . . . . . $^1/_{32}$ »

§ 8.

En 1846, Bauhof ayant analysé nos eaux thermales, spécialement celle de Sainte-Vérène, indiqua pour résultats, sur 300 onces d'eau :

Gaz acide carbonique . . . . . 48 pouces cubes.
Gaz hydrosulfuré en petite quantité indéterminée.
Sulfate de chaux . . . . 233 grains.
Hydrochlorate de soude . . . . 186 »
    »   de magnésie . . 51 »
Sulfate de soude . . . . 48 »
Carbonate de chaux . . . . . . 36 »
Sulfate de magnésie . . . . . . 31 »
Carbonate de magnésie . . . . 11 »
Matière extractive . . . . 3 »
Oxide de fer . . . . 1 »

Analyse de la sélénite, ou pierre des bains : 1000 parties contiennent :

790 parties de carbonate de chaux ;
117   »   de sulfate de chaux ;
15   »   de carbonate de magnésie ;
2   »   d'hydrochlorate de magnésie ;
3   »   d'oxide de fer ;
37   »   d'eau et de matière extractive.

§ 9.

En 1824, le chevalier de Gimbernat, gentilhomme espagnol, s'est beaucoup occupé des gaz thermaux. Dans un mémoire adressé au conseil de la ville de Baden, il expose :

1° Que le soufre de l'eau thermale n'entre point en combinaison avec elle ;

2º Qu'il est en dissolution dans un gaz très-volatil ;

3º Que la plus grande partie des fluides élastiques qui se dégagent de ces sources, consistent en un gaz, analogue à l'azote, auquel il donne le nom de *zoogène thermal* ;

4º Que le gaz sulfureux est promptement décomposé par l'air atmosphérique.

Il envisage la nature des vapeurs thermales, quoique chargées de soufre, comme absolument différente de celle des vapeurs sulfureuses artificielles. Les premières sont alcalines, et les secondes acides. Il pense que les fluides élastiques des eaux thermales (gaz thermaux), sont des élémens organiques analogues à ceux des substances animales, et propres à être absorbés par les vaisseaux lymphatiques de la peau et des poumons.

Se fondant sur ces données, il fit construire des caisses à vapeur pour y recevoir les gaz, d'abord sur la source de Sainte-Vérène, et tôt après dans les établissemens de bains particuliers. Il resta lui-même une demi-heure enfermé, la tête et tout le corps, dans une de ces caisses, entièrement enveloppé des vapeurs et des gaz thermaux qui se dégageaient en abondance. Déjà alors il reconnut que ces gaz étaient, en grande partie, de l'azote mélangé d'une moindre quantité de gaz acide carbonique et de gaz sulfureux, c'est-à-dire, vraisemblablement de gaz hydrosulfuré. Pendant cette expérience, il n'éprouva ni irritation, ni anxiété ou oppression, ni douleurs de tête ou d'yeux ; au contraire, il ressentit un certain bien-être qui rendait sa situation agréable ; et, chose remarquable, son pouls ne fut pas plus accéléré qu'il ne l'est ordinairement à une température de + 28º R., qui était celle de l'étuve. Ce phénomène se trouva confirmé chez plusieurs autres personnes, qui tentèrent la même expérience (¹).

(¹) *Pièces relatives à l'enseignement des bains gazeux aux thermes de Baden en Suisse*, par Gimbernat. (Ouvrage imprimé à un très-petit nombre d'exemplaires.)

C'est aux travaux et aux essais de Gimbernat, que nous sommes redevables de nos bains de vapeur. L'utilité de ces établissemens et les heureux résultats que l'on en obtient encore aujourd'hui, sont un monument plus glorieux et plus durable à la mémoire de ce noble et savant Espagnol, que si son nom eût été gravé chez nous sur des tables de marbre.

§ 10.

C'est en 1837, enfin, que le professeur Lœwig a donné une analyse complète de nos eaux thermales, dans son ouvrage intitulé : *Les Sources minérales de Baden, en Argovie, sous le rapport chimico-physique* [2]. Ce traité n'a pas été écrit pour des chimistes et pour des médecins seulement, mais à l'usage de toute personne douée de quelque instruction. La première partie traite des rapports analytiques des thermes de Baden, en particulier; la seconde s'occupe des objets suivans :

1° De l'origine des sources minérales.

2° Comment les sources reçoivent-elles leur eau ?

3° D'où les eaux minérales tirent-elles leurs parties constituantes ?

4° D'où les eaux thermales tirent-elles leur chaleur? etc.

Je renvoie, pour ce qui concerne l'analyse même, à l'ouvrage de M. Lœwig; et je me borne à en indiquer ici les résultats.

La pesanteur spécifique de l'eau, selon la source d'où elle provient, est de 1,0042 à 1,0045 (à+10° Cels.)

Matières solides, sur 1000 parties d'eau :

Chlorure de sodium	1,69820
Sulfate de soude	0,29800
Chlorure de potassium	0,09262
	2,08882

(²) *Die Mineralquellen von Baden im Canton Aargau, in chemisch-physikalischer Beziehung.*

	Report	2,08882
Sulfate de chaux		1,41418
» de magnésie		0,31800
Chlorure de calcium		0,09362
» de magnesium		0,07375
Bromure de magnesium		des traces.
Iodure de magnesium		»
Carbonate de chaux		0,33854
d'alumine		0,04992
de strontiane		0,00066
Lithium		des traces.
Fluate de chaux		0,00209
Phosphate d'alumine		0,00086
Silice		0,00096
Matière organique		des traces.

4,35140

A+12° de température atmosphérique, le baromètre étant à 26″ 9‴, 3866 grammes d'eau thermale de la source du Stadthof, amenés à l'état d'ébullition dans une cornue, ont donné 80,46 centimètres cubes de gaz mêlé ; la même quantité d'eau de Sainte-Vérène en a donné 83,80 ; et celle de l'Ours, 84,40.

Ce gaz consistait :

	Source du Stadthof.		De S. Vérène.		De l'Ours.	
	Centim. cubes.	Mille parties.	Centim. cubes.	Mille parties	Centim. cubes.	Mille parties.
Gaz acide carbonique	16,50	4,27	18,00	4,65	17,50	4,52
oxigène	3,00	0,77	2,16	0,56	2,33	0,62
azote	60,96	16,31	63,64	16,49	61,57	15,92
	80,46	21,35	83,80	21,70	81,40	21.06

§ 11.

Il s'échappe des sources une quantité de bulles de gaz , qui arrivent par secousses à la superficie de l'eau et lui donnent l'apparence d'être constamment en ébullition. D'après l'analyse faite par Lœwig , on obtient en moyenne d'un volume de 100 parties de ce gaz :

Gaz acide carbonique . . .	33,33 parties.	
Gaz azote	66,35	»
Gaz oxigène	00,32	»

Le gaz lui-même est absolument incolore et a une odeur marquée d'hydrogène sulfuré.

§ 12.

Il est très-difficile d'évaluer la quantité des gaz qui se dégagent librement de l'eau , attendu qu'il s'en échappe beaucoup le long des parois des sources , qu'il est impossible de recueillir.

C'est par approximation , seulement , que nous réussîmes dans le temps , M. Lœwig et moi , à obtenir la mesure des gaz fournis par la source de Sainte-Vérène. Dans ce but, nous nous servîmes d'une bouteille d'une capacité de 245 pouces cubes ; au moyen d'un grand entonnoir, nous mîmes cette bouteille en contact avec la source , de manière à ce qu'il ne se perdît presque aucune bulle ; néanmoins , nous ne pûmes empêcher qu'il ne s'échappât continuellement du gaz de plusieurs filets latéraux.

Ces expériences , continuées pendant 40 minutes environ , donnèrent un résultat moyen de 63,45 pouces cubes. Si l'on y ajoute la perte des gaz échappés des filets latéraux , on peut admettre que la quantité moyenne des gaz de la source de Sainte-Vérène est de 70 pouces cubes par minute. D'après les mesurages les plus récens , cette source fournit 30 pots par minute. Si l'on admet cette proportion pour toutes les autres sources , on trouvera que la quantité de gaz qui se dégage de toutes les sources prises ensemble, s'élève par minute à 1236,66 pouces cubes, ou 123,6 pieds déc. cubes; en 24 heures à 1780,7, et en un an à 649956,96 pieds déc. cubes (¹).

La quantité de gaz acide carbonique qui se dégage journellement, est de   593,507

celle d'azote   1181,494

celle d'oxigène   5,698

1780,699 pieds cubes.

L'analyse fait voir que 1000 ℔ d'eau contiennent 4,3 ℔ de parties solides. L'eau dont on fait usage journellement, se monte à 3,370,800 ℔ médicinales en 24 heures, contenant 1,449,444 ℔ de parties solides; ce qui fait par an 5,290,470 ℔. D'entre ces parties solides, la quantité journalière de sel commun est de 5724 ℔, et celle de gypse ou sulfate de chaux, de 4767 ℔. C'est donc par an :

2,089,260 ℔ de sel commun, et

1,739,955 » de gypse.

Admettant que l'augmentation d'eau obtenue à Ennetbaden aille à 160 pots par minute, nous aurons à ajouter à la somme ci-dessus :

639,720 ℔ de sel commun, et

525,268 » de gypse.

§ 13.

Quant à la présence de l'hydrogène sulfuré et du soufre dans les sources, voici ce que dit là dessus Lœwig : « Il résulte des recherches faites jusqu'ici, que l'eau elle-même ne contient point d'hydrogène sulfuré. J'ai moi-même soumis aux réactifs les plus sensibles, de l'eau puisée direc-

---

(¹) Si nous différons ici notablement de Lœwig, c'est que (suivant l'opinion d'alors) il estimait à 44 pots la quantité d'eau fournie par la source de Sainte-Vérène; tandis qu'aujourd'hui l'on a trouvé que cette source ne donnait que 50 pots. Puis, nous croyons qu'il s'est glissé une erreur dans l'estimation par pieds cubes. Celle des parties solides diffère aussi des résultats de Lœwig, les forages entrepris dans ces derniers temps ayant de beaucoup augmenté la quantité des eaux.

tement aux sources, et je n'y en ai trouvé aucune trace. Il n'existe donc que dans le gaz qui s'échappe de l'eau. (Le cas est le même pour d'autres sources chaudes sulfureuses, par exemple, pour celles d'Aix-la-Chapelle). Néanmoins la quantité qu'on y en trouve est si petite, qu'elle ne peut s'apprécier. Chacun sait qu'il se forme du soufre chaque fois que du gaz hydrosulfuré humide entre en contact avec l'air ; ce qui explique comment ont lieu, dans les canaux, les dépôts sulfureux. Mais un fait digne de remarque, c'est l'agglomération de grandes masses de soufre à des places où il est fort douteux que l'air atmosphérique puisse entrer en contact avec les gaz.... Je crois donc devoir admettre, que la plus grande partie de l'hydrogène sulfuré contenu *originairement* dans le gaz, se décompose déjà avant que l'eau et le gaz soient sortis de terre, et cela par l'influence de l'oxigène ; de sorte que le soufre déposé est en partie entraîné mécaniquement par le courant, et qu'à mesure que le gaz se dégage, il se sublime et s'attache aux surfaces solides. »

C'est ainsi que les couvercles qui closent hermétiquement les bassins des sources, et empêchent tout accès de l'air atmosphérique, s'incrustent en peu de temps de soufre sublimé, cristallisé ; car l'on doit admettre que l'intervalle du couvercle à l'eau est occupé par la masse des gaz qui se dégagent librement, et qui ferment toute entrée à l'air extérieur. J'ai trouvé, au printemps de 1844, le couvercle en granit du *Heisser Stein* tapissé de plus de 12 livres de soufre cristallisé, qui n'avait mis que quatre ans à se former. Les couvercles d'autres sources étaient aussi revêtus de couches de soufre de plusieurs lignes d'épaisseur [1]. Bien plus : jusque dans le puits qu'il a fallu creuser dans du grès compacte

---

[1] Dans l'hiver de 1824, Gimbernat, en enlevant la dalle de granit qui recouvre la source, la trouva tapissée de fleurs de soufre cristallisées, qui, séchées, pesaient 14 1/2 livres. Pfluger, Bauhof et Opitz ont observé la même chose au *Heisser Stein*.

pour faire un encaissement plus profond à la source de Sainte-Vérène, il s'est trouvé du soufre cristallin déposé dans de petites cavités, et formant une croûte à l'entour de moëllons que les gaz, à ce qu'il paraît, avaient détachés peu-à-peu de la roche. L'air n'avait certes pu pénétrer jusque-là. On trouve souvent aussi les oscillatoires qui se forment au-dessous de la surface de l'eau, incrustées de soufre pur. Ce soufre, soumis à un réactif, montre de l'acidité, et par la combustion il rend une faible quantité de charbon, provenant, sans doute, de la barégine formée par les gaz.

§ 14.

Le docteur Lœwig a apporté beaucoup de soin dans l'examen de l'*air contenu dans les bains de vapeur*. Il a trouvé que 100 parties de cet air se composent de :

Gaz acide carbonique	13,76
» oxigène	11,40
» azote	74,84
	100,00

ou de :

Air atmosphérique	54,20
Gaz acide carbonique	13,76
» azote	32,04
	100,00

Il faut encore y ajouter la vapeur de l'eau, dont l'action, à + 35° C., et à 754 millimètres de pression, peut s'évaluer à 40,404 millimètres.— 100 parties d'air contiennent donc, à + 35° C., 5,35 parties de vapeur aqueuse.

La température de l'étuve, selon le plus ou moins de développement des gaz et de la vapeur, se soutient entre + 28 et 32° R.

§ 15.

L'analyse de nos sources froides, dont la température varie, selon leur force, de + 17 à 29° R., indique, suivant

Lœwig, les plus grandes analogies avec les résultats de l'a-
nalyse des eaux des sources chaudes ; de sorte qu'il n'y a
pas de doute qu'elles n'aient une commune origine. Ces
sources froides sont privées de gaz libres, qui, comme on
le pense bien, n'obéissent pas à la pression hydrostatique,
et n'accompagnent pas l'eau dans sa descente à travers les
alluvions de la colline.

§ 16.

On a souvent avancé que l'eau thermale possédait une
plus grande capacité de chaleur que l'eau commune ; nous
nous bornons à renvoyer pour cet objet le lecteur aux § 62,
63 et 64 de l'ouvrage de Lœwig, et à faire observer qu'à la
suite d'expériences réitérées, et surtout de celles que nous
avons faites de concert avec M. le professeur De la Rive, de
Genève, il est prouvé que l'eau thermale et l'eau commune
chauffée artificiellement, *se refroidissent aussi promptement l'une que l'autre.*

§ 17.

L'eau thermale recouvre tous les corps sur lesquels elle
coule pendant un certain temps, à une température *basse*,
d'une croûte blanche, ou de stalactite. Plus l'eau est chaude
et coule avec rapidité, plus le corps sur lequel elle coule est
compacte, plus aussi l'incrustation est solide. Quand l'eau
est tranquille ou qu'elle coule lentement, l'incrustation reste
plus ou moins frustuleuse et friable.

Lœwig fait remarquer : « que la couleur de la stalactite
est à l'ordinaire blanche, et qu'alors elle ne contient point
de fer ; que cependant on en voit aussi de jaunâtres et de
brunes, qui, au reste, ne contiennent non plus que très-
peu de fer, leur couleur résultant en bonne partie d'une
matière organique. »

» La contexture de cette stalactite, ajoute-t-il, est en partie fibreuse, en partie cristalline ; souvent elle n'est ni l'une

ni l'autre, mais très-compacte. A l'extérieur elle est ordinairement ondulée, quoiqu'il y en ait aussi de très-unie, qui alors ressemble parfaitement à la pierre calcaire commune. Celle qui est en même temps très-compacte, cristalline et fibreuse, a de la transparence et la dureté du marbre. » La pesanteur spécifique de la stalactite la plus dure est, suivant Lœwig, 2,634; et celle de la stalactite friable va de 2,325 à 2,594.

Traitée au chalumeau, elle se comporte comme l'arragonite.

Voici les résultats que Lœwig a obtenus de l'analyse de quelques stalactites :

a) La stalactite blanche, très-dure et fibreuse, contient :

Carbonate de chaux	95,130
Sulfate de chaux	2,723
Carbonate de magnésie	0,023
» de strontiane	0,231
Fluate de chaux	0,500
Phosphate d'alumine	0,300
Eau	0,493
	99,400

b) La stalactite conchacée, dure, compacte, jaunâtre, colorée :

Carbonate de chaux	95,230
Sulfate de chaux	3,009
Carbonate de magnésie	0,005
» de strontiane	0,264
Fluate de chaux	0,723
Phosphate d'alumine	0,245
Eau	0,527
	100,000

Lœwig pense que la croûte qui se forme par l'évaporation au-dessus de la surface de l'eau, est due au dégagement de l'acide carbonique, qui tenait en dissolution dans l'eau les parties dont cette croûte se compose. Ce sont :

Carbonate de chaux	96,170
Sulfate de chaux	2,340
Carbonate de magnésie	des traces.
» de strontiane	0,190
Fluate de chaux	0,600
Phosphate d'alumine	0,250
Eau	0,450
	100,000

§ 18.

Au printemps de l'année dernière (1844), M. F. Laué, de Wildegg, a bien voulu faire une nouvelle analyse de nos eaux, surtout pour s'assurer de la quantité de brôme qu'elles contiennent. Voici le procédé qu'il a mis en usage :

Trente litres d'eau thermale de la source de Sainte-Vérène furent étuvés et dégagés en grande partie de terre et de sels. Le reste fut desséché à-peu-près, puis chauffé dans une petite cornue tubulée, avec 2 ou 3 grammes d'acide nitrique, jusqu'à dessiccation complète, tandis que le col de la cornue plongeait dans du lait de chaux. Ce distillé fut filtré et évaporé jusqu'à 8 grammes, ensuite placé dans une petite fiole avec 2 grammes d'acide nitrique, puis bouché hermétiquement. Près du bouchon on suspendit un papier enduit d'amidon, de manière cependant que la liqueur n'atteignît pas le papier. L'espace au dessus de la liqueur se remplit aussitôt de vapeurs rouges de brôme, et au bout de quelques minutes le papier se trouva teint d'une couleur orange foncé. Pour obtenir du brôme une aussi forte réaction, il faut, sur 10 grammes de liquide, y compris 2 grammes d'acide nitrique, au moins 6 milligrammes de brôme. Par conséquent, un litre d'eau thermale de Baden contient pour le moins 0,2 milligramme de brôme.

§ 19.

Déjà Scheuchzer, en 1732, a fait mention, dans ses recherches sur nos eaux thermales, de la matière organique qui se trouve dans leurs conduits : « On trouve, dit-il, dans les canaux, une matière épaisse, mucilagineuse, qui, allumée quand elle est sèche, répand une odeur de soufre. »

En 1747, Semonier observa un produit analogue dans les eaux sulfureuses de Barèges, et prétendit y avoir reconnu un caractère animal. Longchamp a donné à cette matière le nom de *barégine*, d'après celui de ces eaux, et Bauhof mentionne sa présence dans les thermes de Baden, sous la forme de flocons blancs, mucilagineux et filandreux : desséchée, dit-il, cette masse brûle en répandant une odeur d'acide sulfureux ; pendant qu'on la chauffe, elle devient noire, répand une odeur empyreumatique ou de pain brûlé, et laisse une cendre légère qui consiste principalement en sulfate et en carbonate de chaux. Quand on ne la fait pas sécher, elle se corrompt et prend une odeur fétide. Par la distillation sèche, il s'en dégage une huile empyreumatique et de l'ammoniaque ; et le résidu est un charbon, qui contient du sulfure de calcium, du carbonate de chaux, un peu d'oxide de fer, etc.

Pfluger a trouvé les parois du *Heisser Stein* tapissées de flocons grisâtres, déchiquetés, plumeux, et en partie membraneux.

Gimbernat, qui a reconnu la présence de cette matière dans les vapeurs de plusieurs sources thermales, ainsi que dans celles du Vésuve et de la Solfatara de Pouzzol, l'a trouvée très-développée dans nos thermes, et l'a nommée, pour rappeler sa nature animale, *zoogène*.

Anglade l'a observée dans les sources minérales chaudes des Pyrénées, et lui a donné le nom de *glairine*.

Monheim l'a trouvée dans les eaux d'Aix-la-Chapelle et autres sources sulfureuses chaudes, et l'a appelée *thejothermin*.

Ce doit être cette substance qui donne à l'eau thermale l'odeur qui lui est propre, approchant de celle d'un léger bouillon de bœuf ou de poulet, telle qu'on peut l'observer autour des sources. C'est une gelée ordinairement d'un gris clair, riche en azote, peu soluble dans l'eau, d'où elle est précipitée par l'alcool, l'acétate de plomb et le nitrate d'argent ; elle donne aussi du tanin, preuve qu'elle a le caractère d'une colle animale.

Gimbernat aussi regarde le zoogène thermal de Baden comme une substance organique, offrant le caractère des oscillatoires, et dans laquelle se trouvent des globules doués de mouvemens spontanés, de véritables infusoires.

D'ordinaire on distingue deux espèces de barégine :

1° Celle que Longchamp décrit de la manière suivante :

« Elle ressemble à une gelée préparée avec des pieds de veau ; elle est absolument incolore et inodore, et ne subit aucune altération à l'air ; elle est tenue en dissolution dans les eaux minérales. Sa couleur varie du gris clair au gris foncé, et même au noir. Au moment où l'eau thermale est exposée à l'air libre, la barégine n'offre plus la consistance d'une gelée, mais celle de filamens longs, blancs, flottans dans l'eau, qui, dès que l'on mêle de l'eau commune à l'eau minérale, prennent une couleur verte. »

Nous trouvons ces filamens en grande quantité dans nos thermes, dans les bassins clos, à une profondeur de plusieurs pieds dans l'eau thermale qui bouillonne constamment, même sans que l'air ou la lumière y pénètrent, et même au fond des sources ; et ils contractent la couleur verte, même sans aucun mélange d'eau commune, là où l'eau a perdu sa forte chaleur et où la lumière et l'air atmosphérique ont accès. L'examen au microscope a fait voir, qu'alors la masse verte est formée d'*oscillatoires labyrinthiformes* d'Agardh.

2° Robiquet décrit la barégine qu'il a trouvée à Néris :
a) comme des pellicules minces, transparentes, sans couleur, consistant en filamens très-fins, qui, à raison des particules qui se trouvent entre eux, paraissent comme tissus

et collés ensemble (¹) ; *b*) comme composée de filamens nombreux, réunis les uns aux autres, de grosseur et de couleur différentes ; les plus déliés sont incolores, comme formés d'une série de points ; les plus gros ressemblent à des chapelets : ce sont des rangées de grains, creux à l'intérieur, et remplis d'une matière verte (²).

Turpin envisage la *barégine-Longchamp* comme le chaos du règne organique, duquel tous les êtres tirent directement ou indirectement leur nourriture, et dans lequel, plus tard, ils vont se confondre de nouveau. La *barégine-Robiquet* est un végétal tout formé ; on l'a nommée aussi *nostoc thermal*.

L'une et l'autre espèce se trouvent dans nos thermes. J'envisage la barégine-Longchamp comme la matière première, formée vraisemblablement par le gaz azote et la chaleur thermale ; il est à présumer que le gaz hydrosulfuré exerce quelque influence sur cette formation, si l'observation que Fontan m'a communiquée verbalement se confirme, que cette substance ne se trouve que dans les sources sulfureuses dont la chaleur excède 18° R.

Il se forme au bout d'un certain temps, à la surface des couvercles des sources et des conduits, là où, sans que l'eau y atteigne, les gaz ont un libre accès et la chaleur thermale se maintient à un haut degré ; il s'y forme, dis-je, ainsi que dans les étuves (mais beaucoup moins ici), un mucilage transparent, qui prend, lorsqu'il est d'un certain volume, une forme cellulaire, mais sans filamens quelconques. Observé aux parois des bassins et des aqueducs, où la pression de l'eau peut lui donner une certaine consistance, ce mucilage paraît devenir plutôt membraneux ; et c'est ici que nous

---

(¹) Dans nos aqueducs, que l'on a soin de nettoyer chaque année, cette matière acquiert souvent un pouce d'épaisseur ; et à quelque distance de la source, on la trouve mêlée de stalactite. La barégine blanche, dans le voisinage des sources, a exactement l'apparence de la couenne inflammatoire du sang, après des saignées.

(²) C'est-à-dire, que ce sont déjà des oscillatoires toutes formées.

trouvons la transition de la barégine-Longchamp à la première variété de la barégine-Robiquet.

Quand on a creusé dans le roc le puits du nouveau conduit de la source de Sainte-Vérène, j'ai trouvé dans quelques fissures thermales, à une grande profondeur où ni la lumière ni l'air atmosphérique ne pénétraient, une barégine d'une belle couleur pourpre, qui devint violette aussitôt qu'elle eut été exposée à la lumière [1].

La barégine est donc la base du nostoc thermal et des diverses espèces d'oscillatoires des thermes. De ces derniers, les uns naissent au plus profond des sources, les autres dans les aqueducs, même sans le concours de la lumière ou de l'air. Des rudimens de ces oscillatoires, combinés avec les premiers élémens de la barégine, forment la seconde variété de la barégine-Robiquet. On peut expliquer ainsi comment Bory de Saint-Vincent et Dutrochet ont prétendu de la barégine, qu'elle était constamment une conferve vivante, *anabaina*, nostoc thermal.

[1] Il y a peu de jours que j'en ai trouvé en masse et toute formée dans la source du *Heisser Stein*. Ces masses ont la forme d'éponges, ou celle du *fungus hæmatodes*. Ce sont des entrelacemens de cellules et de tubes d'un rouge foncé et d'un tissu fibreux, qui, vers la surface, prennent une grande finesse, et s'y terminent en flocons blancs, pennés, tels qu'on en observe aux parois des sources et de leurs conduits, et qui sont envisagés comme une *hygrocrocis*. Dès que j'aurai terminé mes recherches sur ce phénomène remarquable, j'en publierai le résultat.

II.

LES THERMES DE BADEN SOUS LE POINT DE VUE THÉRAPEUTIQUE.

Celui qui prétend guérir toutes les maladies au moyen des eaux thermales, est aussi loin de la vérité que celui qui ne leur accorde aucune vertu curative.

§ 20.

Bien que la chimie, au point où elle est parvenue de nos jours, soit en état de décomposer, à un atôme près, les eaux minérales en leurs diverses parties constituantes, il s'en faut bien, néanmoins, que les résultats obtenus par cette analyse suffisent pour révéler toutes les vertus curatives de ces eaux, et pour apprendre au médecin tout le parti qu'il peut en tirer. Outre qu'il n'est point rigoureusement démontré que ces substances, à l'exclusion de toutes autres, soient bien réellement les *parties constituantes* des thermes, les progrès mêmes de la chimie nous font assez voir qu'elle n'est pas au bout de ses découvertes à cet égard ; et d'un autre côté, il n'existe souvent aucune proportion entre la minime quantité des parties constituantes chimiques de ces eaux, et les effets si prompts et si puissans qu'elles produisent. Il y a ici en jeu des forces que nous ne connaissons pas encore, et qui appartiennent exclusivement aux thermes. Les anciens, qui en avaient connaissance sans pouvoir les expliquer, leur donnèrent le nom d'*esprit des sources* (*Brunnengeist*). Chaque source minérale a des propriétés que telle autre ne possède pas ; on doit l'envisager comme un tout organique ; et autant la chimie est impuissante à démontrer dans tout autre corps organique la liaison de l'action des principes chimiques avec les *phénomènes vitaux*, autant cette même impuissance de la chimie se manifeste-t-elle en ce qui concerne les eaux minérales. Qu'on envisage, si l'on veut, les substances que la chimie sépare par l'analyse, comme des organes divers de fonctions diverses, comme des préparations anatomiques de corps qui ont eu vie, il n'en demeure pas moins vrai que ce n'est pas uniquement à ces parties pondérables, palpables, qu'il faut attribuer les propriétés des eaux minérales ; mais qu'elles les tiennent de forces plus rélevées, organiques, vivantes (qu'on les nomme électriques, magnétiques ou galvaniques, peu importe) ; forces qui en font comme des êtres organisés, lesquels, de même que les miasmes morbifiques animés, ont une plus grande affinité avec l'organisme humain, que les médicamens sans vie de la pharmacie.

Dans le cours de cet ouvrage, nous aurons fréquemment occasion de signaler les preuves irréfragables de l'action *électrique* des thermes sur l'organisme ; ce qui nous donnera en même temps l'explication de plusieurs phénomènes de leur action médicatrice.

Comme on ne peut pas reproduire du sang (dit Walther) en mêlant de nouveau ensemble toutes les substances que la chimie y a trouvées, ni du pus en faisant la même chose quant aux parties qui le constituent ; de même, les eaux minérales *factices*, quoique entièrement semblables aux naturelles, n'auront jamais cet *esprit* qui les vivifie, ni par conséquent une vertu égale à la leur ; car, réunies de nouveau par l'art, les parties qu'on avait séparées ne sont plus ce qu'elles étaient auparavant. Dans les éduits, résultats des opérations chimiques, l'esprit vivifiant n'y est plus, et il leur manque tout ce qui ne se manifeste que dans la vie et par la vie. Chaque membre ne subsiste que par la vie du corps entier ; séparez-le du corps, il périt et se décompose en substances mortes, qui ne rappellent que sa destruction. Souvent, à ne considérer un cadavre que sous le rapport matériel, il n'a presque pas subi de changement, et sa masse organique est la même que pendant la vie. A part quelques légères altérations, il se présente à nous comme s'il ne faisait que dormir ; mais malgré ces apparences, quelle distance entre lui et la vie ! Tout lui manque, tandis que rien ne semble lui manquer ; et le chimiste a beau tout examiner, tout analyser et recombiner de nouveau, il n'opère que sur une matière morte. Comment peut-il ici parler de vie ? Se laisse-t-elle saisir, appréhender ? — Entre un cadavre et la vie il y a un abîme que rien d'extérieur n'explique, parce que cet extérieur n'exprime plus rien de vivant.

La génération des eaux thermales est encore une énigme. Tous les systèmes pour l'expliquer sont de pures hypothèses, qui n'ont de base que la tendance subjective de celui qui explique : s'il professe la philosophie de la nature, tout ce qu'il dira ne sera que pure spéculation ; s'il est physicien-chimiste, il ne parlera que de galvanisme et d'électricité ; s'il est géologue, ce sera de feu terrestre et d'infiltration des eaux à travers les fissures des montagnes de soulèvement ; s'il est poëte-naturaliste, il invoquera une formation primitive, un *ens sui generis ;* et de toutes ces opinions, la dernière, peut-être, sera celle qui se rapproche le plus de la vérité. Mais un fait à l'abri de toute contestation, c'est que la *chaleur naturelle,* intimement liée à la génération des thermes, est ici, comme vraie chaleur planétaire, primitive ou terrestre, un des principaux agens lors de leur action sur l'organisme malade. Mais que cette chaleur soit toute autre que la chaleur artificielle, ou même que celle de la même eau thermale réchauffée, c'est ce que démontrent aux yeux de l'observateur impartial les divers phénomènes qui résultent de ces diverses actions sur des malades quelconques. Il est très-possible que cette chaleur naturelle soit le principal *facteur* de toute eau

thermale ; au moins cette opinion a-t-elle autant de probabilités pour elle que l'opinion contraire.

Gœthe a dit avec vérité : « L'homme , par lui-même , s'il
veut faire un usage raisonnable de ses sens , et que ceux-ci
soient sains et en bon état , est le plus grand et le plus exact
appareil physique qui puisse se trouver ; et telle est la grave
erreur de la physique moderne , qu'elle a , pour ainsi dire ,
exclu l'homme de ses expériences, et qu'elle prétendrait restreindre la connaissance de la nature et de ce qu'elle est en
état d'opérer, à ce que nous apprennent à cet égard de simples instrumens artificiels. » *L'organisme humain est le
réactif le plus sensible des eaux thermales* [1].

Expliquer les vertus médicinales des médicamens uniquement par la chimie , et baser sur elle la théorie des eaux
minérales , cela est tout aussi peu admissible que ne l'est ,
d'un autre côté , ce mysticisme qui prétend faire abstraction
complète des agens relatifs, c'est-à-dire, des parties chimiques
des eaux, et qui oublie que tout ce qui se fait dans la nature
est lié à des lois qui sont elles-mêmes le reflet de l'activité
incessante de l'organisme terrestre. Les progrès que font de
nos jours les sciences naturelles , nous donnent lieu d'espérer que , tôt ou tard aussi , le voile sera levé à cet égard.

Je suis parfaitement de l'avis de Lœwig , quand il dit
(p. 50 de l'ouvrage cité) : « Les sels , dans les eaux minérales , sont entre eux dans des rapports tout-à-fait spéciaux ;
ils ne sont point juxtaposés les uns aux autres et dans une
dépendance mutuelle , comme les présente l'analyse chimique ; ce qui fait que , sous le rapport médical , l'action de
l'eau minérale ne peut point se comparer à l'action de ses

---

[1] C'est ainsi qu'au goût et à l'odeur même, on distingue fort bien une
certaine différence entre nos sources, là où l'analyse la plus scrupuleuse
n'en peut saisir aucune: celles d'Ennetbaden, par exemple, semblent être,
au même degré du thermomètre, plus chaudes et plus piquantes que les
autres; et l'eau du Heisser Stein, prise dans le canal à une très-petite
distance de la source, n'est plus tout-à-fait ce qu'elle est, puisée à la
source même.

sels , pris chacun à part. » Je renvoie au surplus le lecteur à ce que ce savant analyste énonce à ce sujet dans sa brochure sur les eaux de Baden , § 32 et suivans. Mais c'est justement en ce que , depuis tant de siècles , les mêmes influences homogènes , les mêmes procédés président , dans les ateliers de la nature , à la génération des eaux minérales, sans être troublés par aucun accident ; et que dans cette production , toujours la même , de la nature , toutes les parties constituantes restent invariablement unies en un tout constamment homogène ; — c'est en cela que consiste la spécialité de ces eaux , qu'aucun art ne peut imiter et atteindre.

« Chaque source minérale , dit très-à propos Wendt , est le résultat individuel d'une activité vivante de la nature ; c'est pourquoi elle est douée d'une certaine énergie d'action qui lui est propre , et qui , ne pouvant point s'expliquer uniquement par l'analyse de ses parties constituantes , a besoin , pour être bien comprise , d'une observation soigneuse et impartiale de la nature. »

§ 21.

L'*action* des eaux thermales de Baden , est , en général , *vivifiante*. Cette action vivifianté se manifeste par ses effets sur l'organisme humain : 1° selon la *manière dont on fait usage des eaux* , et 2° selon la *maladie* et l'*individualité ;* elle est tantôt *stimulante , excitante ,* tantôt *résolutive* et *laxative ;* tantôt elle n'*active que telle ou telle fonction en particulier,* tantôt elle provoque une *réaction générale,* etc.

Pour savoir quand et comment ces divers effets s'annoncent , et dans quelles formes de maladies ils se montrent salutaires , il faut examiner, 1° l'action des eaux thermales *en général* , selon *le mode de leur emploi ;* 2° leur action spéciale *dans des cas particuliers de maladies.*

§ 22.

On fait usage des eaux thermales , soit sous la forme de *bains,* de *douches,* de *fomentations,* soit sous celle de *bois-*

son. Les gaz qui s'en dégagent sont employés et en *bains de vapeurs*, et pour l'*inhalation*.

LE BAIN.

§ 23.

L'eau thermale qui alimente les bains de Baden, sort de réservoirs spacieux, bien fermés, dans lesquels sa température naturelle, beaucoup trop élevée pour les bains ordinaires, s'abaisse à + 34 ou 32° R. On obtient un refroidissement plus considérable en la laissant séjourner dans le bassin des bains ; mais il est rare qu'en été elle descende au-dessous de + 22° R. Pour la réchauffer à volonté, on y introduit de l'eau de la source, ou de celle des réservoirs ; ce qui se fait aisément et avec promptitude.

Le bain de Sainte-Vérène fait ici exception, parce que sa source, qui se prend au-dessous du bassin même, y verse immédiatement son eau. Dans ce bassin, la température varie de 27 à 35° R., selon la distance du point où l'eau s'y décharge.

La température d'un bain ordinaire varie de 25 à 29°, *selon les besoins individuels.* Une plus haute température n'est indiquée que dans certains cas exceptionnels, ou pour des bains locaux.

Quelque varié que soit, selon leur degré de température, l'effet des bains chauds préparés avec l'eau commune, cela n'est rien encore en comparaison des effets de nos eaux thermales. L'échelle de température pour ces derniers paraît être plus restreinte. Tandis que dans un bain chaud ordinaire, une différence d'un degré est à peine sensible et n'en apporte presque aucune dans l'effet, la chose a lieu tout autrement à l'égard de nos bains thermaux. Ici la sensibilité paraît être beaucoup plus affectée. A 25° R., un bain ordinaire est encore d'une chaleur agréable, et un bain de notre eau thermale est déjà sensiblement froid ; j'ai vu même des malades trouver ce dernier plus froid que leurs bains ordinaires d'eau commune à 20°. Un bain thermal de 28° produit l'effet d'un bain très-chaud, c'est-à-dire la même sensation qu'un bain d'eau commune de 30° et plus. J'attribue ce phénomène aux gaz contenus dans l'eau thermale, lesquels, par une absorption plus rapide, exaltent la sensibilité du corps. C'est un fait certain, qu'en général et à part quelques exceptions, un bain thermal de 25° est un bain froid, un de 26° un bain tiède, un de 27° un bain chaud, et un de 28° et au-delà, un bain très-chaud. Aussi, et comme nous l'avons dit, les phénomènes des bains ordinaires, dus à de grandes différences de température, sont produits dans les bains thermaux par la simple différence d'un degré. Au reste, le plus ou moins d'irritabilité du baigneur y fait beaucoup, ainsi que l'habitude qu'il a de se baigner dans une eau plus ou moins fraîche ou plus ou moins chaude, et la durée même du bain.

§ 24.

Les phénomènes généraux que produit un bain relativement *froid* (de 25° ou un peu au-dessous), sont : un léger frémissement de tout le corps en y entrant, une sensation de froid saisissante et désagréable, surtout aux endroits du corps qui sont en contact avec la surface de l'eau ; celle-ci, pour peu que l'on se remue, paraît conserver sa fraîcheur ; si l'on reste en repos, cette fraîcheur se perd peu-à-peu. Le pouls devient petit, contracté, dur, et se ralentit aussitôt de quelques pulsations. La peau se crispe, et bientôt il survient un besoin d'uriner, mais en petite quantité seulement, et l'on sent que la vessie se contracte. Il ne se forme sur la peau que peu ou point de globules gazeux ; et les poils se dressent et se raidissent. La chaleur du corps baisse sensiblement, et la peau, au toucher, est plus froide que la masse d'eau qui l'entoure. Si l'on prolonge un peu trop le bain, il se manifeste une pesanteur générale, de l'oppression, du dégoût même, et enfin des frissonnemens.

Après le bain, la peau se gonfle très-promptement ; les légers frissonnemens font place à une agréable chaleur. Quand le bain n'a été que de courte durée, il se trouve que le corps a considérablement gagné en élasticité ; il semble posséder plus de vie ; on se sent plus fort, plus dispos, et pour l'ordinaire on éprouve le besoin de manger. Si l'on est resté un peu trop long-temps dans le bain, les extrémités se raidissent, il survient aisément et très-promptement de l'enchifrènement et de la toux ; et les personnes nerveuses y gagnent des maux de dents.

Ici l'on ne peut non plus méconnaître l'influence des gaz thermaux, qui, en répandant une agréable chaleur dans le cabinet du bain, agissent d'une manière salutaire sur le baigneur au sortir de l'eau, et qui, comme nous le verrons bientôt, sont un si puissant agent relativement au système cutané et à la vie nerveuse.

§ 25.

Dans le bain *tiède* (26° R. environ), on éprouve un sentiment de bien-être ; en y entrant et quand on fait quelque mouvement, l'eau paraît fraîche ; reste-t-on tranquille, on ressent une chaleur bienfaisante. On n'éprouve pas d'horripilations, comme dans le bain froid. La sécrétion urinaire n'a rien de spasmodique ; et, pour avoir lieu plus tard, elle n'en est que plus copieuse. Evidemment il s'absorbe plus d'eau, dans le même espace de temps, que dans le bain froid, et l'absorption est plus rapide. Le pouls ne présente, d'abord, que peu ou point d'altération ; mais au bout de 20 à 30 minutes, il se ralentit de 4 à 6 pulsations, et à la fin de la première heure, il en offre 8 à 10 de moins ; ensuite il reprend de la plénitude ; on se sent la tête libre, on se plaît dans le bain, on y reste volontiers, et au bout même d'une heure et demie, on n'éprouve ni lassitude ni malaise. La sécrétion urinaire continue encore après le bain ; la température de la peau se maintient au même degré, et la transpiration est accompagnée d'une agréable sensation.

Quand le bain est à environ 27° R., on le trouve déjà chaud en y entrant ; et soit qu'on s'y remue ou qu'on y reste en repos, on éprouve la même chaleur. La sécrétion urinaire augmente à des intervalles toujours plus rapprochés ; par tout le corps la peau subit une légère turgescence (excepté entre les doigts, où elle commence à se rider au bout de 20 à 25 minutes) ; elle prend de l'élasticité, se ramollit ; on sent qu'elle reprend sa chaleur naturelle, et on la voit se couvrir de globules gazeux. Le pouls devient insensiblement plus plein, mais plus lent ; il diminue de 4 à 6 pulsations par minute, et perd de sa vivacité ; il reste mou, peu tendu ; et il ne survient ni palpitations, ni oppression.

Si l'on reste un peu long-temps dans le bain (plus de deux heures), on éprouve un léger besoin de sommeil, qui augmente avec la durée du bain ; et si l'on surmonte cette envie de dormir, on éprouve à la place une sorte d'excitation intérieure, qui n'a cependant rien de positif : on veille et on rêve en même temps.

Au sortir du bain, on ne se sent point éprouvé. La sécrétion urinaire continue à augmenter ; et si le bain se prolonge davantage, il est suivi d'une selle pultacée. La transpiration cutanée est plus abondante qu'après le bain tiède, et elle s'établit immédiatement au sortir de l'eau.

§ 26.

Si le bain est à 29° ou au-dessus, on le trouve très-chaud à mesure qu'on y entre ; la chaleur semble aller en croissant ; peu-à-peu l'on sent que la peau devient plus chaude et qu'elle se gonfle désagréablement ; le visage devient bientôt rouge et se couvre de sueur ; le pouls s'accélère de dix à douze pulsations ; on se sent surexcité, l'impulsion sexuelle se réveille, et enfin la tête s'embarrasse ; il survient du vertige, de la somnolence, de la soif, de l'anorexie ; l'épiderme des doigts ne tarde pas à se rider ; et plus le bain est chaud et se prolonge, plus aussi le pouls s'accélère et devient inégal. Enfin arrivent les palpitations, l'obscurcissement de la vue, les vomissemens, les syncopes, etc.

Après le bain, tout l'épiderme est d'un rouge vif; on ressent de la fatigue, de l'abattement, de la somnolence sans pouvoir dormir; ou si l'on s'endort, on ne fait que rêvasser, et après le sommeil la tête est prise, douloureuse, et l'on est de mauvaise humeur. Déjà pendant qu'on s'habille, d'abondantes sueurs se répandent sur tout le corps. Il faut un certain temps pour que le pouls reprenne sa régularité; il survient ordinairement des symptômes gastriques et la constipation. J'ai vu un cas où, à la sortie d'un bain trop chaud et trop prolongé, il se déclara immédiatement une amblyopie allant presque jusqu'à la cécité, et accompagnée d'un affaiblissement de la mémoire que l'on ne parvint à dissiper que par un traitement très-actif et de plusieurs semaines.

Plus le bain a été chaud, plus les phénomènes mentionnés se manifestent promptement. Dans les cas particuliers, même, où les bains très-chauds sont indiqués, je ne les prescris jamais que comme bains partiels, si ce n'est quelquefois, comme dans les dartres sèches, quand la poussée est à son plus haut période; encore faut-il qu'ils soient de courte durée, et même alors ils ne conviennent qu'à des personnes d'un tempérament torpide.

§ 27.

Il est, à la vérité, des individus qui, en procédant graduellement, parviennent à supporter des bains d'une température très-élevée (32° R.), sans en ressentir ni suites fâcheuses, ni surirritation. Mais ils n'en viennent là qu'à force de précautions, et quand l'organe cutané a subi l'action de l'éruption thermale.

§ 28.

L'usage de simples bains tièdes provoque, chez certaines personnes, des congestions vers la tête. Les bains n'en sont pas la cause directe, c'est plutôt l'effet de la constipation, ou plus souvent encore, de l'action des gaz qui s'accumulent en trop grande quantité dans la chambre du bain. Nous traiterons ailleurs de ce cas ; il suffit, pour le moment, d'en avoir fait mention.

La vapeur du bain et les gaz libres élèvent la température des cellules de bains à 18° R. L'action de ces gaz sur la peau est telle, que hors du bain l'on éprouve, à 18°, une chaleur plus forte que dans le bain, à 27°. Il suffit de séjourner un instant dans la cellule, pour que la peau entre en turgescence ; ce qui explique comment des personnes d'une grande excitabilité, exposées à un fort développement de chaleur, éprouvent des congestions à la tête ; tandis que l'eau, moins chaude que la masse du sang, enlève du calorique aux autres parties du corps qui y plongent. Une précaution suffisante, c'est d'*aérer* la cellule avant de se mettre au bain ; et quant aux baigneurs d'un tempérament irritable, ils feront bien de laisser un guichet ouvert pendant qu'ils sont dans l'eau, ou de commencer par se laver la tête avec de l'eau fraîche.

§ 29.

On conçoit, d'après les observations qui précèdent, qu'il est très-essentiel de régler la température des bains sur l'individualité des malades et sur la forme spéciale des maladies ; et que, selon leur degré de chaleur, ils peuvent nuire au lieu d'être salutaires. On ne peut donc assez déplorer la coupable légèreté avec laquelle le plus grand nombre des baigneurs agissent à cet égard ; et je me fais un devoir d'appeler l'attention sur un point que tant de malades négligent. Pendant une cure, il ne faut pas trop se fier à la *sensibilité* naturelle de la peau pour tel degré de chaleur. Cette sensibilité s'altère par un long usage des bains, et plusieurs baigneurs trouvent froid un bain dont la température est cependant très-élevée. Le thermomètre est l'unique moyen sûr, pour ne pas s'y tromper.

Je renvoie, pour plus de détails sur l'emploi des eaux thermales, à l'article des observations sur le traitement des diverses espèces de maladies [1].

§ 30.

Pendant une cure de bains régulière, il se manifeste après le septième jour, c'est-à-dire ordinairement vers le vingt-unième, une réaction plus ou moins sensible, caractérisée par des symptômes de gastricité, langue chargée, disposition à la constipation, selles bilieuses et fréquentes, diminution de l'appétit, malaise général, sommeil agité, et même mouvemens fébriles. Les accidens auxquels le malade est sujet, tels que douleurs rhumatismales, goutte, névralgie, etc , augmentent d'intensité ; d'anciens maux qui avaient disparu depuis des années, reparaissent ; des blessures cicatrisées depuis long-temps, se rouvrent et redeviennent douloureuses ; les ankyloses, contractures, hydrartrons, et autres altérations des articulations s'irritent jusqu'à l'inflammation ; les tumeurs glanduleuses deviennent plus sensibles, et les ulcères suppurent plus abondamment.

Cette réaction a souvent lieu vers le quatorzième jour ; rarement tarde-t-elle jusqu'au vingt-huitième, ou même jusques après l'entière terminaison de la cure. Elle peut aussi reparaître une seconde fois, en suivant ce même type. Au bout de quelques jours, ordinairement après le troisième, ces phénomènes disparaissent tout d'un coup. Il suffit d'interrompre les bains, ou d'en faire un usage moins fréquent, pour que ces mouvemens fébriles se terminent par des urines

[1] A l'occasion des altérations du pouls dans le bain, le docteur Kottmann fait observer : « que les bains de Baden irritent ou échauffent plutôt par leur température, que par leur contenu en parties fixes et volatiles, et qu'ainsi ils pourraient trouver leur application dans bien des cas de maladies, où, antérieurement, il ne se serait pas hasardé à en conseiller l'usage. En modifiant convenablement leur température, ajoute-t-il, on pourra les utiliser pour les malades les plus irritables et les plus nerveux. »

sédimenteuses, et souvent par des sueurs fétides. A la faveur de ce mouvement de réaction, il peut aussi survenir par une autre voie des crises proprement dites ; et dans bien des cas, c'est la réaction elle-même qui constitue la crise. De là cet adage : *Il faut que le bain éprouve ;* et cet autre : *Ce que le bain apporte, il le remporte.*

§ 31.

Il ne faut pas confondre avec cette réaction les phénomènes qui sont le reflet du *point de saturation* du corps avec l'eau thermale. Ici, la gastricité est accompagnée de mouvemens fébriles persistans, sans qu'il s'opère d'évacuation critique ; et l'un des caractères de cette saturation se tire de l'humeur triste du malade et de la répugnance qu'il éprouve à continuer les bains.

§ 32.

Un autre effet caractéristique de nos eaux thermales, c'est l'apparition de cette éruption cutanée particulière qu'on nomme *poussée,* pourpre thermal, et qui, dans la règle, a lieu vers le vingt-unième jour, en même temps que les phénomènes du thermalisme. Nous examinerons dans un article à part ce qui concerne la formation et le cours, la nature et les effets de cette éruption.

§ 33.

Ici je ne dois pas omettre de faire observer que, dès le commencement d'une cure de bains, souvent même au bout d'une demi-heure déjà, la salive prend un goût salé ; preuve que l'eau thermale a déjà pénétré la masse des humeurs.

C'est un fait à mentionner aussi, que pendant la cure thermale, on est beaucoup plus qu'à l'ordinaire accessible à l'influence électrique de l'atmosphère.

§ 34.

Nous avons énuméré plus haut une quantité de phénomènes produits par la *différence de durée* qu'on donne à chaque bain ; d'où nous concluons que les effets d'un bain ne dépendent pas seulement de la différence de sa température, mais aussi du temps qu'on y passe.

Dans les temps passés, il était d'usage de rester très-long-temps dans le bain (¹) ; et la disposition des établissemens de bains faisait qu'ils ne se prenaient que très-chauds. Outre cela, il était presque généralement admis que la poussée était le vrai signe d'une cure complète. Or il est clair qu'avec cette méthode, il devenait impossible, dans bien des maladies, et entre autres dans les névralgies, d'obtenir d'heureux résultats de la cure (²). Les bains de longue durée étaient encore fort en vogue au commencement du siècle. Si, d'un

(¹) Voici comment Pantaléon détermine la durée du bain (Chap. xxxii) : « Commence par un bain de 2 heures le premier jour, de 5 h. le deuxième, de 4 h. le troisième, de 5 h. le quatrième, de 6 h. le cinquième, de 7 h. le sixième ; puis continue à le prendre de 7 heures par jour, jusqu'à ce que tu sois arrivé à un total de 150 heures passées au bain, ce qui exige un mois de temps. Tu auras cependant égard à ta complexion. A la fin, tu diminueras la durée de tes bains dans la même proportion que tu as d'abord suivie en l'augmentant. »

Hottinger (§ 174 et suiv.) répond à la question : *Combien de temps doit durer le bain?* de la manière suivante : « Cette question en renferme deux bien distinctes, savoir : combien de jours ou de semaines durera une cure de bains pour quelqu'un qui veut la faire d'une manière convenable, sans danger, et pour son plus grand avantage ? Puis : combien d'heures par jour doit-on raisonnablement passer dans le bain ? — Voici notre réponse à ces deux questions : Aussi peu un habit ou une robe s'adapte à toutes les tailles, aussi peu est-il possible de faire à chacun, relativement à la durée des bains, la même réponse. Il faut prendre en considération le naturel, l'âge et la complexion des baigneurs. Il en est qui viennent à Baden uniquement pour se faire ventouser ; d'autres ne font usage des bains que pendant un, deux, ou quatre à cinq jours, quelquefois jusqu'à huit jours et plus ; et souvent ce n'est pas sans fruit, car ils se fortifient par là les membres et tout le corps....... Nous ne discuterons pas longuement si l'on doit se baigner cent heures, deux cents heures, plus ou moins. D'autres sont dans l'usage de calculer minutieusement la chose, et de prescrire, par exemple, 100 heures de bain en trois semaines. Qu'il suffise de savoir, qu'une cure de bains, à Baden, ne peut être complète qu'au bout de quelques semaines ; jusqu'ici l'usage a été d'y consacrer *six semaines et trois jours*. Il est des bains que l'on peut prendre jour et nuit, où l'on peut rester presque tout le jour, et même toute la nuit ; etc. »

(²) Voilà, sans doute, aussi pourquoi le docteur Kottmann cite, comme des contr'indications directes, les scirrhes des mammelles, des aisselles.

côté, les bains trop prolongés n'ont aucun résultat salutaire dans certaines formes de maladies, d'un autre côté, maintenant qu'il est d'usage de ne les prendre que très-courts, on n'en observe plus, dans plusieurs autres cas (tels que et surtout ceux de goutte atonique, de métastases à la suite de maladies de peau répercutées, etc.) d'aussi heureux effets que ceux qu'on était jadis habitué à en obtenir.

La forme de la maladie et l'individualité du malade, peuvent seules déterminer la durée de la cure. Il est difficile à cet égard d'établir des règles générales, applicables à tous les cas ; en voici néanmoins quelques-unes :

Plus le sujet est faible ou décrépit, et de même, plus il est près de l'enfance ou de la vieillesse, plus aussi les bains doivent être de courte durée, ainsi que la cure en général.

Les névralgies, ou les maladies dans lesquelles le système nerveux est affecté, soit en général, soit partiellement, réclament l'usage de bains de peu de durée, surtout si le malade est sujet aux congestions ou à l'éréthisme.

Il faut aussi que la durée des bains soit d'autant plus courte, qu'il s'est écoulé moins de temps entre la maladie secondaire, ou les produits d'une maladie *métamorphosée* (comme les indurations, les altérations articulaires, les dépôts plastiques, etc., qui surviennent à la suite du rhumatisme, de la goutte inflammatoire, de l'érysipèle, etc.), et la maladie primitive, surtout quand celle-ci a été très-intense et de nature inflammatoire.

Là où la réaction d'une cure thermale, soit générale, soit locale, se manifeste trop fortement, il faut que la durée des bains soit raccourcie en raison de la réaction individuelle.

du cou, de l'aine ; la carie en général, les scrophules de toute espèce, surtout celles fixées aux glandes ou aux yeux, toutes les affections cancéreuses, la consomption sans fièvre, la phthisie nerveuse, la consomption dorsale ; tandis qu'il est de fait, que, par un emploi convenable des eaux thermales, tant sous le rapport du temps et de la température, que sous celui de la méthode même, on en obtient les plus brillans résultats dans ces mêmes maladies.

Plus le tissu cutané est lâche (que ce soit disposition naturelle ou maladie), plus il faut que le bain soit de courte durée ; car dans ce cas, il s'absorbe, même en bien moins de temps, une plus grande quantité d'eau, que quand la peau est d'un tissu ferme et serré. Les personnes blondes, surtout, doivent y avoir égard ; les femmes, en général, devraient se baigner moins long-temps que les hommes ; et il en est de même des malades qui viennent de quitter depuis peu, ou qui n'ont pas encore quitté le lit ou la chambre.

Il ne faut pas faire durer les bains du soir aussi long-temps que ceux du matin, parce que, après le repas principal, et quand l'activité du corps et de l'esprit a été exercée, ou même fatiguée, le corps est moins disposé à absorber et élaborer une masse d'eau aussi considérable, qu'il ne l'est le matin après le repos de la nuit et quand la digestion est achevée, ce qui fait que la fonction de l'absorption par l'organe cutané a lieu plus librement et avec plus de vigueur. Dans la règle, le bain du soir ne doit avoir que la moitié de la durée du bain de la matinée.

Il est de règle aussi de commencer une cure par des bains courts, et de n'en augmenter la durée que peu-à-peu. En perspective d'une cure un peu longue, il n'est pas prudent que cette augmentation excède une demi-heure chaque fois. Dans une cure de dix jours, on peut aller jusqu'à deux heures par jour, en répartissant ces deux heures sur le bain du matin et sur celui du soir ; et il en est de même, quand la cure est de trois semaines ou un peu plus. Mais dans cette répartition, il faut que l'augmentation de durée porte plus sur le bain du matin que sur celui du soir. Moyennant ces précautions, tant à l'égard du temps à passer dans l'eau, qu'à l'égard de la température, laquelle ne doit jamais être trop élevée, on échappe le plus souvent à la poussée. Il est cependant certaine disposition de la peau, qui fait ici exception : c'est quand elle est très-délicate, et qu'elle absorbe beaucoup d'eau.

Plus la maladie est intense, invétérée, profondément enracinée, plus les organes atteints occupent un bas degré dans l'organisation, plus aussi il faut que les bains et la cure thermale soient de longue durée. Il est de ces cas, où l'on peut aller jusqu'à cinq heures de bain par jour. Quand il s'agit de provoquer la poussée thermale, il faut aussi augmenter insensiblement la durée du bain jusqu'à cinq heures par jour, savoir, trois heures le matin et deux le soir. On la voit alors paraître ordinairement le vingt-unième jour.

On reconnaît qu'il faut abréger le temps du bain, lorsque le malade, immédiatement après s'être baigné, se trouve constamment dispos, ne sent jamais de lassitude, non plus que de surexcitation. Il est des cas, néanmoins, où une altération quelconque est inévitable, ou même très-désirable ; par exemple, pour provoquer la poussée, dans les métamorphoses cutanées, etc. Mais ici il faut procéder avec précaution, et selon les circonstances.

Vers la fin de la cure, il faut aussi se baigner moins longtemps, de crainte que le corps, habitué à absorber dans le bain une forte quantité de liquide, et s'en voyant privé tout-à-coup, ne souffre d'une transition aussi brusque, qui pourrait aisément occasionner de nouvelles maladies, ou nuire aux bons effets de la cure. De même, on aura soin de diminuer convenablement la température de l'eau, afin que le système cutané, devenu par l'usage des bains plus impressionnable, puisse se raffermir, se fortifier, et se réhabituer à l'influence de la fraîcheur de l'atmosphère.

Les personnes délicates ne supportent souvent que des bains de quelques minutes, encore ne faut-il pas qu'ils soient d'eau thermale pure. On y mêle alors de l'eau de rivière, dont on diminue insensiblement la quantité. Sept jours suffisent ordinairement pour habituer le malade aux bains d'eau thermale pure et sans mélange.

La durée du bain varie ainsi, suivant la maladie et l'individualité, de quinze minutes à trois heures.

Dans bien des cas, surtout quand les bains de courte durée sont indiqués, on ne prend qu'*un* bain par jour ; dans les autres cas, de beaucoup plus communs, on en prend *deux*.

§ 35.

La réaction thermale *(thermalisme)*, qui suit toujours un type régulier, sera un signe suffisant pour reconnaître combien doit durer la cure. Il faut attendre de la terminer, *au moins jusqu'à ce que la première réaction ait eu lieu*. Il n'est jamais bon de quitter les bains au moment du thermalisme, ou immédiatement avant son arrivée [1] ; de semblables cures ne sont que des cures diététiques, de simples bains de propreté ; et l'on ne doit s'en promettre aucun autre résultat.

Il convient, sans doute, d'éviter la réaction, lorsqu'il n'est question que de rétablir, au moyen de quelques bains, les forces d'un convalescent affaibli par la maladie.

Dans la plupart des cas, une cure n'est pas achevée avant le vingt-unième jour ; ce n'est guère avant cette époque que l'action thermale atteint son plus haut degré ; et même alors il convient de continuer encore les bains jusqu'à ce que l'équilibre soit rétabli ; ce qui rarement a lieu plus tard que le vingt-huitième jour. Si la réaction tarde davantage à se manifester, il faut également l'attendre.

Quand la poussée a lieu, il est toujours prudent d'attendre sa desquamation générale, avant de cesser de se baigner.

§ 36.

Souvent on fait successivement deux cures. Il est bon alors de mettre quelques jours d'intervalle entre elles. Quand la

---

[1] Hottinger (dans l'ouvrage cité) appelle déjà l'attention sur ce point : « Que ces personnes, dit-il, prennent seulement garde qu'en se bornant ainsi à quelques jours de bains, elles ne s'attirent, entre cuir et chair, un dépôt de matière qui, l'hiver ou le printemps suivant, se convertira en gale, ou en quelque chose de pire. »

première cure a été de trois semaines, la seconde, ordinairement, ne doit pas durer plus de huit à dix jours (type de
la plus courte réaction thermale). Il est rare que l'on pres-
crive deux cures de trois semaines, immédiatement l'une après
l'autre.

§ 37.

Les bains thermaux n'agissent pas seulement en renfor-
çant les sécrétions cutanée, intestinale et urinaire ; leur action s'étend beaucoup plus loin , car ils procurent l'excrétion
de produits morbides , tels que les sels uriques et les phosphates calcaires ; ils déterminent des sécrétions critiques de
bile et de viscosités intestinales , et manifestent par-là leur
action sur des organes annexes , comme le foie et le système
de la veine-porte ; et par celle qu'ils exercent sur la sensibilité et l'irritabilité , ils influent puissamment sur leurs véhi-
cules , les nerfs et les vaisseaux sanguins. Par l'absorption
de l'eau du bain , la masse des humeurs malades s'améliore,
et il s'opère un changement favorable dans le système lymphatique et glanduleux ; la permutation des matières se fait
plus rapidement, les indurations se ramollissent, se résol-
vent, les âcretés sont évacuées, et il se manifeste sur la peau
cette éruption particulière , ce pourpre thermal , qui souvent
constitue une métastase critique. En général, tous ces effets
coïncidant ensemble agissent si puissamment sur la force
médicatrice de la nature dans le corps malade, que, dans
bien des cas , elle semble s'exalter avec plus d'énergie pour
triompher de la maladie , qui jusqu'alors avait résisté à tous
les remèdes, et en opérer la guérison. Kottmann a bien raison , quand il s'exprime de la manière suivante au sujet de
la vertu de nos eaux : « Elles ramollissent et excitent en
même temps ; elles humectent sans relâcher, comme font les
bains ordinaires ; sans durcir et contracter, comme font les
bains ferrugineux ; elles ouvrent doucement les pores, et
favorisent l'absorption et la transpiration. Elles facilitent l'excrétion des acrimonies , et la guérison des irritations cuta-

nées. Elles procurent aussi la résolution des obstructions dans les vaisseaux lymphatiques et les glandes inguinales ou des extrémités ; elles font circuler de nouveau le sang en stagnation dans les veines, ramollissent les varices, et dissipent par leur vertu résolutive diverses sortes de tumeurs. »

§ 38.

On emploie aussi nos eaux en *demi-bains*, par exemple dans certaines affections du bas-ventre, des extrémités inférieures, ou pour les personnes d'une extrême sensibilité nerveuse. Souvent encore ce ne sont que des bains *par irroration :* le malade s'assied dans la baignoire tout-à-fait vide, et reçoit immédiatement sur telle partie de son corps le torrent d'eau chaude. La durée de ces deux espèces de bains se règle sur l'individualité du malade et sur le genre de la maladie. La seconde n'est qu'un simple accessoire de la cure, approprié à certains buts. Quant à la première, une autre manière de l'employer, et qui est très-efficace pour activer les fonctions du système utérin, c'est de s'asseoir pendant quelques minutes immédiatement au-dessus de la source ouverte de Sainte-Vérène. Ce que nous avons dit des bains en général, soit pour la température, soit pour la durée, doit s'appliquer aussi aux demi-bains. Les affusions, l'exposition au jet qui s'échappe du robinet, sont toujours des moyens stimulans et qui agissent d'une manière fâcheuse dans les cas d'irritation, d'inflammation, et surtout dans ceux d'ulcères, où ils amènent très-facilement et très-promptement la gangrène (1). Ils forment la transition aux douches.

---

(1) Ce n'est pas sans de bonnes raisons que je donne ici cet avertissement, tant de personnes, non-seulement du peuple, mais de la classe instruite, hasardant, de leur propre chef, de se baigner de cette manière : et c'est là un vrai fléau pour le médecin des bains.

LES DOUCHES.

§ 39.

Les douches doivent se compter au nombre des moyens curatifs les plus importans. Elles consistent en une effusion régulière et plus ou moins forte d'eau thermale, au degré de température convenable, et dirigée, soit sur tout le corps, soit sur certaines parties seulement, par un jet simple ou divisé. Il y a des douches *descendantes* et des douches *ascendantes*; et elles s'emploient *extérieurement*, ou *intérieurement*.

Les douches descendantes se distinguent de nouveau : 1° en *douches-arrosoirs* de divers degrés ; ici l'eau s'échappe par de petites ouvertures comme les trous d'un arrosoir de jardin, et tombe en pluie ; 2° en douches *cylindriques*, d'un seul jet non divisé, d'une force de pression d'un quart de livre jusqu'à dix livres. Il serait superflu d'ajouter, que la température de la douche, sa durée et sa force, doivent se régler sur les indications que présente la maladie.

Nos douches, en général, sont d'une hauteur de dix à quinze pieds, et la colonne d'eau est amenée dans des tuyaux fixes ou mobiles, qui partent d'un réservoir supérieur où l'eau thermale est versée immédiatement par des pompes. Dans ce réservoir, la température de l'eau est régularisée selon le besoin.

§ 40.

La durée d'un bain de douche varie de trois à vingt-cinq minutes ; et pour une cure complète, on en prend ordinairement de sept à vingt-un. Il faut en proportionner la durée et le nombre à l'individualité et au genre de la maladie. On commence, pour l'ordinaire, par des douches faibles et courtes, puis on va en augmentant jusqu'aux douches fortes et prolongées. Plus l'eau est chaude et la percussion forte, plus aussi l'action est puissante. Il est rare que l'on se borne à prendre les douches, sans y joindre l'usage des bains ; et jamais on ne les emploie au commencement d'une cure.

Les douches agissent par pression et par friction. Les parties du corps qui y sont exposées, absorbent proportionnellement beaucoup plus d'eau que cela n'arrive dans un bain local ; et c'est sur ces places où la résorption de l'eau a lieu, que se porte particulièrement l'activité de la force médicatrice de la nature. Pour cette raison, il ne convient point, dans la plupart des cas, de prendre un bain immédiatement après la douche ; son effet serait contrebalancé et détruit par la résorption de l'eau dans le bain. On n'y a recours que dans les cas de paralysie locale un peu intense, lorsqu'on veut mettre en équilibre la résorption et l'absorption. Alors on emploiera une douche proportionnellement forte, mais de courte durée, en ayant soin qu'elle ait exactement le même degré de température que le bain qui va suivre, de crainte que les pores ne se ferment (ce qui arriverait si la douche était trop froide), et que par-là le but qu'on se propose ne soit manqué.

§ 41.

L'action de la douche extérieure est toujours *vivifiante*, *localement excitante*, et même *irritante ;* elle se montre aussi *résolutive*, dans les cas, par exemple, d'indurations et de callosités luxuriantes. Prises sur tout le corps ou sur le bas-ventre, à quelque faible degré qu'elles soient administrées, les douches extérieures sont toujours généralement excitantes. Elles causent quelquefois une sensation de fourmillement, de chatouillement, une espèce de spasme, etc. surtout sur les personnes très-impressionnables ; sensation qui les fait éclater de rire ou pleurer, et, chez les femmes très irritables, se manifeste souvent par des accidens nerveux. A la seconde douche ces accidens diminuent, à la troisième ils sont encore moins apparens, et à la quatrième ils disparaissent pour l'ordinaire. D'autres fois, la douche procure un sentiment de bien-être, qui, chez certains individus, va jusqu'au plaisir. Quant aux personnes trop nerveuses, elles ne la supportent pas du tout. Partout où il reste le moindre vestige d'inflammation ou d'irritation vasculaire, elle augmente le mal et engendre de vives douleurs.

Pendant l'usage de la douche, la peau se gonfle, devient rouge, et il y a développement plus considérable de chaleur; plus tard, et selon l'application qu'on en fait sur tout le corps ou partiellement, elle détermine, comme le bain, une légère transpiration générale ou locale. Quand la douche est générale, ou qu'on la reçoit sur le buste, le pouls s'élève déjà pendant sa durée; et si même les premières fois qu'on la prend, ou en la prenant très-forte, les parties de la peau qu'elle frappe deviennent légèrement *pellicées*, cette sensation disparaît bien vite; le corps devient plus souple, ses mouvemens plus libres, et l'esprit même se trouve plus dispos. De long-temps, après la douche générale, on n'éprouve le besoin de dormir.

Comme il a été dit, on emploie la douche, ainsi que les bains, à divers degrés de température; en général, son reflet sur l'organisme marche, pour ainsi dire, parallèlement à celui des bains. La douche *tiède* est un fondant, un dissolvant; elle assouplit les fibres et vivifie doucement le système nerveux périphérique. On l'emploie là où l'on cherche à atteindre l'un ou l'autre de ces buts, et où il ne s'agit proprement pas d'irriter. La température des douches tièdes est de 26 à 27 $\frac{1}{2}$°. — La douche *très-chaude*, à plus de 29°, stimule fortement, tant la sphère sensible que la sphère irritable, et ne peut s'employer que là où il y a torpeur. Sa réaction sur tout l'organisme est analogue à celle d'un bain très-chaud; il ne faut en faire usage qu'avec beaucoup de précautions, et ne l'employer que comme douche locale.

Il est bon de rappeler ici que la température de l'eau, pour les douches chaudes, doit être portée plus haut que pour les bains, parce que la chute de l'eau et le déplacement d'air qui en résulte lui font perdre de sa chaleur.

La douche *froide,* au dessous de 25° et jusqu'à 18°, agit à l'instant même comme un fort astringent, et en ébranlant la vie nerveuse. La partie du corps qui la reçoit, se refroidit ; puis bientôt il s'opère une réaction, et il se développe une chaleur notable. La prompte variation de température, la courte sensation de froid et de frisson, et l'ébranlement suivi d'un développement de chaleur, tout cela constitue un puissant facteur pour rappeler la vie nerveuse prête à s'éteindre. La douche froide est un excellent remède dans l'atrophie nerveuse.

La douche-arrosoir éprouve moins ; la douche cylindrique agit avec plus de violence. La première convient en général davantage pour des constitutions délicates, et quand il faut agir sur des parties extérieures d'une grande sensibilité (comme, par exemple, la poitrine chez les femmes), qui ne supporteraient pas une douche plus forte, ou dans les cas où toute secousse violente, générale, doit être soigneusement évitée, dans les affections abdominales, etc.

Nous mentionnerons ici un phénomène remarquable, dû à l'action de la douche. Une dame de N..., âgée d'environ quarante ans, qui était affectée de rhumatisme, de dyspepsie, de langueur générale, et d'œdème aux extrémités inférieures, fit usage pendant sa cure de la douche-arrosoir, en la dirigeant sur le buste en général, mais surtout sur le dos et sur les membres inférieurs. Un soir qu'elle prenait sa quatrième douche, elle vit jaillir des parties de son corps exposées à cette pluie, mais surtout des extrémités inférieures, de véritables étincelles électriques en quantité. Ce ne pouvait être une illusion d'optique : les étincelles devenaient d'autant plus visibles que l'on augmentait davantage l'obscurité de la chambre ; et de quelque manière qu'on se plaçât, soit en face de la lumière, soit en lui tournant le dos, c'était toujours la même chose. Après quelques douches, ce phénomène cessa complètement , et en même temps disparurent peu-à-peu le rhumatisme et l'œdème.

Ce fait paraîtrait prouver que la douche exerce aussi une influence sur le développement de l'électricité.

La douche qu'on appelle *douche écossaise ,* est un moyen excitant des plus violens. Elle consiste à faire alterner un jet d'eau froide et un jet d'eau très-chaude , dans une succession déterminée. Il est rare qu'on la supporte au delà de dix minutes. Lorsqu'on l'emploie sans ménagement, elle occasionne de la douleur, des spasmes , des frissons , et même des convulsions.

§ 42.

Les douches extérieures servent pour l'ordinaire de cures complémentaires aux cures de bains , dans les apathies, les paralysies , la consomption musculaire , l'atrophie nerveuse, les indurations d'organes internes ou externes ; pour amener, quand cela est nécessaire , la résorption de dépôts pathologiques , ou pour déterminer une réaction générale ou locale ; en un mot , partout où il faut vivifier, exciter, résoudre , ou opérer une résorption.

§ 43.

La douche *ascendante* s'applique , *extérieurement* ou *intérieurement ,* aux parties sexuelles de la femme (*douche utérine*) ; elle sert aussi à introduire l'eau thermale dans le canal intestinal par le fondement *(douche-clystère).*

Les douches ascendantes sont disposées d'après le même principe que les douches descendantes , à cela près , qu'ici l'eau est poussée de bas en haut. On est tout-à-fait maître de la force mécanique de la douche , vu que l'on peut modifier le jet , depuis la plus petite hauteur jusqu'à celle de 13 pieds.

§ 44.

La douche utérine *extérieure* pousse l'eau thermale à travers de petites ouvertures , avec plus ou moins de force , selon le besoin. L'appareil est environ à un pied de distance du corps.

Son effet est de fortifier les membranes muqueuses relâchées des parties sexuelles extérieures, et même des intérieures. L'eau pénètre dans les plis, et agit par pression et par friction. Ici la résorption est aussi localement activée et accélérée, la force vitale est stimulée, et la sphère nerveuse vivifiée.

Souvent les premières douches provoquent, entre autres phénomènes, des accidens nerveux locaux ou même généraux, lesquels, cependant, se calment plus promptement que ceux qui résultent de l'usage des douches générales. L'action de ces douches s'étend aussi, par sympathie, au système utérin, et contribue à régulariser ses fonctions anormales.

La durée de cette douche est de deux jusqu'à dix minutes.

Les parties génitales extérieures relâchées reprennent du ton, leurs membranes muqueuses se fortifient et se raffermissent, et les sécrétions anormales se régularisent, soit qu'elles proviennent d'une laxité de ces organes, d'un caractère herpétique, scrophuleux ou arthritique, ou qu'elles soient le reflet d'une sensibilité locale excessive; et quand le développement de la vie génitale est retardé, ces douches sont un puissant moyen de l'activer.

§ 45.

Lorsque ce sont les parties internes qui se trouvent surtout affectées, on emploie la douche utérine *intérieure*. Elle se prend au moyen d'un tuyau élastique percé de plusieurs ouvertures, que l'on introduit dans le vagin ; sa force ne doit être augmentée que peu-à-peu. Une douche que l'on ferait agir d'entrée avec toute sa force, occasionnerait de la douleur, de pénibles sensations, et même de l'irritation dans le vagin et l'utérus, et sympathiquement au sacrum. Il en serait de même d'un usage immodéré de la douche. En un mot, on ne peut ici prendre trop de précautions, et l'on ne doit pas négliger, surtout, de tenir très-propres les tuyaux. Il est bon que chaque malade ait le sien uniquement à son usage.

L'action de ces douches est la même que celle des douches utérines extérieures, à cela près, cependant, qu'elles agissent davantage sur les parties internes, sur les affections qui ont leur siége dans le vagin et dans l'utérus. Tout ce que nous avons dit des précautions à prendre quant à la durée, à la force, etc., dans l'emploi des autres douches, est applicable à celles-ci.

§ 46.

Une manière plus douce de prendre la douche utérine, consiste à s'injecter l'eau au moyen d'une petite pompe munie d'un long tuyau élastique (clysopompe). Par ce procédé, la pression et le frottement sont insignifians. On l'emploie dans le but de procurer une absorption plus locale de l'eau thermale, et lorsqu'il ne faut ni pression ni friction, ou qu'on n'a guère en vue que l'ablution des parties. On en fait usage, tant dans le bain même, que hors du bain, et cela durant une vingtaine de minutes, les repos nécessaires non compris.

La température de ces douches doit se régler, tant sur l'individualité de la malade, que sur le genre de sa maladie.

§ 47.

La *douche-clystère,* ou douche ascendante simple, est un des plus puissans moyens curatifs dont puisse disposer la médecine ; elle l'emporte, dans certaines formes de maladies du bas-ventre, sur tout autre remède, et elle est dans plusieurs affections l'unique moyen de guérison.

Ici, l'on introduit l'eau thermale dans le canal intestinal par le fondement.

Voici comment on en fait usage : sur l'appareil de la douche on fixe une cannule faite de corne, d'os ou de caoutchouc.

Un robinet, placé latéralement, sert à faire jaillir l'eau à volonté. Le malade s'assied, comme sur une chaise percée; il s'introduit la cannule dans le fondement, et essaie, en ouvrant plus ou moins le robinet, si en effet l'eau pénètre. L'essai réussit quand l'eau de la douche ne rejaillit pas au dehors. Souvent le muscle constricteur de l'anus est spasmodiquement contracté, soit à la suite d'affections de l'âme, ou d'une trop grande irritabilité, et la cannule n'entre pas; d'autres fois, ce sont des boutons hémorrhoïdaux qui bouchent le passage. Dans ce cas, on fera bien de se borner, pendant une ou deux minutes, à diriger le jet de la douche extérieurement sur l'anus; dans d'autres cas, surtout quand ce sont des boutons hémorrhoïdaux qui ferment l'entrée, on ne parvient à introduire la cannule qu'en lâchant en même temps l'eau du robinet. L'obstacle qui existe dans les deux premiers cas se surmonte assez promptement, avec un peu de persévérance; et presque toujours on y parvient dès la troisième douche. Dès qu'on est sûr que l'eau pénètre réellement, on ouvre petit-à-petit entièrement le robinet; et en se tenant assis dans une position verticale, afin d'éviter de presser en sens contraire, on laisse le passage libre à la colonne d'eau.

Selon la force de l'appareil, on fait durer l'injection pendant 12 à 24 pulsations ou secondes. La masse d'eau introduite dans le corps par cette opération est d'une demi-chopine jusqu'à une pinte, ou $\frac{4}{5}$ litre. On ferme alors le robinet, et l'on garde le lavement, ou on le rend immédiatement dans un vase placé à portée. Dans le second cas, on réitère la douche deux, trois, quatre fois même de suite. Ordinairement on garde la dernière dose sans la rendre, pour que, s'il est possible, elle soit absorbée. Cette douche se prend, soit à jeun, soit à une aussi grande distance que possible du déjeûner; une heure avant le dîner, par exemple. Si l'eau de la dernière douche ne ressort pas spontanément, il ne faut pas se mettre à table avant de l'avoir évacuée. Les petites doses s'absorbent totalement, les grandes en partie seulement.

La température de ces douches, s'il n'existe aucune contr'indication particulière, est celle de l'intérieur du corps, c'est-à-dire, entre 28 et 29° R. On ne les prend plus froides que dans certains cas exceptionnels.

En prenant ces douches, surtout à grandes doses, on sent la colonne d'eau monter petit-à-petit par le colon descendant, puis continuer par le colon transverse, et pénétrer enfin jusque dans le cœcum à droite. L'ascension de l'eau se fait avec facilité, et n'occasionne aucune incommodité; elle s'opère par la pression uniforme et soutenue de l'eau, sans secousse et sans effort.

§ 48.

Il est facile de concevoir comment, d'un côté, la friction, de l'autre, la distension insensible et la réplétion du gros intestin par des eaux douées de tant de force et de vertu, produisent un effet si prompt et si intense, comme on en a journellement la preuve. Les parois de l'intestin subissent un doux frottement, qui les stimule et les vivifie ; bientôt une nouvelle activité se manifeste ; les plis de l'intestin sont momentanément développés, lavés et nétoyés, les renflemens veineux humectés et doucement frictionnés, et par là s'opère l'effet résolutif et excrétoire. Le gros intestin prend immédiatement plus de vie et d'activité ; et cet effet se communique à tout le canal et, par sympathie, aux autres organes du bas-ventre qui sont en rapport avec lui, mais notamment au foie et au système de la veine-porte. C'est uniquement par sympathie aussi, que la langue se couvre d'un enduit blanchâtre plus ou moins épais.

La première dose débarrasse ordinairement le gros intestin des matières fécales, et au bout de peu de jours les doses suivantes procurent l'évacuation de mucosités visqueuses, en flocons, ayant une teinte blanche, jaune, ou verdâtre, quelquefois de matières abondantes, qui sortent en masse et ressemblent au frai des grenouilles ; elles contiennent souvent des concrétions calcaires solides (chez les malades atteints d'hémorrhoïdes ou d'affections arthritiques) ; on évacue aussi des masses sabuleuses, blanches ou noires (les premières sont du phosphate de chaux, les secondes des concrétions biliaires). Souvent la douche amène des lambeaux d'un tissu muqueux, compacte, longs de plusieurs pouces, passablement larges, et d'une ligne d'épaisseur ; ce qui a lieu surtout chez des vieillards affectés d'hémorrhoïdes. De copieuses sécrétions de bile, surpassant quelquefois toute idée, sont aussi un effet que produisent les douches ascendantes.

A l'égard de ces abondantes sécrétions de bile, il est digne de remarque qu'elles affectent, pour ainsi dire, un type régulier ; en général, elles ont lieu après la septième douche, à moins que la cure générale ne les ait déjà provoquées. Dans les indurations, les intumescences du foie, une telle évacuation critique s'opère, soit le vingt-unième jour de la cure totale, soit au bout de la treizième ou quatorzième douche, ou, enfin, à la suite de la vingt-unième. La réaction sur l'humeur et la disposition de l'âme est surprenante aussi. Des mélancoliques et des hypocondriaques semblent renaître et perdre leur spleen. J'ai vu fréquemment aussi chez des malades atteints de ces hémorrhoïdes qu'on nomme borgnes, et d'une pléthore veineuse abdominale, survenir des hémorrhagies critiques suivies d'une guérison immédiate et soutenue. Il est toujours prudent de continuer les douches ascendantes jusqu'à ce que ces crises se soient manifestées, ou que, pendant plusieurs jours, aucune sécrétion anormale ne se montre plus, telle que sables, glaires, etc. Les évacuations critiques proprement dites sont toujours accompagnées d'une réaction générale, et même de symptômes gastriques fébriles.

Les précautions à prendre dans l'emploi de la douche ascendante, portent sur sa température, sa force, et sur la durée non-seulement de chaque douche en particulier, mais de la cure entière. Des douches trop chaudes irritent l'intestin, peuvent causer de la colique, des douleurs dans le canal alimentaire, un ballonnement douloureux du bas-ventre, des envies de vomir, des vomissemens bilieux, une fièvre gastrique. En général, un usage trop prolongé réagit d'une manière fâcheuse sur le moral, et produit à la fin ces mêmes effets. Des douches trop fortes peuvent occasionner des ruptures de veines, et de violentes hémorrhagies. J'ai vu deux cas de cette nature, où, par un malentendu, les malades, au lieu de compter par pulsations ou par secondes la durée de la douche, l'avaient comptée par autant de minutes. Heureusement ils se rétablirent tous deux au bout de quelques jours, et leur guérison fut complète.

Des douches trop froides causent des tranchées, de la colique et une mauvaise diarrhée.

Il s'entend de soi-même que, pour activer et favoriser la sécrétion intestinale, il faut joindre à l'usage de la douche celui de l'eau thermale en boisson, etc. Lorsque ce moyen ne suffit pas, et qu'en même temps on reconnaît la présence d'un fort gastricisme, on doit avoir recours à de petites doses d'eau amère.

Les individus d'un tempérament très-irritable, sur qui la douche agirait avec trop de véhémence, peuvent faire usage d'injections analogues au moyen du clysopompe.

§ 49.

Les douches-clystères trouvent leur application dans les cas de constipation habituelle, d'enduits tenaces ou muqueux dans les intestins, par suite d'atonie, ou comme reflet d'un autre procédé morbide, dans les cas d'obstruction et de stase dans tout le système de la veine-porte, ou dans quelques-unes de ses parties, dans les engorgemens, les indurations du foie, dans le procédé hémorrhoïdal, troublé ou non, dans les congestions sanguines à la région du sacrum et les douleurs dorsales qui en résultent, dans la goutte anomale, et en général dans toutes les maladies qui affectent par reflet les organes de la digestion, comme aussi dans les cas de *panse* excessive. Elles offrent encore un moyen dérivatif et sympathique dans plusieurs affections de l'estomac, etc.

§ 50.

Lorsqu'on veut fixer spécialement sur une partie du corps l'action dissolvante et délayante des eaux thermales, comme par exemple, dans les tumeurs articulaires de divers genres, les indurations, les squirrhes, les ulcères chroniques de différens caractères, les callosités, etc., on a recours, sans parler des autres procédés, aux *fomentations* et aux *compresses* avec l'eau thermale, toujours en ayant soin d'en approprier la température à l'individualité : ainsi, les tumeurs arthritiques des articulations avec inflammation, demandent des applications *froides,* et celles qui sont atoniques en demandent de *chaudes.* Quant aux ulcères, les fomentations trop chaudes ne font souvent que les aggraver.

On fait les fomentations thermales en trempant dans l'eau une flanelle ployée en plusieurs doubles, sous laquelle on étend du linge, et par dessus un morceau de taffetas ciré, de manière que l'humidité se maintienne sous l'appareil, et que le dessus reste sec. Il ne faut pas que le taffetas déborde trop les compresses, de crainte qu'il ne provoque à ces places une éruption, qui a quelquefois le caractère érésypélateux, et qui, sans être l'effet des eaux thermales, obligerait de suspendre l'usage des compresses, et pourrait aisément donner aux ulcères un caractère inflammatoire.

§ 51.

Je dois faire ici mention de la *colle de bain,* employée en *applications extérieures* dans les ulcères atoniques. Son usage est peu fréquent : d'abord, parce qu'elle existe en trop petite quantité pour qu'elle pût être employée généralement ;

et, d'un autre côté, parce que de simples fomentations d'eau thermale suffisent pour l'ordinaire. Elle rend cependant de bons services dans les ulcères chroniques, parce qu'elle intercepte le contact de l'air et entretient l'humidité par sa masse gélatineuse formée de barégine, d'oscillatoires et d'azote ; et les substances solides déposées par l'eau thermale en croûtes entre les lamelles de ces couches, expliquent son action curative.

LES EAUX THERMALES PRISES EN BOISSON.

§ 52.

C'est au digne docteur Kottmann, jadis médecin des bains de Baden, que l'on a dû, au commencement de ce siècle, l'introduction générale de l'usage de nos eaux en boisson (¹).

On les boit à jeun avant le bain, à leur degré de chaleur naturelle, et de préférence en plein air. On commence la cure par un verre d'environ sept onces pour le premier jour, et l'on augmente chaque jour la dose d'un verre, en laissant un demi-quart jusqu'à un quart-d'heure d'intervalle entre chacune, jusqu'à ce qu'on soit parvenu au nombre de verres prescrit.

Prises en petite quantité, elles facilitent la sécrétion urinaire ; à plus fortes doses, elles favorisent la transpiration

(¹) Hottinger s'y montra très-opposé : « Bien des gens, s'écrie-t-il avec indignation, qui ne pensent et ne voient ni en arrière ni en avant, s'imaginent retirer un double avantage du bain, en buvant, pendant qu'ils y sont, cette même eau par deux, trois, quatre gobelets et plus. D'autre part, les médecins soigneux assurent que c'est là un *motus naturæ contrarius*, que le bain a son impulsion *du centre à la circonférence*, des organes intérieurs à la peau extérieure, et que les médecines, savoir les purgatifs et autres fortifians (*stärkende*) semblables, parmi lesquels nous comptons aussi cette eau de Baden, ont au contraire leur impulsion de la peau extérieure vers les parties intérieures. Vouloir faire fonctionner en même temps ces deux impulsions si différentes, ou pour mieux dire si opposées l'une à l'autre, cela ne peut tomber dans l'esprit de personne, pas plus que de faire en même temps avancer et reculer un char. » — Pantaléon ne fait aucune mention de la boisson des eaux.

et les évacuations alvines. Cependant elles ne produisent pas toujours ce dernier effet, et il est des tempéramens irritables, à fibres rigides, que nos eaux constipent. Dans ce dernier cas, et quand on les boit à trop faible dose pour qu'elles puissent *se faire jour,* ou enfin lorsqu'on en boit trop, elles occasionnent quelquefois des flatuosités, des pesanteurs d'estomac et des maux de tête. Souvent aussi ce qui produit cet effet, c'est simplement le trop de chaleur de l'eau ; et alors on parvient au but en la buvant moins chaude, soit, par exemple, sous les ombrages de la buvette publique, soit à la fontaine du Stadthof, dont les eaux, amenées de plus loin, et passant à travers un bassin d'où elles se divisent et perdent davantage de leurs gaz, paraissent être d'une température moins élevée. Un autre moyen, c'est de faire refroidir l'eau dans des bouteilles hermétiquement bouchées. Chez les personnes d'un tempérament lâche, l'eau refroidie agit moins sur les selles que l'eau chaude du Stadthof ou d'Ennetbaden (1).

Quand, malgré ces précautions, on ne parvient pas à obtenir des selles pultacées d'une certaine abondance, il faut

---

(1) La source d'Ennetbaden semble être plus chaude que les sources des Grands-Bains ; mais ce n'est qu'une apparence, comme j'ai pu m'en convaincre à différentes reprises. Voici quelle paraît être la raison de ce phénomène : le jet de la fontaine d'Ennetbaden étant plus fort que celui de toutes les autres, et étant conduit à environ quatre pieds *au dessous* du niveau de la source voisine, sa chaleur reste plus concentrée et ses gaz se volatilisent d'autant moins. L'eau des autres sources, au contraire, se prend à la surface ; et là, à côté de l'ouverture qui est plus petite, commencent les aqueducs plus ou moins considérables des divers hôtels de bains, et les gaz libres qui se développent jusques à la surface, suivent de préférence la masse d'eau qui coule par de grandes ouvertures. L'expérience suivante prouve qu'ici les gaz contribuent de beaucoup à cette apparence de température plus élevée. Qu'on remplisse un verre d'eau thermale et qu'on le laisse quelque temps placé (à découvert) de manière qu'il reste entouré de l'eau thermale qui coule et se renouvelle continuellement. Le thermomètre indiquera absolument la même température dans l'eau du verre et dans celle qui coule autour ; et cependant, en goûtant ces deux eaux, on trouvera moins chaude celle du verre, qui a perdu une plus ou moins grande quantité de ses gaz.

ajouter au premier verre d'eau thermale une ou deux onces d'eau de Birmenstorf [1] ; ce qui suffira pour l'ordinaire. Je préfère cette eau amère à toute autre, parce que, ayant sa source dans le voisinage, à une demi-lieue seulement de distance de nos thermes, elle vient du même terrain calcaire et contient les mêmes sels que l'eau de Baden. Une addition de sel amer n'est pas aussi recommandable, parce qu'il est plus hétérogène à l'eau thermale, et qu'il lui donne un goût désagréable. Il en est de même de l'eau de Pullna, surtout de celle qui n'est que factice et dont il se dégage du gaz hydrogène sulfuré.

La disposition du malade influe en général beaucoup sur l'effet des eaux, et décide de leur plus ou moins d'action sur la sécrétion urinaire, sur la transpiration cutanée ou sur les évacuations alvines.

On comprend aisément que de boire les eaux en plein air, par une température fraîche, cela doit naturellement restreindre la transpiration cutanée et en revanche favoriser la sécrétion de l'urine. Si l'on veut plutôt provoquer la transpiration, on ne prendra donc les eaux en plein air que lorsque le temps sera chaud, et le reste du temps on les prendra au lit.

[1] L'eau amère de Birmenstorf est froide, très-limpide. Sa pesanteur spécifique est, d'après Bolley, 1,020. Mise en bouteilles, elle se conserve sans s'altérer. 100 parties de cette eau contiennent :

Sulfate de potasse . . .	0,1042
» de soude	7,0556
» de chaux	1,2692
» de magnésie . . .	22,0135
Chlorure de magnesium .	0,4604
Carbonate de chaux . . .	0,0133
» de magnésie . .	0,0542
	0,1010
Oxide de fer	0,0107
Alumine	0,0277
Acide siliceux	0,0302
	31,0982

Quand on veut que les eaux agissent plutôt comme moyen altérant, comme fort dissolvant, il faut les prendre le matin et le soir, en ayant soin de laisser toujours une demi-heure au moins d'intervalle entre le dernier verre et le bain. Il ne convient pas que la dose du soir excède la moitié de celle du matin.

De tout ce qui vient d'être exposé, l'on peut conclure qu'il n'est jamais possible de prescrire à l'avance le nombre de verres à prendre pour obtenir tel ou tel effet. L'expérience est ici le guide le plus sûr.

§ 53.

La quantité d'eau à boire varie ordinairement entre trois et sept verres. Certains maux enracinés, comme gouttes invétérées avec formation tophacée considérable, exanthèmes chroniques, ulcères herpétiques scrophuleux, en exigent de plus fortes doses. Je sais un cas d'ichthyose, dans lequel on était monté jusqu'à vingt-un verres d'eau thermale par jour, sans que l'estomac en eût souffert; l'effet fut favorable. Sans doute il ne faut jamais que les fonctions de l'estomac pâtissent de l'usage de l'eau.

Quand on veut cesser la cure, il ne faut pas que cela ait lieu brusquement; mais de même qu'on l'a commencée en montant graduellement, c'est graduellement aussi qu'il faut la terminer, en diminuant chaque jour la dose; ce qui, au reste, lorsque le temps presse, peut se faire un peu plus rapidement. Une fois qu'on a atteint le maximum de la dose, il est bon de s'y tenir quelques jours, afin de fixer aussi jusqu'à un certain point l'action de l'eau. Il est rare qu'une cure de boisson se continue au delà de trois semaines; et ici aussi, au bout du septième ou du vingt-unième jour, a lieu, quoique pas toujours d'une manière aussi marquée, cette crise caractéristique qu'on appelle le *thermalisme*. La durée de trois semaines, pour la cure, est donc un précepte justifié en même temps par la science et par l'expérience; ce qui fait aussi que jamais cette durée ne devrait être moindre de sept à dix jours. Quand on veut que les eaux agissent d'une manière encore plus pénétrante, plus dissolvante, ce qui exige une prolongation de la cure, il est toujours bon, au bout des trois premières semaines, de faire une pause de quelques jours, afin d'obtenir encore, s'il est possible, une de ces réactions du type hebdomadaire.

§ 54.

Les eaux thermales prises en boisson sont un agent puissant, qui non-seulement exalte l'activité des trois principales sécrétions, mais dont l'action pénètre plus profondément encore dans l'économie de l'organisme malade. C'est ainsi que nous les voyons provoquer la sécrétion des sels uriques et du phosphate de chaux ; les premiers se déposant au fond du vase, rarement contre ses parois, sous la forme de cristaux rouges, en rhomboïdes aplatis (souvent aussi ils forment comme une guirlande à la surface de l'urine restée quelque temps dans le vase) ; le phosphate de chaux, en une poudre d'un blanc jaunâtre, ou mêlé avec un dépôt muqueux. Ces sécrétions, notamment la première, se manifestent chez les personnes atteintes d'affections hémorrhoïdales ou autres de semblable nature, en général dans les cas où le système de la veine-porte paraît spécialement affecté ; les autres plutôt dans certaines affections de l'estomac et du système urinaire, et dans les affections arthritiques. L'eau en boisson agit aussi sur les sécrétions muqueuses et bilieuses, même quelquefois lorsqu'elles sont critiques. Pour l'ordinaire, ces sécrétions copieuses de produits pathologiques s'opèrent dans le temps du thermalisme, et seulement pendant qu'il a lieu ; ou bien, le thermalisme provoque leur apparition, et elles continuent pendant tout le temps de la cure, et souvent même au delà.

L'eau thermale se montre aussi efficace contre les parasites du canal intestinal, les ascarides, les lombrics et le tænia.

Elle guérit les maladies causées par les deux premières espèces, et aide à l'expulsion de la dernière.

Dans les vices de l'estomac, on en fait usage avec succès, en la prenant, selon les cas, à petites doses d'un quart, d'un tiers, ou d'un demi-verre, à différens intervalles pendant toute la journée ; de même dans certains cas de cardialgie, de faiblesse d'estomac, d'affaissement général des organes de la digestion, où une petite dose, prise immédiatement avant le repas, facilite la digestion [1].

§ 55.

Une chose digne de remarque, c'est que l'eau thermale, avalée même à $40\frac{1}{2}°$ de chaleur, ne produit, soit dans la bouche, soit dans l'œsophage ou dans l'estomac, ni irritation, ni sensation de chaleur brûlante ; tandis qu'appliquée sur la peau à ce même degré de chaleur, elle y cause une brûlure très-douloureuse.

§ 56.

Nous regardons comme chose nuisible de boire de l'eau thermale pendant le bain même : d'abord, parce que l'eau du bain presse sur l'estomac, déjà plus ou moins en état de relâchement ; et ensuite, parce que, s'il est mauvais de se baigner ayant l'estomac rempli, il ne l'est pas moins de se remplir l'estomac étant dans le bain. L'avertissement que donnait le vieux Hottinger en 1702 (voir la 1re note du § 52), était donc sous ce point de vue bien fondé ; car il est clair que l'une des deux actions doit restreindre, retarder l'autre, ou même l'anéantir complètement. Et l'expérience montre aussi

[1] J'ai vu deux cas de névralgie de l'estomac, où l'usage de l'eau thermale à doses *très-petites*, mais souvent répétées, a pu seul faire supporter de la nourriture à ce viscère, qui, depuis des années, rejetait tout aliment quelconque. Dans l'un de ces cas, les alimens ne purent d'abord passer qu'à la faveur de la boisson d'eau thermale. Chez l'une et l'autre malade, l'acte de la digestion ne tarda pas à être remis en ordre. L'une vit encore, l'autre mourut quelque temps après des suites d'une inflammation chronique de l'enveloppe vaginale de la moëlle épinière.

que l'eau bue dans le bain, à moins que ce ne soit en très-petite quantité, occasionne presque toujours de la cardialgie, des nausées, des rapports et même des vomissemens ; sans parler de ce qu'elle vient, non immédiatement de la source, mais des réservoirs.

§ 57.

On ne peut pas dire que la cure d'eau en boisson favorise immédiatement la poussée ; elle ne le fait qu'en provoquant la transpiration. Lorsque les urines et les selles sont très-copieuses, elle les arrête plutôt ; le plus souvent, elle ne produit alors aucun effet. Les personnes atteintes de phthisie pulmonaire ou laryngée, ne doivent prendre l'eau qu'à très-petites doses souvent répétées, soit pure, soit coupée avec du lait fraîchement trait de vache, de chèvre ou d'ânesse.

§ 58.

Nous ne pouvons en général approuver le *mélange* de l'eau thermale avec d'autres eaux minérales, et moins encore avec des eaux ferrugineuses : ce mélange fatigue l'estomac et le rend malade. L'*eau iodurée de Wildegg* [1], que nous

[1] Il y a quelques années, qu'en forant le calcaire jurassique dans leur propriété à Wildegg, dans le but de se procurer un puits artésien, MM. Laué ont découvert la source minérale dont il est ici question. La profondeur du trou de forage est de 400 pieds, mais la source elle-même n'est qu'à 375 pieds au dessous du sol, soit environ 345 pieds au dessous du niveau de l'Aar. Voici l'analyse qu'en donne M. le professeur Löwig, sur 16 onces d'eau :

Chlorure de sodium.	78,2640	grains.
» de potassium.	0,0445	»
» de calcium .	2,8163	»
» de magnesium	12,5878	»
Iodure de soude. . .	0,5018	»
Bromure de soude . .	0,0062	»
Sulfate de chaux. . .	15,4859	»
Carbonate de chaux .	0,6375	»
Oxide de fer	0,0058	»
	107,9478	gr.
Gaz acide carbonique .	2,5″	cubes.

Cette eau va donc de pair avec les eaux iodurées les plus fortes que l'on connaisse, et en particulier avec celle d'Adélaïde, à laquelle, d'après employons dans les affections scrophuleuses, mêlée avec l'eau thermale de Baden, ne se supporte qu'à très-petites doses, tandis que, pure, elle peut se prendre en beaucoup plus grande quantité. L'effet de ce mélange est d'ailleurs très-favorable.

§ 59.

Il est de fait que la cure d'eau de Baden en boisson convient en général, avec toutes ses modifications, dans toutes les maladies contre lesquelles nos bains manifestent de l'efficacité ; mais comme il y a, d'un côté, des idiosyncrasies qui ne supportent point nos eaux en boisson, tandis qu'en bains elles leur sont salutaires, il en est d'autres, par contre, auxquelles la cure d'eau en boisson convient mieux que les bains ; ce qui doit s'appliquer aussi à certaines formes de maladies, telles que : hématurie chronique, catarrhes de la vessie, des intestins ou de la poitrine, gastralgies, gastrodynies, sursaturations mercurielles, colique des peintres, etc.

La boisson d'eau thermale se montre très-nuisible, au contraire, dans les scirrhes de l'estomac.

En général, cette cure doit être envisagée comme l'auxiliaire de la cure de bains.

§ 60.

Ainsi que nous l'avons dit plus haut, les eaux se prennent *en plein air,* pour peu que le temps le permette. Dès le matin, les buveurs, munis chacun de leur gobelet, se hâtent de profiter des premiers rayons du soleil, pour circuler dans les promenades pittoresques qui bordent la rivière, et se rendre à la source dont l'usage leur est prescrit par le médecin. Si la matinée n'est pas trop fraîche, on évite de trop se charger de vêtemens ; dans le cas contraire, on s'habille

les analyses plus récentes de M. Laué, elle serait même supérieure en iodure de soude, dont elle ne contiendrait, il est vrai, que 0,218, mais dont celle d'Adélaïde ne contient que 0,199. Ces résultats sont, à peu de chose près, les mêmes que ceux obtenus par G. Bauer.

un peu plus chaudement. Mais ici point de prétention à la toilette : les hommes paraissent en robe de chambre, les dames en manteau du matin. Chacun se met à l'aise. La vie de bains perd sa monotonie ; une aimable gaîté remplace l'étiquette. L'étranger retrouve des compatriotes, ou d'anciens amis, qui lui font oublier qu'il est loin de son pays ; l'homme d'affaires dépose ses occupations et ses soucis ; l'homme de lettres, le savant, en trouve bientôt un autre avec qui il peut échanger ses idées. Le vieillard au bord de la tombe oublie les infirmités de son âge ; le malade, si affaissé, si découragé qu'il soit, renaît à l'espoir, en voyant chez d'autres et en éprouvant déjà sur lui-même les bons effets de la cure. Celui qui recherche la solitude, se promène seul d'une source à l'autre ; celui qui aime la société, s'en procure bien aisément une à son choix et selon son goût. Les sociétés disséminées dans les différens hôtels, se réunissent le matin autour des sources. Chacun, heureux de retrouver la santé et la vie, se sent pressé d'élever son âme à l'auteur de tout bien, et de le bénir. Cet état de l'âme réagit favorablement sur la santé. « Il y a, dit Zimmermann, des maladies que l'on soulage par des moyens qui agissent directement sur l'âme. » S'il en est ainsi, nul doute que les promenades matinales en société, qui sont un de ces moyens les plus efficaces, ne soient propres à seconder l'action des remèdes physiques, qui, comme l'usage des eaux thermales, sont destinés à soulager et à délivrer l'économie animale de ses perturbations morbifiques.

Quand le temps est mauvais, il faut se résoudre à avaler sa dose d'eau à l'hôtel où on loge. Chacun de ces hôtels a sa fontaine thermale particulière, ainsi que des promenoirs, soit dans les corridors des chambres de bains, soit dans des salles spacieuses qui sont ouvertes même aux hôtes qui logent ailleurs. On peut aussi prendre l'eau et se promener dans la vaste halle construite au bord de la Limmat, à côté de l'hôtel de ce nom.

Quant aux malades retenus en chambre, ou qui doivent boire l'eau au lit, on la leur apporte dans des bouteilles bien bouchées. On ne doit guère tirer d'une bouteille que deux verrées, surtout si c'est à de longs intervalles que l'on prend l'eau, parce que, même quand on a soin de placer la bouteille renversée sur le bouchon (ce qui doit toujours se faire), l'eau finit par perdre une bonne partie de ses gaz et en même temps de sa vertu.

Lorsque l'eau que l'on boit agit de préférence sur la transpiration, il faut, pour entrer dans le bain, attendre qu'on ne transpire plus. Il ne faut pas se baigner, non plus, l'estomac encore rempli d'eau thermale.

§ 61.

Voici comment s'exprime M. le professeur Lœwig, sur le procédé qu'il propose pour ôter à l'eau thermale de Baden ses parties calcaires, et la rendre ainsi analogue à l'eau de Carlsbad :

« La principale différence entre ces eaux, consiste en ce que celle de Carlsbad contient du sulfate et du carbonate de soude (bicarbonate, selon Berzelius), au lieu que dans celle de Baden, c'est du sulfate de chaux et du sulfate de magnésie. Leurs autres parties constituantes diffèrent si peu entre elles, que ces différences sont à peine appréciables en fractions décimales. Veut-on transformer l'eau de Baden en eau de Carlsbad, il suffira donc de mettre du sulfate et du bicarbonate de soude à la place du gypse et du sulfate de magnésie ; substitution qui peut s'effectuer très-facilement et de la manière la plus simple, au moyen du carbonate et du bicarbonate de soude, etc. » (Voir l'ouvrage déjà cité de Lœwig, p. 66.)

M. Lœwig pense, que la quantité de gypse contenue dans l'eau n'est point supportable pour tout organisme, et qu'elle peut très-bien être la cause de ces accidens dont il a été parlé, comme douleurs de tête, nausées, digestion pénible,

constipation , etc. Nous attribuons ces accidens à une toute
autre cause , ainsi que nous l'avons vu plus haut. Si , néanmoins , une telle transmutation pouvait s'obtenir pour une
source minérale publique , de façon que cette source pût
être utilisée à volonté , ce serait là , sans doute , un grand
avantage dans nombre de cas, attendu que le principal agent,
la chaleur thermale , serait conservée ; et ici nous citerons
volontiers le jugement qu'a porté là-dessus M. le professeur
Harless [1] : « Là où il ne faut que quelques sels , dit-il (et
pour l'eau de Baden il n'en faudrait qu'un seul), pour donner à une eau minérale tout le degré de ressemblance possible avec une autre que l'on n'a pas et que l'on voudrait
avoir, et où le goût et les effets curatifs (ceci ne peut être
constaté que par l'expérience) sont analogues à ceux de la
dite eau ; c'est là qu'une imitation devient sans doute convenable et recommandable. »— Les essais que nous avons faits
avec une eau de Baden ainsi changée en eau de Carlsbad ,
n'ont cependant donné aucun résultat particulier, et dont on
pût rien conclure de positif pour ou contre ; mais nous devons
ajouter, que pendant l'opération la chaleur thermale s'était
perdue. De plus , l'eau ainsi préparée se corrompit dès le
troisième jour ; tandis que l'eau thermale non altérée se garde
bien plus long-temps.

LES BAINS DE VAPEUR.

§ 62.

Les constructions où se prennent ces bains , sont faites de
manière à recueillir et à concentrer les gaz qui se dégagent
librement des eaux thermales. Ce sont des espèces de boîtes
ou de petits cabinets d'environ sept pieds de hauteur, sur
trois pieds de largeur et autant de profondeur, fermés par
une porte pourvue d'une fenêtre qui s'ouvre du dedans et du
dehors ; à la cloison du fond est adapté un siége ; le plancher,

[1] *Gesundbrunnen des Niederrheins.* p. 167.

percé de petits trous, se trouve au dessus d'un réservoir. La boîte est construite de manière, ou à contenir tout le corps, ou à ce que la tête reste en dehors, ou enfin à ce que la moitié du corps seulement plonge dans le bain de vapeur. Des ouvertures pratiquées latéralement servent aux bains locaux des extrémités. Chaque boîte est placée dans une cellule particulière bien éclairée, servant d'antichambre pour s'y déshabiller et y reprendre ses vêtemens après le bain. La température de cette pièce, chauffée par les gaz, peut être portée de 20 à 25° R.

Les gaz qui doivent être introduits dans la boîte ou *vaporarium*, sont fournis par un courant d'eau thermale amené directement de la source dans un conduit bien fermé, d'où il est reçu dans un autre conduit ouvert, mais abrité, qui passe derrière ou à côté de la cloison postérieure. L'eau au sortir de ce dernier, tombe d'une certaine hauteur dans le réservoir qui est sous la boîte. C'est au moyen de cette chute plus ou moins forte, que l'on obtient une plus ou moins grande quantité de gaz ; car en augmentant ou en diminuant la masse d'eau de la chute, on augmente ou l'on diminue aussi la masse des gaz qui s'en dégagent. La chute de l'eau favorise de même le dégagement des vapeurs thermales, qui retiennent et fixent davantage dans le vaporarium la chaleur que les gaz y ont déposée.

Sans le concours de ces vapeurs, la température du vaporarium s'élève rarement au-dessus de 28° ; tandis que par leur moyen elle s'élève jusqu'à 32° R.

Nous avons déjà indiqué (§ 14), quels sont, dans le vaporarium, les rapports de quantité de l'air atmosphérique, du gaz acide carbonique et du gaz azote. Il ne faut qu'ouvrir plus ou moins la porte ou la petite fenêtre, pour augmenter la quantité d'air atmosphérique et diminuer celle des gaz thermaux.

On ne garde aucun vêtement pour entrer dans un bain de vapeur, afin que la peau soit en contact immédiat avec les gaz et la vapeur thermale.

§ 63.

L'air des boîtes à vapeur a une saveur aigrelette.

Quand on prend un bain de vapeur de tout le corps, on éprouve d'abord, en y entrant, quelque difficulté de respirer. Cette sensation ne dure cependant qu'un instant, et bientôt on y respire parfaitement à l'aise. Il en est de même quant à la chaleur : elle semble d'abord excessive, mais cette première impression diminue peu-à-peu, à mesure que le bain se prolonge. Dans les premiers instans, on ressent à la peau un léger picotement ; puis incontinent après, la peau devient moite. La température du corps s'élève insensiblement, le pouls devient plus plein, plus fort, mais sans aucune accélération, sans dureté et sans tension. Bientôt s'annonce la transpiration, et à mesure qu'elle augmente, la chaleur du corps diminue de nouveau partout, d'une manière uniforme. A moins d'une exception à la règle, due au caractère particulier de la maladie, c'est aux jambes que l'augmentation de chaleur se fait d'abord sentir. Cela résulte vraisemblablement de ce que le dégagement des gaz et de la vapeur a lieu de bas en haut. Peu-à-peu, et presque toujours au bout de cinq à huit minutes, rarement plus tôt ou plus tard, une sueur abondante ruisselle de tout le corps, sans que le malade s'en sente le moins du monde incommodé ; au contraire, il se trouve en général très-bien dans cet état. Le pouls s'abaisse ; la respiration demeure naturelle. La tête est libre ; il ne s'y manifeste aucune congestion, non plus qu'au poumon. Selon la prescription du médecin, le malade reste plus ou moins long-temps (de sept à quinze minutes) dans cette copieuse transpiration ; après quoi il sort de la boîte, s'essuie avec des linges chauds, s'enveloppe de vêtemens amples, faciles à mettre et à ôter (les meilleurs sont une chemise et des caleçons de flanelle, et un manteau par dessus), et retourne au lit, pour y attendre une seconde éruption de sueur.

Au sortir du bain de vapeur, la peau est turgescente et rouge, surtout au visage.

§ 64.

Si l'on reste dans l'étuve plus long-temps qu'il ne faut, on éprouve bientôt du malaise, de l'oppression, des serremens de gorge, du dégoût et des envies de vomir; la tête s'embarrasse, le sang se porte au cerveau et aux poumons, et il survient même hémoptysie et syncope. Quelques heures même plus tard, quand on prend son repas, on éprouve une contraction spasmodique des muscles de l'œsophage et de l'épiglotte; il se manifeste une lassitude générale, souvent persistante, et de la pesanteur à la tête; on rend des gaz par haut et par bas, et l'on éprouve tous les symptômes d'un embarras gastrique.

§ 65.

Quand il y a lieu de craindre une congestion cérébrale, je fais appliquer des fomentations froides sur la tête dans le bain même, soit que la tête s'y trouve aussi, soit qu'elle soit hors du vaporarium. Lorsque les bains de vapeur peuvent être avantageux à des malades qui ont en même temps des ulcères que la chaleur de l'étuve pourrait irriter et aggraver, je fais aussi appliquer dans le bain des fomentations humides sur ces ulcères, afin de les garantir de la chaleur et des gaz. Il en est de même dans les ophthalmies.

§ 66.

Dans les névralgies et les rhumatalgies, au lieu de chaleur, il se dégage des parties affectées (pendant le bain de vapeur) uu froid particulier, non-seulement sensible au malade lui-même, mais que d'autres personnes peuvent facilement reconnaître au toucher. Ce développement de froid est si marqué, que dans l'étuve même il fait descendre le thermomètre de trois degrés. Pendant tout le temps qu'il dure, les parties où il se manifeste ne sont point, comme les autres, baignées de sueur. Il peut continuer pendant plusieurs bains de suite, ou bien n'avoir lieu qu'au commencement de chaque bain. Dans les cas d'affection arthritique ou de perturbation nerveuse à la peau, en général, ce développement de froid a lieu sur tout le corps, et ne se perd, durant la cure, qu'au bout de plusieurs bains de vapeur pris à la continue. Je l'ai vu si intense, que les parties étaient comme glacées, et que cette sensation dura jusqu'après le bain. Aussi long-temps qu'il dure, la sécrétion de la sueur est totalement suspendue. Peut-être objectera-t-on que dans ces derniers cas le bain de vapeur n'était peut-être pas assez chaud ; mais je puis assurer que ce phénomène, loin d'être une rareté, a lieu très-souvent dans des bains de vapeur des plus soigneusement préparés et d'une température très-élevée. Immédiatement après le bain, cette différence de développement de chaleur s'égalise de nouveau ; il se fait une réaction ; mais la sueur *active* qui suit le bain de vapeur, est toujours moindre à ces parties. Je ne déciderai point si ce développement de froid provient uniquement d'une inaction des parties nerveuses, suite de la maladie, ou d'un manque local d'électricité, ou encore d'une différence locale dans le développement de ce fluide, qui en général, dès que le corps est exposé à l'influence des gaz, se donne à connaître par un picotement caractéristique aux autres endroits de la peau. Mais il est un fait certain et des plus caractéristiques : c'est que la sueur qui ruisselle du corps n'est pas seulement la vapeur du bain précipitée, mais une véritable sécrétion ; car autrement elle se manifesterait de préférence et en bien plus grande quantité sur les parties refroidies, tandis qu'à l'ordinaire ces parties sont à peine humides. L'usage continué des bains de vapeur finit par ramener aussi dans ces parties le développement de la chaleur, et avec elle revient petit-à-petit la transpiration, jusqu'à ce qu'enfin toute différence locale s'évanouisse. Ici il est bon de faire remarquer, que la sueur que rendent ces parties dans le bain de vapeur, paraît d'abord aussi au malade tout à-fait froide ; tandis que celle qui a lieu ensuite au lit n'offre plus ce phénomène, mais reprend sa chaleur ordinaire. Au fur et à mesure que le développement de chaleur et la transpiration se régularisent, les accidens névralgiques, rhumatalgiques, etc., disparaissent en même proportion ; et avec la régularité des fonctions renaît aussi pour l'ordinaire la santé.

§ 67.

Il résulte de ce que nous venons d'exposer, que les sueurs si abondantes qui ont lieu dans le bain de vapeur, ne sont pas causées par l'accélération de la circulation, et n'ont rien de véritablement *actif*. Elles ne sont pas non plus déterminées uniquement par la *chaleur*, mais plutôt et surtout par la spécialité de l'action de l'acide carbonique et du gaz azote. Par là aussi s'explique ce phénomène : c'est que les gaz qui s'échappent immédiatement et à gros bouillons de la source, sont en apparence d'une chaleur brûlante et insupportable, à tel point que si on y plonge le bras, on est obligé de l'en retirer bien vîte ; tandis que la chaleur de l'eau thermale même ne produit point cet effet. Et toutefois l'on doit admettre que les gaz et l'eau des sources ont la même température.

De plus, le corps exposé à des gaz thermaux d'une température de 15° R., par exemple, éprouvera, même sans qu'il y ait dégagement de vapeur, et en se tenant dans un repos complet, une douce et bienfaisante chaleur, suivie, au bout d'un certain temps, d'une légère transpiration qui ira toujours en augmentant (sans pourtant se convertir en sueur copieuse). Or jamais cela n'aura lieu dans l'air atmosphérique, même à une température plus élevée. Des bains ordinaires de 15° R. sont froids à donner le frisson.

Les eaux gazeuses de Kissingen présentent des phénomènes analogues, quoique moins caractéristiques. La *sohle* de ces eaux, et par conséquent aussi le gaz qui s'en dégage (gaz acide carbonique), n'ont qu'une température de 15° R. ; et voici, suivant le docteur Balling, les phénomènes qui accompagnent en général l'action de ce gaz : « Lorsqu'on y expose pendant un certain temps une partie de son corps, comme le bras, le pied, on éprouve dès les premières minutes une sensation de chaleur agréable, et bientôt après de l'ardeur et des picotemens qui, après avoir continué quelque temps au même degré, diminuent peu-à-peu, ou, selon la disposition individuelle de la peau, sont suivis d'une sueur abondante. Cette sensation ne reste pas circonscrite à la partie du corps en contact avec le gaz, mais elle s'étend toujours plus loin ; ainsi, des pieds elle montera jusqu'à la ceinture. Si l'on prend un demi-bain, l'effet dont nous parlons a lieu plus promptement encore et d'une manière plus caractérisée ; si l'on se plonge tout le corps jusqu'au cou dans le gaz, ce sont encore les mêmes symptômes, mais toute la surface de la peau se gonfle et se couvre de sueur, etc. Ce gaz a un goût aigrelet, piquant ; si l'on essaie d'en avaler, on éprouve une constriction spasmodique des muscles du pharynx et de la trachée-artère, etc. »

Je doute que l'on doive attribuer uniquement à l'absorption du gaz acide carbonique les sueurs excessives qui accompagnent l'usage de nos bains de vapeur, puisqu'à Kissingen, où les eaux contiennent beaucoup plus de ce gaz, on transpire beaucoup moins qu'à Baden. Il est probable, par analogie, que ce phénomène est dû aussi en partie au déplacement de l'oxigène par le gaz azote, qui l'excède de beaucoup en quantité ; et ce qui semblerait le prouver, c'est qu'il se produit si volontiers de l'eau dans les maladies où la *vénosité* prédomine. Y a-t-il encore d'autres agens en jeu, c'est ce que nous ne pouvons ni affirmer ni nier ; et nous renvoyons le lecteur à ce qui sera exposé plus bas, quand il sera question du rhumatisme et de l'électricité.

Il est hors de doute, qu'ici les gaz agissent non-seulement par l'absorption cutanée, mais aussi par celle des poumons et par une action directe sur la masse du sang.

On a déjà vu plus haut, que la vapeur chaude exerçait aussi une influence directe à cet égard.

§ 68.

En sortant du bain de vapeur, on se met au lit ; le lit doit être modérément chauffé. La chemise de flanelle est encore ici le vêtement le plus convenable.

Pendant quelques instans, la peau reste sèche, brûlante, tendue ; le pouls s'accélère, devient un peu dur ; le cœur bat plus fortement ; la face est rouge, et bientôt il survient une sueur générale, chaude, plus ou moins abondante selon la disposition du corps, et qui le devient souvent jusqu'à percer couvertures et matelas. Cette sueur a tout-à-fait le caractère *actif*. Le malade reste ainsi en transpiration l'espace d'une demi heure à une heure ; il ne doit se découvrir que peu-à-peu ; ensuite il se met au sec en changeant de linge, et se trouve frais et dispos.

S'il a soif, et qu'il n'éprouve aucun dégoût pour l'eau thermale, il peut en boire un ou deux verres. Le bain de vapeur excite ordinairement l'appétit et la soif ; on peut impunément les satisfaire, pourvu que ce soit avec modération.

§ 69.

Quand on a pour but de provoquer une forte réaction, et d'exercer sur la vie nerveuse une excitation passagère, mais énergique, on emploie, vers la fin du bain de vapeur, des affusions d'eau froide, courtes, légères et rapides. Les aspersions locales dirigées principalement sur la région du sacrum, sont d'un effet plus sensible et plus pénétrant que les générales. Elles vivifient puissamment, rendent à la peau son *turgor*, et referment les pores. Ce n'est cependant que quand leur emploi a été général, que l'on peut se permettre de sortir immédiatement après en plein air. Alors, et si l'on ne prend qu'un exercice modéré, on ne transpire plus sensiblement de toute la journée.

Quand la sensibilité de la peau est trop exaltée, qu'il survient une seconde transpiration trop forte et de trop longue durée, ou que les bains de vapeur sont suivis d'abattement et de fatigue, ou enfin, lorsque la chose est commandée par telle autre indication, il faut, immédiatement au sortir du lit (après le bain de vapeur), prendre un bain frais à + 26° R. et de cinq minutes au plus. Ce dernier bain paraît très-froid au malade ; pour se soustraire à cette impression désagréable, il suffit de faire dans le bain beaucoup de mouvement, en frappant l'eau des bras et des jambes. Ces bains de courte durée sont extrêmement vivifians ; ils relèvent les forces, au moral comme au physique, et deviennent si agréables, que quiconque en a fait usage une fois, ne peut se résoudre à les discontinuer.

§ 70.

Un fait constaté par l'expérience, c'est que les bains de vapeur de tout le corps, où la tête est aussi enfermée dans le vaporarium, ne provoquent pas plus de congestions cérébrales, que ceux où la tête, passant par une ouverture pratiquée à la partie supérieure de la boîte, est restée libre. Cette dernière méthode a l'inconvénient d'être gênante et fatigante pour le malade, qui est obligé de se tenir assis, sans pouvoir se mouvoir librement, etc. Je ne la préfère que dans les cas où il est nécessaire de joindre à l'action du bain de vapeur sur les autres parties du corps, de continuelles fomentations froides sur la tête, où lorsque le malade est tellement craintif, qu'il refuserait de prendre les bains de vapeur, si on ne lui permettait d'avoir la tête hors de la boîte.

§ 71.

Les bains de vapeur agissent sur toutes les parties de la peau avec lesquelles ils entrent en contact : sur la peau extérieure, sur le conduit auriculaire externe, la membrane muqueuse du nez et ses prolongemens, le gosier, le larynx, la trachée-artère jusques dans les plus fines ramifications bronchiales ; ils ouvrent les pores, favorisent l'ex-

halation, la sécrétion et la transpiration, activent la vie
périphérique des vaisseaux et des nerfs, et, soit par antagonisme, soit par consensus ou transmission directe, prolongent cette action jusque sur les troncs, notamment du système nerveux. Les fonctions des plus fins tissus vasculaires et
ganglions nerveux de la surface, reprennent leur liberté et
leur activité ; ce qui détermine plus d'énergie et de rapidité dans l'assimilation, en même temps que dans l'expulsion
des substances morbides par la peau. L'absorption, rendue
plus facile, des parties volatiles de l'eau, des gaz et de la vapeur, fait qu'elles pénètrent plus vivement, plus puissamment, là surtout où cette absorption n'est pas uniquement
partielle, mais s'opère en même temps et par la peau extérieure et par la respiration. C'est ce qui a lieu aussi quand
les gaz sont plus fortement condensés.

§ 72.

Pour la *cure d'inhalation*, les gaz doivent être moins
condensés, c'est-à-dire, mêlés d'une plus grande quantité
d'air atmosphérique, et, autant que possible, dépouillés de
vapeur.

Si la condensation un peu forte des gaz chauds provenant de la source produit un haut degré de chaleur dans la
couche d'air qui entoure le malade, cette même augmentation de chaleur, ou sa diminution, servent à déterminer le
plus ou moins de gaz contenus dans un espace fermé. Le
thermomètre sert ici en même temps de gazomètre.

Dans l'antichambre du vaporarium, la chaleur monte jusqu'à 28° R. ; et, comme nous l'avons déjà fait observer, l'introduction de l'air atmosphérique abaisse rapidement cette
température. Il n'y a point ici de vapeur proprement dite
(dampf), mais l'air est seulement imprégné d'une humidité vaporeuse *(dunst)*. Dans les cellules de bains fermées,
la température, au plus chaud de l'été, se maintient entre
20 et 24° R. ; dans les corridors fermés, elle varie de 18

à 23°. Cette différence résulte aussi de la plus ou moins grande quantité de gaz qui se développe. Il n'y a ici de vapeur proprement dite que pendant qu'on prépare les bains ; alors l'eau thermale qui jaillit à plein tuyau en laisse échapper en abondance, dont, après sa prompte déposition, il ne reste plus qu'une humidité dans l'air, laquelle aussi, quant à son rapport quantitatif, se règle sur le degré de la température.

La couche d'air se compose donc ici du gaz acide carbonique et de l'azote mêlés en grande quantité aux parties constituantes de l'air atmosphérique ; c'est un air vaporeux, d'une douce et agréable chaleur.

Comme il s'agit moins ici d'une absorption de gaz ou de vapeur par la peau, que de l'introduction de l'azote et du gaz acide carbonique dans les voies respiratoires, les malades peuvent s'habiller légèrement pour s'exposer à l'action de ces gaz. Le temps que l'on doit rester dans cette atmosphère, varie de 30 minutes à quelques heures.

§ 73.

La respiration y est plutôt libre que gênée ; on n'y éprouve aucune oppression ; la circulation n'est que médiocrement accélérée, et peu-à-peu il s'établit une légère transpiration cutanée. Le sentiment de bien-être qu'éprouvent en entrant dans cette atmosphère les personnes atteintes de phthisie, est caractéristique. « Que je me sens bien ici ! que j'y respire à l'aise ! » Tel est leur premier mot.

L'expérience a fait voir aussi, que presque toujours la reproduction de la masse organique s'opérait remarquablement et très-promptement sous l'influence de ces gaz ; de sorte qu'on a vu des malades fort amaigris, reprendre des chairs en très-peu de temps par ce seul moyen. Ces heureux effets sont dus sans doute à l'azote, qui constitue une partie si considérable de la masse animale organique.

§ 74.

Lorsqu'on respire trop long-temps , ou à une température trop élevée , les gaz , les vaisseaux pulmonaires se dilatent outre mesure , et la respiration , loin d'être facilitée , devient pénible et angoissée ; la peau se couvre de sueur, la tête s'embarrasse , il se manifeste un abattement général et une faiblesse extrême. Les personnes nerveuses y gagnent facilement des maux de dents. Mais ces accidens ne tardent pas à se calmer dans un repos convenable , dès qu'on est rentré chez soi.

§ 75.

Il est toujours convenable qu'il n'y ait pas trop de différence entre la température des cellules de bains et celle des chambres à coucher, et qu'en passant des unes aux autres , on ne soit pas exposé à des courans d'air plus ou moins froids qui agiraient d'une manière nuisible sur la peau et sur les organes respiratoires. Il n'est presque pas besoin de dire, que tout exercice corporel, immédiatement après l'inhalation des gaz , serait pernicieux aux poitrinaires.

INDICATIONS ET CONTR'INDICATIONS.

§ 76.

De tout ce que nous avons exposé jusqu'ici, il résulte que, dans les diverses manières d'en faire usage, l'*eau thermale* se montre efficace : pour changer la masse des humeurs en général ; pour activer les sécrétions de la peau , des voies urinaires et des intestins , lesquelles peuvent être exaltées jusqu'à constituer de véritables crises ; pour ramollir et résorber des dépôts et des indurations , ainsi que pour éliminer des produits pathologiques ; pour régulariser la sensibilité et l'irritabilité ; vraisemblablement aussi pour rectifier des développemens morbides d'électricité , et pour ranimer la force médicatrice de la nature dans l'organisme humain.

On l'emploie par conséquent avec succès : dans les cas de faiblesse et d'activité anormale des organes digestifs , dans les stases du système de la veine-porte et les engorgemens du foie ; dans les affections hémorrhoïdales et leurs suites ; dans l'hypocondrie ; dans la goutte anomale et les affections arthritiques en général , qui ne se manifestent plus que par leurs produits à l'extérieur, ou par l'état de souffrance où elles réduisent des organes intérieurs ; dans les cas , en général , où il ne se déclare aucun procédé inflammatoire direct ; dans ceux où il s'agit d'arrêter le développement de la maladie arthritique , lorsqu'elle est causée par des perturbations dans les fonctions des organes du bas-ventre ; dans le rhumatisme sans diathèse inflammatoire bien prononcée ; dans les affections nerveuses chroniques , tant celles résultant d'une faiblesse torpide , que celles dues à une faiblesse éréthique , par conséquent dans les phthisies nerveuses , la consomption dorsale et les paralysies nerveuses , notamment à la suite de lésions ou de métastases ; de même, dans les névralgies en général et les rhumatalgies en particulier ; dans l'hystérie ; dans les dépôts métastatiques ou autres à la suite de lésions de continuité en général , et particulièrement dans les tumeurs articulaires , les ankyloses , les contractures, les callosités luxuriantes , etc. ; dans les dyscrasies rebelles , et par conséquent dans les scrophules des glandes et des os , les scirrhes , le psora (surtout s'il a commencé à se former dans le bas-ventre) ; dans les ulcères atoniques et psoriques, les dyscrasies mercurielles , saturnines, arsenicales ; par conséquent aussi dans les périostoses et les exostoses ; après les cures mercurielles ; dans la colique des peintres et la paralysie causée par l'arsenic, etc. ; dans la carie superficielle à des places facilement accessibles ; dans les affections syphilitiques secondaires ou tertiaires , dégénérées à la suite de cures mercurielles ou d'autres cures métalliques ; dans les stases du système lymphatique , les gonflemens chroniques des glandes inguinales , mammaires , axillaires et abdominales ; dans les tuméfactions sympathiques des extrémités ; dans les affections du système utérin, l'aménorrhée, la dysménorrhée, la leucorrhée, l'atonie, le défaut d'irritabilité, le relâchement de tout l'appareil sexuel, surtout de la matrice ; dans la stérilité ; dans l'atonie des membranes muqueuses, et par conséquent dans le coryza chronique, les catarrhes chroniques du poumon, de la vessie, du canal intestinal et du vagin ; partout, enfin, où il y a prostration de la force médicatrice de l'organisme, dans les convalescences lentes et qui traînent en longueur, et dans les cas où, comme chez les jeunes vieillards, il n'y a plus de réaction suffisante.

§ 77.

Il faut, au contraire, s'*abstenir* de tout usage des eaux thermales dans les cas suivans : quand, à la suite de maladie, il existe déjà une réaction considérable, comme dans les inflammations, ou qu'il y aurait danger d'en provoquer une trop violente à raison d'une disposition particulière du corps, comme par exemple, celle aux hémorrhagies actives ou aux congestions du cerveau, du poumon ou du cœur, ainsi que dans une vraie pléthore générale. Par conséquent, la cure de bains est toujours nuisible dans l'arthrite aiguë, ou quand l'activité morbifique dont elle dépend est encore accompagnée d'orgasme, comme la chose a lieu dans les paroxismes de la goutte ; de même, lorsque la sensibilité générale ou locale est directement exaltée, et qu'en même temps une surirritation est à craindre. Une autre contr'indication à l'usage des bains, c'est quand l'organisme incline à la dissolution, comme dans les colliquations des intestins, du poumon, de la peau, dans l'hydropisie ; de même lorsqu'il y a de grandes surfaces en état de suppuration ou de sécrétion trop forte, comme dans le *rheuma salsum*. Ils sont encore nuisibles dans les métamorphoses déjà complètes de tissus très-sanguins ou très-nerveux, comme par exemple, dans l'hypertrophie du cœur et des gros vaisseaux, les ané-

6

vrismes actifs, les *fungus médullaires*, les ostéosarcômes, les caries profondes, etc. On doit aussi bannir tout usage des eaux thermales, lorsqu'il y a décomposition d'organes intérieurs, par conséquent dans les cas de suppuration du poumon, de phthisie trachéale, d'ulcération de la rate, de cancer à l'estomac, etc. ; et enfin, lorsque la dernière flamme de la vie pourrait s'éteindre par trop de précipitation à y verser une huile vivifiante ; c'est ce qui fait qu'une cure thermale ne doit jamais être hasardée dans le marasme sénile.

§ 78.

Les *gaz* et les *vapeurs* des thermes offrent un puissant moyen curatif dans beaucoup de maladies chroniques, de même que dans certaines maladies aiguës. Leur action, comme on l'a vu plus haut, varie suivant la manière dont on en fait usage.

Les gaz condensés, à un haut degré de température et conjointement avec les vapeurs thermales, c'est-à-dire, les *bains de vapeur gazeux*, sont indiqués dans les cas où il s'agit d'éliminer des produits morbides par la peau, d'accélérer la circulation et de produire une altération, une commutation dans les appareils périphériques (vie lymphatique, nerveuse et sanguine), sans détruire l'*artériellité* et sans surexciter la vie nerveuse ; par conséquent dans l'arthrite, générale ou locale, lorsque l'inflammation est passée ; dans les résidus invétérés que laisse après lui le procédé arthritique, surtout lorsqu'une goutte chronique a affecté les nerfs, ou qu'il y a douleur ou paralysie ; lorsque le mal s'est jeté sur des organes intérieurs, notamment sur des membranes (ici les bains agissent par antagonisme), ou que le procédé arthritique forme des dépôts séreux dans les articulations des extrémités, et que l'inflammation n'est pas intense (ici les bains doivent se prendre pendant que le dépôt même se forme) ; dans les rhumatismes chroniques, et surtout dans les rhumatalgies de quelques parties musculaires ou nerveuses, comme affections des ligamens articulaires et des membranes synoviales ; particulièrement dans les névralgies, tant de la sphère locomotrice que de la sphère sensible ; dans l'état d'éréthisme de quelque partie nerveuse, comme migraine extérieure, coxalgie, lumbago et autres affections articulaires, odontalgie, etc. ; dans les cas où il s'agit d'exciter une forte sécrétion dans la membrane muqueuse du nez, comme ceux de coryza chronique ou rhume de cerveau, de perte de l'odorat ; dans ceux où l'on veut agir par altération sur les membranes muqueuses des voies respiratoires, augmenter leur sécrétion, travailler même sur leur tissu, comme dans les catarrhes chroniques de la poitrine, diverses espèces d'asthme, surtout l'asthme arthritique, sec, pulvérulent. Ils paraissent aussi agir efficacement sur les nerfs du poumon, car ils rendent des services essentiels dans l'asthme convulsif, dans la coqueluche pendant son cours et pour combattre ses suites, dans l'enrouement et l'aphonie nerveuse ; dans les affections rhumatismales ou arthritiques de l'ouïe et les dépôts de même nature, ou quand la sécrétion est arrêtée ; dans les maux de dents aigus et rhumatismaux, même lorsqu'il y a enflûre.

§ 79.

Les *inhalations* simples rendent de grands services dans l'hépatisation des poumons, dans les suites d'un épanchement plastique dans le parenchyme pulmonaire après une péripneumonie ; dans le principe d'une phthisie trachéale ou pulmonaire, ou lorsqu'elle est en progrès, pourvu que la diathèse inflammatoire ne prédomine pas ; dans les névralgies du poumon.

§ 80.

De tout ce que nous venons d'exposer, il est facile de conclure quelles sont les *contr'indications* qui excluent l'emploi des eaux thermales. Nous nous bornerons à mentionner les suivantes : phlogose en général ; congestions vers des organes nobles , surtout vers la tête et le bas-ventre , qu'elles aient le caractère artériel ou veineux ; métamorphoses du cœur et des gros troncs vasculaires. Les bains de vapeur gazeux sont d'un effet nuisible dans toute colliquation , où il y a perte considérable d'humeurs ; tandis qu'au contraire l'usage des gaz atténués , sans vapeur proprement dite et à un degré de chaleur plus modéré (l'inhalation), non-seulement ne nuit pas dans les colliquations de la peau et du canal intestinal , chez certains phthisiques , mais même s'y montre extrêmement salutaire.

III.

MALADIES ET CURES.

§ 81.

DE L'ÉRUPTION THERMALE, OU POUSSÉE.

Nous avons plusieurs fois appelé l'attention du lecteur sur un effet particulier produit par nos eaux thermales : nous voulons parler de l'éruption exanthématique qu'on nomme communément *la poussée*. Nous disons que cette éruption est particulière aux eaux de Baden, parce qu'elle se distingue des éruptions analogues que produisent les autres bains, tant par le temps et la manière dont elle se déclare, que par la forme caractéristique de l'exanthème. Ainsi que dans les autres thermes, la poussée *(hydroa balneatorum miliaris, psydratia thermalis)* se montre ici après qu'on a pris successivement un certain nombre de bains ; mais elle s'y manifeste plus tard qu'à Pfeffers, n'est pas si intense, et ne s'accompagne pas d'une intumescence aussi considérable de la peau. Ici elle est plus constante dans sa forme, plus miliaire et papuleuse, et plus régulière dans son cours ; elle n'est pas d'un rouge aussi vif qu'à Louëche et à Schinznach, où les papules ont une aréole plus marquée et plus profonde.

La poussée présente en général le caractère d'un exanthème miliaire ; c'est là la raison pour laquelle elle s'allie si aisément à l'éruption miliaire causée par la sueur, et en général attire dans son propre cercle et guérit les exanthèmes miliaires chroniques, même pendant sa période de desquamation, tandis qu'elle ne se combine que très-difficilement, ou même point du tout, avec les autres exanthèmes chroniques.

De tous les balnéographes, Kottmann est le premier, à ce que nous croyons, qui ait décrit le cours du pourpre thermal, tel qu'il se manifeste chez nous ; et si notre description diffère de la sienne, ce n'est qu'en ce qui concerne la division en éruption thermale *proprement dite*, par où nous entendons toutes celles qui, résultant de l'action spécifique des thermes, portent le type caractéristique et ont absolument la forme de l'érithème et des tubercules miliaires, et en éruption thermale *modifiée, impropre*, qui, bien que produite aussi par l'eau thermale, est modifiée dans sa forme caractéristique par d'autres procédés morbifiques, sans que pour cela nous prétendions y rapporter tout exanthème qui se manifeste pendant le bain ou par son action.

La poussée thermale se montre sous sa forme la plus pure, quand la cure de bains se fait avec régularité. Voici de quelle manière il faut prendre les bains pour la provoquer :

On commence par un bain d'une heure le matin, et d'une demi-heure le soir ; on les prolonge chaque jour l'un et l'autre d'une demi-heure, jusqu'à ce que l'on soit parvenu à trois heures de bain le matin et à deux heures le soir. On monte graduellement aussi dans la température, depuis + 26 jusqu'à 28° R. Après chaque bain, on rentre au lit, pour y attendre la résorption de l'eau absorbée dans le bain. C'est ordinairement vers le vingt-unième jour de la cure, que se manifeste la poussée. Comme tous les exanthèmes sous-aigus, généraux, elle est plus ou moins accompagnée de fièvre, et l'on y distingue : 1° le stade des prodromes ; 2° celui de l'éruption ; 3° celui de l'efflorescence ; et 4° celui de la desquamation.

Le *stade des prodromes* n'est pas toujours très-distinct, et alors il coïncide avec le deuxième, celui de l'éruption. Mais quand il a distinctement lieu, comme cela arrive fréquemment, il offre, un, deux et jusqu'à trois jours avant l'éruption, les phénomènes du thermalisme, savoir : pesanteur de tête, perte de l'appétit, amertume du goût, langue pâteuse, augmentation de soif, abattement et tiraillemens dans les membres, sommeil inquiet, mauvaise humeur, et léger éréthisme.

La *période d'éruption* est caractérisée par l'apparition de l'exanthème lui-même, qui se manifeste d'abord aux extrémités par une légère turgescence et une augmentation de chaleur aux parties les plus délicates de la peau, à la face interne de l'avant-bras et au pli du coude, aux fossettes des chevilles, bientôt aussi au côté intérieur du bras et de la cuisse, et enfin aux lombes et entre les mammelles. A son arrivée, l'exanthème est accompagné de prurit ou de fourmillement à la peau et d'un léger éréthisme.

Les petits boutons qui se forment dans le réseau malpighien, sont d'abord moins perceptibles au toucher qu'à la vue ; on les aperçoit aisément en regardant obliquement contre le jour les places les plus délicates de la peau. Ils se forment souvent déjà pendant la période des prodromes. Bientôt ils deviennent plus apparens, et forment des éminences miliaires, surtout au commencement du bain et un peu avant. D'abord ils semblent rentrer, hors des momens favorables ; mais à la fin ils deviennent persistans.

Enfin, vers le septième jour de l'éruption, l'exanthème se répand brusquement sur tout le corps (le visage, les mains et presque toujours le cou exceptés) ; la peau entre en turgescence, devient rouge, brûlante, tendue ; au prurit se joint une ardeur incommode, des picotemens douloureux et de la cuisson ; l'irritation vasculaire augmente ; des frissons alternant avec une chaleur sèche et avec la sueur, en même temps qu'une soif intense, annoncent une augmentation d'éréthisme et de fièvre. C'est alors que les boutons miliaires se voient dans tout leur développement ; ils sont relevés, plutôt pointus que ronds ; et examinés à la loupe, leur base (ce qui est très-caractéristique) présente ordinairement cinq angles, et est entourée d'un halo qui donne à la peau sa couleur rouge, souvent même très-rouge. Les papilles, maintenant persistantes, s'ouvrent et laissent échapper quelques sérosités qui manifestent de l'acidité. C'est quand on vient d'entrer au bain, de même que quand on s'essuie le corps en en sortant, que l'exanthème prend momentanément l'apparence la plus forte ; et alors aussi il survient un prurit âcre et brûlant à tous les endroits affectés. Quand le malade est demeuré quelque temps dans le bain (où alors l'exanthème devient un peu plus pâle), ou quand, rentré au lit, il recommence à avoir la peau moîte, cette sensation désagréable diminue, ainsi que la turgescence de la peau. La sueur a une odeur aigre, l'urine est saturée. Les bains à 28° R. semblent froids, et souvent le malade se voit contraint, pour se délivrer du frisson, d'en élever la température à 29° et plus. L'éréthisme des vaisseaux continue pendant tout ce *stade d'efflorescence*, dont la durée est ordinairement de sept jours.

Peu-à-peu l'excitation diminue, la rougeur de la peau se perd, les petits boutons s'affaissent et commencent à peler ; c'est alors que commence le *stade de desquamation*. On abrège alors insensiblement la durée des bains, dans la même proportion qu'on l'avait augmentée, et à la fin on se borne à une heure de bain le matin et à une demi-heure le soir, en diminuant insensiblement aussi la température de l'eau, mais non pas jusqu'à trouver le bain froid. L'exanthème perd de son intensité, la peau de sa couleur et de sa turgescence ; le prurit diminue aussi peu-à-peu ; la desquamation des pustules a lieu dans la même succession que leur formation. Cette desquamation est furfuracée, et l'on distingue encore, tant qu'elle dure, la forme pentagonale qu'avaient les boutons à leur base. Les picotemens et la cuisson continuent, à un degré incommode, jusqu'à ce que la desquamation soit complète, au moins par places ; et le malade ne croit y trouver du soulagement que dans le bain, ou en transpirant légèrement au lit, jusqu'à ce qu'enfin tout cela disparaisse ; ce qui a lieu au bout de quelques jours.

En moyenne, il faut compter cinq semaines pour le cycle entier de la poussée ; rarement elle s'achève en moins de temps, et elle se prolonge plutôt, par une plus lente desquamation, jusque dans la sixième semaine.

§ 82.

Une disposition particulière de la peau, la délicatesse, la diaphanéité de son tissu, la chaleur du bain, de la température atmosphérique, etc., tout cela peut hâter le développement de la poussée, sans que la durée des bains ait été prolongée comme nous venons de le dire.

Le trop de fraîcheur des bains et du régime, surtout si la peau n'est pas entretenue dans une activité permanente par la chaleur du lit et par une transpiration convenable, peut retarder l'éruption jusqu'au vingt-huitième jour. Il peut se faire aussi qu'une certaine torpeur de la peau mette obstacle au développement de l'exanthème ; auquel cas un degré plus élevé de température, vers la fin des bains, est le plus sûr moyen de régulariser ce développement.

Le bain trop chaud surirrite la peau et fait dévier la poussée de son type régulier ; la peau, par cette surirritation, s'épuise, et l'éruption n'a lieu alors que partiellement et d'une manière incomplète, ou aussi, s'arrêtant dans le réseau malpighien, elle n'arrive pas à la surface et ne s'y voit que comme à travers un voile.

Quand l'exanthème thermal, convenablement développé, entre dans son dernier stade, il est nécessaire que le bain soit plus froid et de courte durée ; sans quoi il se manifeste en très-peu de temps une seconde éruption, analogue à la première, qui alors, si elle marche régulièrement, termine son cours en sept jours, ou bien, comme cela se voit très-fréquemment, semble enracinée dans la peau, et ne peut qu'à grande peine en être délogée. Cette seconde éruption n'est accompagnée que d'une fièvre très-légère, mais toujours aussi d'une certaine réaction ; et elle parcourt, quoique plus sommairement, tous les stades de la première.

§ 83.

Des phénomènes analogues à ces anomalies produites par des circonstances extérieures, se manifestent quelquefois lors du développement du pourpre thermal, et l'accompagnent pendant son cours.

Une disposition individuelle peut, tout aussi bien que le bain trop chaud, déterminer l'apparition de cet exanthème *volant ;* c'est ce qui arrive chez des sujets dont le système cutané est très-irritable, très-délicat, d'une finesse à devenir transparent, ou qui d'ailleurs ont de fortes évacuations de matières morbides par les urines et les selles, ou des sueurs excessives. Dans sa marche irrégulière, partielle, mais où se retrouve néanmoins la même succession de périodes ou de stades, le reflex de l'organisme dans son ensemble n'est point non plus aussi caractéristique, et la fièvre éréthique ne l'accompagne point aussi constamment et d'une manière aussi marquée. Cependant, les boutons miliaires n'en sont pas moins caractéristiques, et l'éruption volante n'en est pas moins une véritable poussée thermale.

§ 84.

De même que de se baigner trop long-temps, quand le stade de desquamation est arrivé, cela peut déterminer une seconde éruption ; de même aussi, chez les desservans des bains et chez les ventouseurs, gens appelés à vivre pour ainsi dire dans l'eau pendant des mois entiers, la poussée thermale se manifeste par des éruptions réitérées qui se succèdent les unes aux autres , et qui affectent de préférence les parties les plus exposées à l'influence de l'eau , comme les jambes , les mains et les bras. Cette *poussée locale*, moins répandue par le corps , et accompagnée d'une moindre réaction , a son cours semblable à celui de la poussée générale, et ses boutons miliaires caractéristiques. Nous voyons souvent ces éruptions , surtout la première , se changer en exanthème général ; et la chose a principalement lieu chez les individus qui ont la peau délicate et qui sont encore jeunes. La première éruption est aussi celle qui dure le plus longtemps ; les autres sont d'autant plus courtes qu'elles reviennent plus souvent , sans cependant durer jamais moins de sept jours. Cet exanthème est , mais localement, l'image complète de l'exanthème général ; s'il est local , c'est parce qu'ici l'action thermale ne se porte jamais que sur les parties mentionnées. Mais ce n'en est pas moins une véritable poussée thermale.

§ 85.

Souvent il arrive que l'éruption thermale se complique avec une autre espèce de pourpre, le *pourpre sudatif,* chez les personnes surtout qui y sont disposées , ou qui ont la peau très-délicate , et lorsque la chaleur de la température détermine une augmentation de sécrétion cutanée. La première est de forme pentagonale , rouge à sa base ; le second a des boutons ronds et plus pâles. Ils marchent de compagnie et d'un pas égal ; leur cours est très-bénin, en général, et des bains frais et de courte durée mettent fin à tous les deux en même temps , vers la fin du stade d'efflorescence. L'éruption thermale se joint quelquefois aussi au *pourpre puerpéral* ou à tel autre exanthème miliaire chronique, persistant ou revenant fréquemment ; elle attire aussi ces formes dans son cycle, et fait disparaître dans son cours régulier le procédé chronique de l'exanthème.

§ 86.

Nous avons fait observer plus haut, que l'éruption thermale peut être gênée dans son développement, c'est-à-dire, ne pas passer à l'état papuleux proprement dit, mais être arrêtée à sa naissance. On la voit alors comme à travers un voile, cachée dans le réseau malpighien, surtout quand on est dans le bain, la cuticule devenant alors plus transparente. La cause en est, d'un côté, un relâchement excessif du système cutané, ou une perturbation accidentelle produite dans sa sécrétion par un autre agent que la cure thermale. De légères ventouses, ou, selon l'individualité, un ou deux bains de vapeur très-courts, sont alors les moyens les plus efficaces pour vivifier l'activité sécrétoire de la peau, et déterminer vers elle l'afflux des humeurs. Ou bien, l'empêchement du développement de la poussée est dû à une autre disposition exanthématique, habituelle, de la peau, comme cela a lieu, entre autres, dans de fortes éruptions dartreuses sèches. Rarement il est utile alors de provoquer une dérivation sur la peau : le procédé de la poussée thermale est dominé par un autre plus puissant. Il joue alors son rôle au dessous des tégumens cutanés extérieurs, et n'en suit pas moins son cours, quant à la durée et à la réaction, comme si l'exanthème s'était complètement développé ; puis il se perd à mesure que la desquamation des dartres a lieu, son type miliaire étant arrêté par elle. Ici il est donc *modifié* par un autre procédé morbide.

Il l'est de même par la présence d'autres matières acrimonieuses, telles que d'anciens restes de goutte ; dans ce cas, la poussée ne se montre que disséminée sur les extrémités inférieures, les boutons étant alors, ou isolés, ou en petits groupes circonscrits, bien distincts et bien caractéristiques, et entourés d'un fort halo. Elle est alors aussi accompagnée de démangeaisons, d'ardeur et de cuisson. C'est au septième jour qu'elle commence pour l'ordinaire, et elle se termine au quatorzième. La réaction est souvent très-forte. Chez les malades arthritiques, l'éruption peut aussi se manifester à d'autres places ; ou, s'il existe d'autres âcretés, elle prend une grande intensité, se répand sur tout le corps, ou demeurant aussi restreinte aux extrémités, gerce la peau, suinte fortement, et se montre très-rebelle et persistante. Les bains chauds, prolongés, ne feraient qu'aggraver le mal ; mais des fomentations d'eau thermale tiède, en ajoutant au bain du son ou de l'amidon, et en y joignant quelques laxatifs, amènent la desquamation de l'exanthème et sa guérison.

§ 87.

Il serait superflu d'ajouter, que les malades doivent observer le régime convenable, tant à l'égard des alimens et de la boisson, que sous tout autre rapport.

§ 88.

Toute autre éruption, sous quelque forme qu'elle se manifeste pendant la cure thermale, n'est ni une poussée proprement dite, ni une modification de cette poussée ; tels sont, le pourpre sudatif pur, le pourpre mercuriel, etc., lesquels n'appartiennent point au sujet que nous traitons ici.

§ 89.

Si l'on nous demande ce que signifie cette éruption, nous répondrons, d'après ce que nous venons d'exposer : qu'elle est un effet spécial de l'eau thermale, et surtout du bain ; qu'elle a le caractère d'un exanthème miliaire, et qu'en tant que procédé dérivatif sur la peau, et eu égard à l'action des eaux thermales en général, on peut, dans certaines formes de maladies, en tirer parti, comme moyen d'opérer une métastase critique.

Nous avons dit qu'elle était un effet des thermes, et la chose n'a pas besoin d'explication ultérieure.

Précisément par son origine et sa forme, elle occupe une place particulière dans la famille des exanthèmes miliaires.

Ainsi que le pourpre en général, elle repose sur une mixtion particulière, spécifique des humeurs, déterminée ici par l'absorption des divers principes salins et alcalins contenus dans l'eau thermale. Si le pourpre est souvent une affection artificielle, la poussée l'est aussi en général ; de même qu'il est souvent la suite d'un régime trop chaud, elle est l'effet de la chaleur thermale ; s'il n'est point proprement critique, elle ne l'est point non plus d'une manière directe ; s'il est fréquemment provoqué par des moyens diaphorétiques, elle l'est par l'augmentation d'activité de la peau ; l'un et l'autre, ils donnent aux matières nuisibles une tendance vers la peau. Il y a aussi en général la plus grande analogie entre les stades qu'ils parcourent, notamment dans le procédé de la desquamation furfuracée ; dans l'un comme dans l'autre exanthème, il y a prurit, cuisson, picotemens à la peau, grande propension à suer, odeur aigre de la sueur, tendance aux éruptions répétées ; — mais peut-être n'est-il aucune autre forme de miliaire, qui garde un type aussi régulier que la poussée, dans sa véritable forme. Ainsi que le pourpre, elle s'associe à d'autres maladies, ou forme une métastase et un *méta-schématisme*, comme par exemple, dans l'arthritis, le rhumatisme, etc.

Comme *moyen curatif thermal*, la poussée n'a d'importance qu'autant que nous pouvons, par métastase ou métaschématisme, obtenir la guérison d'un autre procédé morbifique. Des siècles ont décidé de son utilité thérapeutique ; et ne lui en accorder aucune, ce serait mettre, en médecine, la spéculation au dessus de l'expérience.

Nous avons fait voir comment elle est en état d'attirer dans son cycle les formes de maladies qui ont de l'affinité avec elle, et de les dissiper par ce moyen ; elle trouve donc ici son application, surtout dans les pourpres chroniques en général (qu'ils soient le reflet de procédés rhumatiques, arthritiques, ou d'un pourpre puerpéral), et dans les exanthèmes les plus analogues à ce groupe de maladies, comme par exemple, les callosités chroniques, la gale aiguë, etc. Je serais porté à établir en principe, que l'éruption miliaire thermale trouve son application dans toutes les formes de pourpre et de maladies analogues, où l'on voit se former une surabondance de sels uriques. Elle opère dans ces cas par métastase critique.

Elle peut être utile, simplement même comme voie excrétoire offerte à d'autres produits morbides, ou par sa réaction sur d'autres formes de maladies où il s'engendre véritablement de ces matières; je mentionnerai ici l'arthrite, surtout lorsque ses produits, plus éloignés des appareils centraux, forme des dépôts solides, ou se sont jetés sur les membranes de l'estomac et du tube intestinal ; ou encore lorsqu'il existe une tendance aux conglomérats arthritiques dans des cavités sécrétoires, comme dans les reins, la vessie et les conduits biliaires du foie.

Il en est de même dans les cas où elle peut dominer et circonvenir d'autres procédés de maladie cutanée, comme par exemple, dans de légères dartres sèches et autres affections non humides de la peau, ou lorsqu'il s'est fait des métastases de maladies cutanées, notamment lorsque l'humeur dartreuse ou arthritique s'est jetée sur des parties très-délicates ; c'est alors que son arrivée peut détruire le principe de la maladie antécédente et opérer la résorption de ces matières. (Voir ci-après les observations concernant quelques maladies des yeux).

<h3 style="text-align:center">§ 90.</h3>

Mais, d'un autre côté, la poussée n'est d'aucune utilité dans tous les cas où (comme nous l'avons vu plus haut) le bain *de longue durée* et *chaud* est *contr'indiqué ;* non plus que dans ceux où une maladie cutanée ne pourrait pas être dominée, mais simplement dénaturée ou même rendue plus intense par elle. C'est pourquoi, tout exanthème *humide* en général en interdit complètement l'application.

§ 91.

Quand la poussée n'a pu achever son cours durant la cure de bains, c'est-à-dire, quand le bain ne l'a pas lavée de manière à la faire complètement disparaître, on peut alors (ce qui n'est cependant pas toujours sans danger) la laisser se terminer régulièrement d'elle-même. Dans le cas contraire, il ne s'en manifeste pas moins le plus souvent de ces phénomènes, comme nous en observons en général après des exanthèmes supprimés ou rentrés, tels que : asthme, consomption, affection d'organes intérieurs, paralysie, apoplexie, etc. Il peut arriver aussi que l'exanthème persiste sur la peau, comme j'en ai vu un exemple chez une jeune fille qui, ayant quitté les bains la poussée étant dans sa période d'efflorescence, tomba dans une langueur dont elle mourut, malgré tous les secours de la médecine ; après sa mort, on apercevait encore distinctement sur son corps l'exanthème thermal.

Ici s'applique aussi l'avertissement que donnait Hottinger il y a un siècle et demi, et dont nous avons parlé plus haut.

Le plus sûr, et ce qui convient le mieux, c'est d'attendre aux bains la terminaison de la poussée. Quand la chose ne peut pas avoir lieu, ou lorsque l'exanthème se montre très-rebelle, on peut se promettre les plus grands services des lotions alcalines, des bains domestiques savonneux ou légèrement alcalins, avec du son ou de l'amidon, et à l'intérieur de l'usage des acides minéraux. Dans ce cas aussi, une précaution qu'il ne faut pas négliger, afin de prévenir les mauvaises suites d'une poussée ainsi transportée d'un lieu à un autre, c'est d'appliquer à plusieurs reprises sur la peau des vésicatoires volans ou des ventouses, comme dérivatifs directs, et plus tard d'opérer une dérivation par les selles et les urines.

§ 92.

Nous terminerons cet article en faisant observer, que l'adjonction à l'eau thermale de substances qui d'ailleurs sont propres, employées en bains, à déterminer des éruptions cutanées (comme le soufre, par exemple), non-seulement ne facilite point la poussée, mais semble au contraire l'empêcher tout-à-fait; preuve frappante que ce n'est pas le bain, par lui-même, mais la *spécialité* de nos thermes, qui détermine cette éruption.

§ 93.

OBSERVATIONS.

M. T. de Th., propriétaire de fabrique et ancien militaire, ne voyait plus d'un œil; affection qu'il attribuait à l'humidité des bivouacs, jointe aux fatigues qu'il avait eues à essuyer dans ses campagnes. Sa vue avait d'abord commencé par baisser, et au bout de quelques années, il l'avait entièrement perdue de cet œil, sans qu'aucun traitement médical eût pu la lui rendre. Ayant eu connaissance d'un cas analogue, où les eaux de Baden avaient eu d'heureux effets, le malade se décida à s'y rendre. Un examen attentif ne put faire découvrir la moindre anomalie ni dans la cornée transparente, ni dans l'humeur aqueuse, non plus que dans le cristallin; on apercevait seulement aux paupières une légère éruption dartreuse. Le malade, interrogé sur ce point, se souvint enfin que cette éruption s'était d'abord étendue à tout le cuir chevelu, puis avait disparu, sans qu'il eût rien fait pour la dissiper. On ne pouvait assigner d'autre cause à cette cécité partielle, qu'une métastase du virus dartreux, d'autant plus que le mal s'était manifesté depuis la disparition de la dartre. On procéda, par l'usage des bains, à la provocation de la poussée, qui prit son cours normal et atteignit au vingt-unième jour son développement complet. A l'arrivée de l'éruption, il se manifesta de la douleur et de la pesanteur dans l'œil; et le vingt-unième jour, la poussée ayant pris toute son extension et étant entrée dans sa période d'efflorescence, la vue revint à cet œil, subitement et comme par enchantement. Dans sa joie de ce succès imprévu , le malade tarda trop à diminuer, comme il l'aurait dû , la température du bain ; ce qui fit que vers le vingt cinquième jour il se sentit incommodé , et que la vue se perdit de nouveau. Au vingt-huitième 'jour, nouvelle éruption thermale , nouvelle sensation de pesanteur douloureuse dans l'œil , et nouveau recouvrement de la vue. Mais alors les précautions nécessaires furent prises en continuant les bains, et la vue fut conservée. Je revis M. de Th. l'année suivante ; la dartre avait disparu , il continuait à voir parfaitement de l'œil qui avait été frappé d'une cécité complète ; seulement croyait-il éprouver un certain affaiblissement dans l'œil qui était resté sain , prétendant même voir mieux de celui qui avait été malade. Il est très-possible que cela venait de ce que celui-ci, comme le malade en convint , avait, depuis, été plus exercé que l'autre.— Je n'ai plus revu M. de Th.

- - - - - - -

M. Kr. âgé de 50 et quelques années, meûnier de profession , qui antérieurement avait eu un commencement d'affection hémorrhoïdale et arthritique , perdit la vue d'un œil. Le cristallin était un peu trouble. Impossible de trouver une autre cause à la maladie, que cette disposition aux hémorrhoïdes et à la goutte. La poussée fut provoquée par les bains ; et en même temps qu'elle parut, le vingt-unième jour, l'œil recommença à voir. Dès-lors, le malade a eu à lutter contre une indisposition d'assez longue durée, dont il a attribué la cause à la surirritation occasionnée par les bains.

- - - - - - -

M. A., bijoutier, d'une complexion délicate, d'une chevelure blonde et peu fournie, sentit peu-à-peu sa vue se perdre, à la suite d'une légère dartre écailleuse, au point qu'à peine il pouvait encore lire, mais qu'il ne pouvait plus écrire, et que chaque fois qu'il essayait de se livrer à l'une ou à l'autre de ces occupations, sa vue pour le moment se perdait presque entièrement, et ses yeux se remplissaient de larmes. Les yeux étaient ternes, un peu troubles, surtout dans la chambre postérieure, et le malade était en proie à une sombre mélancolie. La cause de cet affaiblissement si considérable de la vue, paraissait être une métastase herpétique, car on ne put pas en découvrir d'autre.— Le malade prit des bains pour provoquer l'éruption thermale ; et comme tout le tissu cutané était très-lâche et en même temps très-sec, et qu'au vingt-unième jour il n'y avait nulle apparence encore de réaction ni de poussée, la température du bain fut portée successivement jusqu'à + 32° R. Le malade devint très-abattu, d'une humeur morose et d'une irritabilité extrême, et il se manifesta chez lui des mouvemens fébriles. Toutes ses nuits se passaient dans l'insomnie. Enfin, il commença à ressentir de fortes démangeaisons sous la peau, et au vingt-huitième jour parut la poussée, qui mit sept jours pleins à se développer sur tout le corps. Pendant sa dernière période, les yeux, endoloris, fuyaient la lumière ; la vue ne s'améliorait point encore. Cela alla mieux, quand le malade eut commencé à prendre ses bains plus courts et moins chauds ; la vue revint de jour en jour, et la cure terminée, elle se rétablit complètement. Les deux années suivantes, le malade est revenu visiter Baden pour son plaisir ; sa vue s'est maintenue en très-bon état ; et les deux cures, très-légères à la vérité, qu'il a faites alors, n'ont point influé sur ses yeux. Je dois ajouter que la dartre furfuracée de la tête existe encore, mais qu'elle a sensiblement diminué.

M. H. curé de B., d'une faible constitution, atteint depuis long-temps d'une goutte anomale, qui de temps en temps menaçait de se porter sur les extrémités, fut envoyé par son médecin à Baden, tant pour une amaurose commençante, que, et surtout, pour cette diathèse arthritique invétérée.

L'œil, à part les indices d'amaurose, n'offrait aucune dé-
sorganisation sensible. Le malade prit les bains avec les plus
grandes précautions jusqu'à l'arrivée de la poussée, qui suivit très-régulièrement son cours, et qui fut accompagnée
d'une amélioration marquée dans la vue. La goutte aussi
disparut de la scène ; et ces heureux résultats se soutinrent.
L'année suivante, à raison de symptômes hypocondriaques,
le malade se rendit aux bains de Pfeffers ; et je le revis alors
n'ayant plus aucun ressentiment de ses anciens maux.

Une dame âgée, mère de plusieurs enfans, et qui avait
précédemment eu à souffrir d'une goutte anomale, fut atteinte d'une amaurose qui se développa si rapidement, qu'aucun moyen ne put l'arrêter dans sa marche. Ce qui inquiétait
le plus la malade, c'étaient des visions de flammes et de
figures grotesques, suite, comme il y avait lieu de le croire,
du procédé inflammatoire dans la rétine. Quand la goutte
sereine fut toute formée, ces phénomènes disparurent ; mais
ils furent remplacés par une nuit obscure dans laquelle la
malade se trouva plongée ; et l'impression que cela fit sur
son esprit fut, dit-elle, plus affreuse que celle qu'elle avait
éprouvée des visions précédentes. Pensant qu'il pourrait
bien y avoir quelque métastase arthritique ou hémorrhoïdale
en jeu, on envoya la malade à Baden, faire la cure de la
poussée, qui, favorisée par l'usage convenable des bains,
parut régulièrement le vingt-unième jour, fleurit jusqu'au
vingt-huitième, et se termina par la desquamation. A mesure
qu'elle se développait, les apparitions de flammes et de fantômes recommencèrent ; par intervalles la malade apercevait
la lumière du jour, et alors les maisons blanches de l'autre
rive de la Limmat, avec leurs fenêtres, lui apparaissaient
comme des points noirs ; de même, les personnes placées
devant les croisées lui semblaient des ombres. Avec la disparition de l'exanthème thermal s'évanouirent aussi les signes

qui avaient donné des espérances de guérison, et la malade retomba dans son précédent état, et fut de nouveau plongée dans cette affreuse obscurité.

Madame Sch., d'une constitution lymphatique, avec la peau très-délicate, prit, sans se sentir malade, et sans proprement l'être, des bains fréquens et vraisemblablement trop chauds, qui amenèrent la poussée. On était à la fin de l'automne. L'éruption, provoquée par ces bains irréguliers, parcourut très-lentement ses périodes. La malade n'y fit pas grande attention, et quitta Baden avec l'exanthème, qui bientôt disparut de la peau. De retour chez elle, la malade, au bout de quelque temps, ressentit des atteintes d'asthme, de toux, des crampes à la poitrine ; l'émaciation, les sueurs nocturnes, les diarrhées et une prostration générale ne tardèrent pas à s'ensuivre. Les fortes sueurs amenaient çà et là une éruption miliaire partielle, qui n'apportait aucun soulagement. L'année suivante, elle revint à Baden, dans un état de faiblesse extrême, fit cette fois une cure de bains régulière qui rappela convenablement la poussée, et ne tarda pas à entrer dans une heureuse convalescence, qui fut suivie d'une santé parfaite.

§ 94.

AFFECTIONS DU SYSTÈME DE LA VEINE-PORTE ET DE SES ANNEXES ; ARTHRITE.

Sans que nous prétendions dans cet ouvrage, donner des dissertations pathologiques, nous devons néanmoins, pour rendre compte des cures thermales et de leurs résultats, entrer dans quelques détails au sujet des bases sur lesquelles ils reposent. Ajoutons que le plus grand nombre de ceux qui viennent chercher du secours aux bains de Baden, sont atteints de maladies appartenant à cette classe ; de sorte qu'une courte esquisse de ces maladies ne sera pas ici hors de place.

Les anciens médecins plaçaient déjà les affections arthritiques et hémorrhoïdales sur la même ligne, leur donnaient la même base ; dans les unes et les autres, c'est le système de la veine-porte qui est proprement en souffrance, et ce n'est que dans leur cours qu'elles se séparent en deux groupes d'un caractère distinct.

Dans les affections arthritiques, ainsi que dans les hémorrhoïdes, il se manifeste d'abord un sentiment de pesanteur, de plénitude dans la région épigastrique, et souvent, la nuit, un battement sensible de la veine-porte ; il s'y joint un gonflement de la région entre le foie et la rate, et plus ou moins de désordre dans les digestions ; la vie nerveuse du bas-ventre subit aussi l'influence de la maladie, et réagit sur le moral, tout en altérant la sensibilité des plexus nerveux ; réaction qui s'annonce par des symptômes plus ou moins apparens de mélancolie et d'hypocondrie. Il se forme dans le sang du système de la veine-porte un produit particulier (humeur peccante, âcreté goutteuse, hémorrhoïdale des anciens), qui présente les caractères d'un acide et se montre sous différentes formes (comme acide urique, phosphorique, lactique, etc. en diverses combinaisons), s'évacuant soit par des éructations aigres, avec ou sans soda, des vomissemens de même nature, des sueurs locales ou générales d'une forte aigreur, soit en acides urique et phosphorique par les urines, soit encore en phosphates concrets par le canal des intestins ; outre que ce produit se dépose en concrétions uriques et phosphoriques sur les membranes articulaires, de même que dans le foie.

Quand ces matières engendrées dans le système de la veine-porte ont pris un certain degré de développement, la nature cherche à s'en débarrasser et à les expulser ; et c'est alors que l'arthrite et l'affection hémorrhoïdale se séparent pour aller chacune de leur côté. Dans les hémorrhoïdes, l'expulsion des matières a lieu en général par la sphère veineuse, soit en se dirigeant sur et à travers le foie (d'où résulte un gonflement de ce viscère ou une altération de la sécrétion bilieuse), soit par les veines et les membranes muqueuses ; alors il se manifeste une turgescence veineuse, surtout dans la membrane muqueuse du rectum, et en même temps surviennent des écoulemens hémorrhoïdaux, sanguins et muqueux, excrétions par lesquelles ces matières sont réellement expulsées ; ou si la chose n'a pas lieu, il se forme alors des excroissances veineuses dont le contenu fibreux est souvent mêlé de concrétions calcaires sabuleuses, crues ou combinées avec l'acide urique et avec l'acide phosphorique ; ce sont des produits hémorrhoïdaux non évacués, mais simplement déposés, etc.

Dans l'arthrite, l'expulsion des matières a plutôt lieu par la sphère artérielle ; l'attaque de goutte est accompagnée de fièvre, et ce sont les membranes fibreuses et synoviales, qui alors deviennent les principales voies excrétoires.

Dans les deux formes, c'est principalement par les voies urinaires qu'a lieu la séparation des matières morbides ; l'urine paraît alors sursaturée de sels uriques et phosphoriques et de phosphate de chaux. La peau sert aussi d'émonctoire aux deux affections : dans les hémorrhoïdes, les sueurs teignent en jaune (le pigment bilieux à la peau est caractéristique dans les affections hémorrhoïdales) ; dans l'arthrite, elles charrient plutôt des produits cristallins ; dans toutes les deux, la transpiration a une odeur aigre et fade.

C'est dans ce caractère fondamental d'homogénéité, qu'il faut aussi chercher la cause pour laquelle l'arthrite se métamorphose si souvent en hémorrhoïdes, et les hémorrhoïdes en arthrite ; et pourquoi, quand l'une de ces affections prédomine, l'autre reste d'autant en arrière. J'ai vu neuf fois sur dix, chez des malades arthritiques un peu âgés, les symptômes de la tendance hémorrhoïdale ; et *vice versâ,* sur dix malades affectés d'hémorrhoïdes, j'en ai vu neuf offrant aussi les symptômes de l'arthrite (que l'on prenait le plus souvent pour du rhumatisme).

C'est aussi dans cette affection primitive du système de la veine-porte, que l'on trouvera la cause qui détermine, chez les femmes, l'apparition de l'arthrite, soit pendant la période de développement des menstrues, soit à l'époque climatérique, où le sang abdominal joue un rôle si important ; elle se manifeste très-rarement, au contraire, dans la période intermédiaire, tandis que c'est alors que prévalent les affections qui rentrent davantage dans la sphère hémorrhoïdale, comme par exemple, celles du foie ; au lieu que chez les hommes, ce sont précisément les développemens arthritiques qui se déclarent à l'époque de l'âge viril, et les hémorrhoïdes ne prennent naissance que lorsque, dès la jeunesse, ou par suite du genre de vie, il y a prépondérance du système veineux et développement trop considérable des viscères abdominaux, particulièrement du foie.

On ne peut nier dans ces deux espèces d'affections une disposition héréditaire ; je ne veux pas dire, néanmoins, que les enfans nés de parens goutteux soient toujours sujets à la goutte, ou que chez ceux dont les parens ont été atteints d'affections hémorrhoïdales, ces mêmes affections doivent nécessairement reparaître ; les maladies peuvent varier, et la disposition individuelle influe grandement sur l'apparition de l'une ou de l'autre de ces formes, comme sur leur génération. Quand le tempérament est cholérique, que le système abdominal ou hépatique prédomine, ce seront les hémorrhoïdes qui se développeront ; chez les tempéramens sanguins, où la vie artérielle, le système pulmonaire ont le dessus, ce sera l'arthrite. Le genre de vie exerce la même influence : l'individu qui se nourrit surtout de viande, est, à circonstances égales, plus sujet à contracter la goutte ; celui qui ne se nourrit presque que de végétaux, a plus à craindre les hémorrhoïdes. Mais il peut aussi y avoir d'autres causes qui influent à cet égard ; et ce qui le prouve, c'est que les hémorrhoïdes sont moins fréquentes dans les campagnes que les affections arthritiques , et que le contraire a lieu dans les villes.

§ 95.

AFFECTIONS HÉMORRHOÏDALES.

Elles se présentent sous une forme régulière , ou sous une forme irrégulière.

HÉMORRHOÏDES RÉGULIÈRES.

Nous ne répéterons pas ici quels sont les symptômes qui se manifestent d'entrée dans cette maladie , et nous nous bornerons à appeler l'attention sur ceux qui lui sont particuliers dès son invasion : anorexie alternant avec un appétit extraordinaire ; sentiment de plénitude , alternant de même avec celui d'un vide dans l'estomac ; rapports aigres , soda , développement de gaz ; constipation , puis tôt après , selles liquides pendant quelques jours ; sentiment de malaise quand le temps est chaud , ou à l'arrivée subite d'une grande chaleur quelconque. Un régime excitant aggrave tous ces symptômes.

Au bout d'un temps plus ou moins long , souvent même après des années , il se manifeste de la pesanteur et de la douleur dans la région lombaire , et les veines se gonflent en général , mais particulièrement , chez les hommes , celles du rectum , et chez les femmes celles des parties sexuelles ; les boutons hémorrhoïdaux se forment ; il survient des tiraillemens dans le bassin du côté des cuisses , l'afflux du sang augmente vers les parties , le besoin d'uriner devient fréquent , intense ; chez les femmes , les tiraillemens ont lieu dans les ligamens de la matrice et dans la matrice elle - même. Ces derniers symptômes sont inconstans , se montrent et disparaissent tour-à tour ; une nourriture stimulante , le printemps et l'été les favorisent. Quand la turgescence a atteint son plus haut période, il s'évacue avec les excrémens des mucosités avec des stries de sang ; et à mesure que ces sécrétions se montrent un peu plus copieuses, les phénomènes de la maladie se mitigent pour quelque temps. Le sang que l'on rend est onctueux, décomposé, et exhale une odeur particulière très-fade. C'est là la voie directe par laquelle s'évacue la matière hémorrhoïdale. Souvent aussi, et surtout dans les cas de réaction générale, cette matière sort en grande quantité par les voies urinaires, soit que cette réaction soit un effet direct du procédé morbifique, ou qu'elle soit provoquée par une autre maladie, même des plus légères, ou qu'enfin des vices de digestion, ou des boissons échauffantes l'aient déterminée.

Outre ces voies directes d'excrétion, il s'en présente encore d'autres, telles que les *sueurs* locales, âcres et mordantes *du périnée*, des parties génitales ou de la face interne des cuisses ; il faut donc bien se garder de supprimer ces sueurs tout-à-coup. Ou bien, il se manifeste à ces endroits des *dartres hémorrhoïdales*, avec des croûtes membraneuses, qui siègent sur des taches d'un brun obscur. Ces places affectées de la peau conservent très-long-temps après la desquamation leur couleur brune - verdâtre. La dartre hémorrhoïdale, chaque fois qu'elle se développe et s'écaille, occasionne un prurit désagréable, surtout pendant la nuit.

Les boutons hémorrhoïdaux peuvent aussi passer à l'état d'induration.

HÉMORRHOÏDES IRRÉGULIÈRES.

Lorsque, dans les hémorrhoïdes, la matière engendrée n'a pu être évacuée, et que les congestions veineuses du bas-ventre ont atteint un haut degré, il survient une *colique hémorrhoïdale ;* le malade éprouve de vives douleurs depuis le nombril jusque vers la vessie ; ou ces douleurs, d'une véhémence extrême, se dirigent plutôt vers les lombes, ou aussi ne se portent que sur la partie inférieure du rectum. Elles ont des rémissions, et reviennent volontiers après le coït, ou à la suite d'écarts de régime, surtout quand on a fait un excès de boisson échauffante. Dans quelques-uns de ces cas, les malades évacuent avec de grands efforts quelques mucosités, par le fondement si ce sont des hommes, et par la matrice si ce sont des femmes ; chez celles-ci les mucosités sont souvent colorées.

Il arrive aussi que la congestion hémorrhoïdale se porte sur le *foie ;* il en résulte alors un *gonflement* de ce viscère, et par suite du dépôt de matières qui y a lieu, des concrétions hémorrhoïdales, qui, expulsées immédiatement de la veine-porte, s'évacuent sous une forme moins compacte en masses visqueuses, floconneuses, ou en concrétions sabuleuses, ou qui, ne s'évacuant pas, peuvent déterminer une *induration du foie,* et obstruer les conduits veineux et biliaires.

Les congestions peuvent aussi se diriger vers la *rate ;* alors il y a pesanteur, turgescence, réaction sur l'âme, etc. ; symptômes qui, à la suite des prodromes accoutumés, ne peuvent plus laisser de doute sur la nature de l'affection.

Ou encore, les congestions veineuses se dirigent vers les poumons, et y déterminent, le plus souvent au lobe droit, plutôt qu'au gauche, une pression, de la dyspnée, de la toux avec expectoration de glaires tenaces. L'auscultation décèle un empêchement local à l'introduction de l'air ; et à moins d'une augmentation d'expectoration qui procure l'expulsion de ces matières, ou d'une dérivation convenable, il peut survenir une *hépatisation des poumons,* ou, à mesure que le développement veineux augmente, *l'asthme.* La face, par son aspect bleuâtre, surtout aux lèvres, aux joues et à la pointe du nez, indique la prédominence de la vénosité.

Enfin, la congestion peut aussi se porter au cerveau ; elle se caractérise alors par la pesanteur et l'embarras de la tête, surtout à l'occiput, par le vertige, la *myodésopsie,* les scintillemens devant les yeux, les bourdonnemens et tintemens d'oreille, la pesanteur de l'ouïe. Les chaleurs de l'été et la constipation augmentent ces symptômes. Souvent cette perturbation se porte uniquement sur les yeux, et détermine une *congestion sanguine* dans la choroïde, et à la fin, par le dépôt des matières hémorrhoïdales, une *paralysie* des yeux, ou une *cécité* complète.

Les *hémorrhoïdes de la vessie* ne sont point rares. Nonseulement elles accompagnent celles du rectum, ou viennent à la suite de leur suppression, mais elles peuvent prendre cette direction d'entrée. Voici quels sont leurs principaux symptômes : douleur au col de la vessie en urinant, laquelle douleur augmente souvent jusqu'à devenir poignante et à se faire sentir jusque dans la profondeur du bassin vers le périnée ; l'urine ne coule que goutte à goutte, à courts intervalles, ou par secousses ; dans le principe elle n'est pas altérée, plus tard elle est mêlée d'un mucus tenace ou de sang, et contracte une odeur particulière, désagréable ; son sédiment muqueux est souvent d'un jaune isabelle ou blanchâtre ; plus rarement il s'y mêle un dépôt couleur de rose, granuleux ou pulvérulent, composé de mucus animal, de phosphate et d'urate de chaux. Dans la suite, il survient un *rétrécissement de la prostate*, avec *rétention d'urine*, et la sonde introduite rencontre des obstacles résultant d'un développement de tubercules veineux, qui, comme ceux du fondement, sont remplis d'un sang coagulé, visqueux, fibreux et de concrétions hémorrhoïdales qui s'y sont déposées.

Il peut aussi se présenter des cas, où les congestions se portent au cœur, et où le *ventricule droit* en est *distendu*. De forts battemens, dans cette moitié du cœur, vers le milieu de la poitrine, sont un signe diagnostique de cette affection.

Souvent encore les boutons veineux *pressent* sur les *nerfs* qui sortent de la moelle épinière, et il en résulte de la gêne dans les fonctions des organes soumis à l'influence de ces nerfs. Les autres indices de disposition hémorrhoïdale, et une contre-pression exercée de dehors sur les parties affectées, ne laissent aucun doute sur le siége du mal.

Nous outrepasserions les bornes que nous nous sommes prescrites, si nous voulions entrer dans des détails sur les autres phénomènes des maladies hémorrhoïdales.

§ 96.

Il ne peut pas non plus être question ici du traitement thérapeutique en général, mais seulement des résultats produits par les thermes. Le traitement thermal n'en réunit pas moins, et cela mieux que tout autre, tous les moyens de satisfaire à toutes les indications.

Le problème est : d'activer la circulation dans les veines, et de rétablir ainsi l'équilibre entre l'artériellité et la vénosité prédominante ; de renouveler le sang veineux en renouvelant la masse des humeurs ; de faire cesser, dans le premier, la formation des produits mentionnés plus haut, d'expulser hors du sang ceux qui sont déjà formés, et cela par les voies sécrétoires convenables, par celles des intestins, des organes urinaires et de la peau ; ou aussi, de mobiliser dans ces organes mêmes, ainsi que dans les autres, les produits déjà tout formés, et de les éliminer par ces mêmes voies.

Il est à présumer que les parties calcaires contenues dans l'eau thermale, et qui paraissent entrer dans des combinaisons avec les acides hémorrhoïdaux, sont ici de quelque importance ; la grande quantité de phosphate et d'urate de chaux, etc., qui se sépare pendant la cure thermale, est bien propre à justifier cette supposition. On peut admettre aussi que l'acide carbonique contenu dans l'eau, se combine avec l'ammoniaque qui abonde pareillement dans ces maladies. Il s'entend de soi-même, néanmoins, que les sels et alcalis contenus dans l'eau ont ici leur bonne part d'action, ainsi que l'absorption par la peau, par l'estomac et par le gros intestin (bain, boisson et douche ascendante) ; et nul doute, non plus, que la chaleur thermale ne contribue de son côté à ranimer la circulation languissante. L'action simultanée de l'eau thermale sur les sécrétions cutanée, intestinale et urinaire, est précisément l'agent le plus propre à expulser les matières qu'elle a rendues en même temps solubles et mobiles ; à quoi il faut joindre encore le stimulus mécanique résultant de l'application de la douche extérieure, et plus encore de la douche intérieure ascendante.

Tout cela explique ces sécrétions souvent si abondantes et vraiment extraordinaires de bile, de flocons bilieux solides, de sable, de gravier, de mucosités floconneuses et gélatineuses, et même de fausses membranes détachées de la muqueuse des intestins ; ce sont autant de produits du procédé hémorrhoïdal. D'où il résulte aussi, que l'eau thermale doit se montrer plus efficace, tantôt en bains, tantôt en boisson, tantôt employée en douches, extérieures ou intérieures, selon les phénomènes individuels de la maladie.

L'application locale ou générale de l'eau thermale *refroidie,* a lieu dans les cas où il ne convient pas d'exciter la vie artérielle, de même que pour prévenir une tendance à la constipation. L'eau amère de Birmenstorf est alors un puissant auxiliaire de nos eaux prises en boisson.

Nous avons donné plus haut, quand il a été question de l'action des thermes en général, des détails suffisans sur le type de réaction qui s'annonce pendant le traitement. La cure doit durer jusqu'à ce que la réaction ait eu lieu, c'est-à-dire, trois ou quatre semaines ; et alors on peut s'en promettre les plus heureux résultats.

§ 97.

AFFECTIONS ARTHRITIQUES ; GOUTTE.

Nous avons déjà traité plus haut des causes préparatoires du procédé arthritique, des premiers degrés de son développement, c'est-à-dire, de ce qui se passe alors dans le système de la veine-porte, de l'acidification qui s'opère, et du reflet qui a lieu sur les organes des premières voies. Dans l'ar thrite, ainsi que dans les hémorrhoïdes, la nature cherche à se débarrasser de ces produits ; et quand cette expulsion ne s'effectue pas, surtout par les urines, déjà saturées d'acide urique avant que la goutte se déclare, l'attaque a lieu. Ce procédé se fait de préférence par voie artérielle ; c'est aussi pourquoi chaque accès de goutte est accompagné de fièvre. Le *podagra* est l'expression la plus caractérisée de la goutte.

L'accès de goutte commence le plus souvent pendant la nuit. L'articulation affectée devient douloureuse, et la douleur est d'autant plus intense, que l'accès est plus violent ; l'articulation enfle, la peau rougit, et le mouvement devient presque impossible. La fièvre accompagnante suit ordinairement le caractère dominant de la maladie ; souvent elle est très-forte ; elle a des rémissions, pendant lesquelles la peau, d'ailleurs sèche, s'humecte, et l'urine, auparavant très-rouge, devient trouble, ou dépose en abondance un sédiment briqueté, qui est un acide rosé. Outre ces sécrétions, il s'en manifeste aussi une d'acide urique libre, par la peau ; cet acide, entraîné au dehors par d'abondantes sueurs, se dépose sur la peau en cristaux que l'on aperçoit aisément à la loupe. Il peut aussi se déclarer un pourpre arthritique. L'enflûre articulaire se développe en 12 ou 24 heures, et conserve plus ou moins long-temps son volume et sa couleur (¹). La fièvre continue avec ses rémissions, mais à un dégré plus modéré, jusqu'à complète cessation des paroxismes ; en même temps la rougeur de la peau diminue aussi graduellement. Les douleurs des articulations malades cessent maintenant aussi, et il ne reste plus dans les parties affectées qu'un sentiment d'engourdissement et de froid ; après quoi, à la suite de vives démangeaisons, une desquamation furfuracée de la peau a

---

(¹) Des expériences souvent répétées m'ont appris que de fortes doses d'opium, surtout d'acétate de morphine, coupaient souvent avec une merveilleuse promptitude l'inflammation locale, ainsi que son reflet, la fièvre, et les douleurs intenses. Mais ensuite il ne faut pas négliger les évacuations par les selles et les urines.

lieu. Les accidens gastriques et psychiques disparaissent de même très-promptement, et le malade entre en convalescence, jusqu'à ce que l'accès revienne ; ce qui a lieu tôt ou tard.

Cette goutte de nature inflammatoire ne se traite pas par les eaux thermales ; elle peut néanmoins être déterminée, chez des malades arthritiques, par une trop forte réaction de la cure thermale ; ce qui arrive surtout quand on entreprend cette cure à l'époque des accès ordinaires. Or c'est ce qui ne doit jamais avoir lieu : une cure thermale ne peut servir qu'à combattre les restes de la goutte, ou ses causes génératrices.

L'accès terminé, l'articulation reste encore long temps raide ; de véritables concrétions arthritiques s'y sont formées. Lorsque l'affection est très-violente et le dépôt très-considérable, les extrémités articulaires des deux os peuvent se réunir et se souder ensemble, et il se forme alors une *ankylose complète ;* ou bien, les deux os restent séparés, mais leur mouvement est empêché, et la matière arthritique n'occupant que les membranes articulaires, ou les enveloppes des os, il en résulte une *ankylose imparfaite.* Ces gonflemens des articulations acquièrent souvent un développement très-considérable. Le dépôt de la matière arthritique peut aussi se continuer le long des gaînes des tendons entre deux phalanges attaquées, arrêter le mouvement des muscles, et déterminer ainsi une *atrophie goutteuse,* ou des *raccourcissemens de tendons ;* c'est ce que nous voyons arriver dans l'arthrite menstruelle, où souvent les extrémités semblent complètement pétrifiées.

Lorsque les paroxismes prennent un cours lent et prolongé, la goutte devient *chronique.* Elle se montre alors sous diverses formes, surtout chez les femmes après la cessation des règles. Son cours traîne en longueur, et n'offre rien de marquant comme dans la goutte aiguë, à l'exception des dépôts sur les articulations, etc., qui souvent sont encore plus considérables. Elle ne borne pas ses dépôts aux jointures des extrémités, mais elle les étend jusqu'à la colonne vertébrale, aux os de la tête et à leurs tégumens ; elle dépose aussi ses produits sur les yeux et les oreilles ; le cœur même peut devenir le siége d'un de ces dépôts, et alors, contrairement à ce qui a lieu dans l'affection hémorrhoïdale, c'est la moitié gauche du cœur qui est affectée, ou bien les sels arthritiques se déposent dans l'appareil des valvules, ou enfin l'artère coronaire s'ossifie, et il en résulte une *asphyxie du cœur*.

Il arrive aussi que la goutte se jetant sur le poumon (surtout sur la portion inférieure de la trachée-artère), détermine un *asthme arthritique* avec des grattemens dans le cou, de la toux, des efforts pour cracher et une expectoration de pituite visqueuse, d'un goût aigrelet ou salé, ainsi que des excrétions arthritiques par les urines.

La goutte, ainsi que les hémorrhoïdes, peut aussi affecter la *vessie*. Il s'y manifeste alors une vive ardeur, qui s'étend même jusqu'au delà de l'urètre, et qui souvent s'accompagne de *dysurie* et même de *rétention d'urine*.

Les *reins* sont fréquemment encore le siége de l'inflammation arthritique et le lieu où se dépose la matière ; ce qui donne lieu à la formation de calculs néphrétiques, de graviers, etc., consistant principalement en sels uratés, comme urate de chaux ou d'ammoniaque.

Nous devons encore faire ici mention d'une forme de goutte assez fréquente, dont nous avons déjà parlé plus d'une fois, et que nos eaux combattent avec succès. C'est celle qui se développe souvent chez de jeunes personnes dans l'âge de puberté et aux dépens de celle-ci ; son invasion est très-prompte, et elle prend dans la suite un caractère très-intense. La pubescence se trouve alors fort retardée à tous égards. Ce sont surtout les phalanges des extrémités supérieures, que le mal attaque ; et bientôt elles passent à un tel état d'ossification, que les doigts ankylosés s'endurcissent à un haut degré et prennent la forme de baguettes de tambour. C'est là l'*arthrite menstruelle*, occasionnée par les perturbations qui ont lieu dans la vie sanguine des organes du bassin, avec reflet sur la veine-porte.

Lors même que cette affection dure depuis des années, l'usage des douches extérieures, et s'il se peut, des douches intérieures, en excitant la sphère génitale, et la cure de bains et de boisson, en combattant la diathèse arthritique, amènent un soulagement très-prompt. Ici l'eau thermale s'emploie chaude en bains locaux des extrémités endurcies ; et les douches aussi doivent se prendre très-chaudes.

Un tel procédé arthritique, avec reflet sur le développement génital, est beaucoup plus rare chez les jeunes gens ; je n'en ai vu que deux exemples.

La goutte peut aussi revêtir la forme d'un *œdème*, surtout aux extrémités inférieures, s'étendant des malléoles aux parties supérieures ; et alors on la prend souvent pour une hydropisie.

Des causes extérieures, des furoncles, ou autres affections où la peau et le tissu cellulaire sont lésés, déterminent souvent chez les goutteux des *ulcères arthritiques*, par lesquels l'humeur de la goutte est incessamment attirée, et quelquefois excrétée. Leur brusque suppression serait dangereuse, et des aspersions chaudes d'eau thermale y amèneraient la gangrène. Le traitement thermal ne peut avoir ici pour but, que de donner aux ulcères un caractère plus bénin, ou de guérir le mal en l'attaquant par la racine. Il sera donc, ou local, palliatif, ou général.

Un phénomène rare est aussi celui de la *goutte cutanée*, qui ne paraît guère se manifester que chez les hommes. Après les symptômes avant-coureurs ordinaires de l'arthrite, elle finit par choisir de préférence la peau pour y établir son foyer de dépôt. Celle-ci devient tellement sensible au froid, que le malade ne sait comment se couvrir assez, et n'éprouve du soulagement qu'à l'arrivée d'une sueur très-abondante ;

mais souvent cette sueur est froide, et alors elle ne le soulage point. A la fin, la peau se couvre d'un pourpre miliaire arthritique souvent très-fort, dans les boutons duquel, quand il prend un grand développement, on trouve jusqu'à des cristaux, qui y produisent quelquefois une telle irritation, qu'ils prennent l'apparence de furoncles. Cette excrétion par la peau alterne avec celle qui a lieu par les urines.

Nous avons déjà fait mention du *pourpre arthritique* proprement dit, à l'article de la poussée thermale.

L'usage des mercuriaux, surtout du sublimé, à hautes doses, et pour peu qu'il survienne un refroidissement pendant qu'ils agissent, peut déterminer tous les phénomènes de l'arthrite aiguë avec ses suites (nous ne parlons pas ici du rhumatisme mercuriel). Cette espèce de goutte, malgré son caractère aigu, cède néanmoins promptement au traitement thermal. L'action des thermes tend à neutraliser celle du mercure, qui avait déterminé le développement du procédé arthritique ; et avec celui-ci disparaît la goutte.

§ 98.

Lorsqu'il y a disposition héréditaire, ou autre, l'*invasion de la goutte* est ordinairement déterminée par l'action d'influences nuisibles qui affectent particulièrement le procédé de la digestion et de l'assimilation, ou qui troublent la sécrétion des reins ou de la peau, comme par exemple, une nourriture irrégulière, trop débilitante, trop peu appropriée aux forces digestives, trop succulente, trop animale ; l'abus des boissons échauffantes, ou aussi des boissons acidules ou en fermentation ; elle l'est aussi par l'action de ces influences qui troublent ou affaiblissent l'harmonie des fonctions abdominales, comme les excès vénériens, les veilles, une trop forte et trop continuelle tension de l'esprit, des évacuations excessives, ou encore des maladies antécédentes d'une autre espèce qui ont affaibli le corps, des exanthèmes cutanés répercutés ou mal traités, la suppression d'une transpiration habituelle, etc.

L'arthrite peut aussi s'associer à d'autres formes de maladies, par exemple, à la syphilis secondaire et aux exostoses syphilitiques qu'elle produit.

En traitant du rhumatisme, que l'on confond si souvent avec la goutte, nous verrons en quoi ces deux espèces d'affections diffèrent l'une de l'autre.

§ 99.

Tant qu'il existe des symptômes inflammatoires, même dans ces gouttes chroniques (à l'exception du cas mentionné plus haut), il ne peut point être question de cure thermale isolée. En revanche, quand ces symptômes sont dissipés depuis quelque temps déjà, l'action thermale se montre alors véritablement efficace ; c'est même le plus puissant moyen pour rétablir les fonctions des parties affectées, dissiper leur sensibilité anormale, opérer la résorption des matières déposées, et la sécrétion, tant de ces matières, qu'en général de celles qui ont été engendrées par la maladie ; régulariser (comme dans les hémorrhoïdes) son cours primitif, tout en empêchant qu'elle ne prenne de nouveaux développemens ; soutenir l'activité de la force médicatrice dans l'organisme en général, et ranimer les forces vitales déchues. Nous avons déjà vu quels sont les caractères de l'action de l'eau thermale, selon le mode de son application ; nous avons vu aussi que son usage doit être approprié, tant à la spécialité de la maladie que, et surtout à l'individualité du malade. *L'usage bien entendu des thermes est la seule garantie de leurs bons effets.*

Ici aussi, la spécialité des parties constituantes de nos eaux thermales, sous le rapport chimico-dynamique, a sans contredit une grande part à leur vertu ; et assurément le sulfate de chaux et les différens sels, ainsi que l'acide carbonique qu'elles contiennent, ont une notable influence pour arrêter la production (si prédominante dans cette maladie) des phosphates et urates de chaux, d'ammoniaque, etc., et tout en contribuant par là à celle de matières devenues maintenant étrangères au corps, elle favorise en même temps leur expulsion. Et il est tout aussi certain, qu'à côté de cette action, d'autres forces encore sont en jeu, comme par exemple, ce développement d'électricité produit par nos thermes, dont nous avons parlé à l'occasion de la douche, et auquel doit vraisemblablement se rapporter l'action particulière des gaz sur le système nerveux (voir à l'article des bains de vapeur), la régularisation du développement de froid anormal ; de plus, la chaleur thermale propre, etc. En outre, ce qui amène la guérison, c'est l'augmentation d'activité imprimée à la fonction de la peau pendant un assez long temps, et l'excitation des organes chargés d'effectuer l'évacuation de la matière arthritique, et par conséquent, non-seulement de dissiper les dépôts morbides, mais de les prévenir. L'effet est donc double : élimination des produits anormaux, et répression des causes formatrices primitives.

En ce qui concerne leur action sur les causes formatrices, les bains et la boisson d'eau thermale, et dans certains cas aussi la douche ascendante, se montrent efficaces dans l'arthrite comme dans les hémorrhoïdes. Quant aux bains de vapeur, ils réveillent les fonctions de la peau, et surtout agissent directement sur l'artériellité prédominante et probablement aussi, par reflet, sur la direction à donner à l'électricité. Contre l'affection locale, lorsqu'elle est accessible aux moyens externes, on emploie avec succès, selon les cas, les bains locaux, les douches, les fomentations, comme auxiliaires les uns des autres. Ce qu'il faut toujours éviter, c'est de trop exalter la réaction, soit locale, soit générale, de peur de donner lieu, par cette surirritation, à un nouveau procédé morbifique ; du moment que l'on en est menacé, il faut suspendre la cure thermale, jusqu'à ce que toute appréhension soit évanouie à cet égard. En revanche, les fomentations froides, les ventouses et le repos, se montrent très-efficaces dans les cas de surirritation locale.

Lorsque la tendance formatrice de la maladie est tout-à-fait dissipée, mais que ses résidus sont profondément enra cinés dans les articulations de la colonne dorsale et des extrémités, ou lorsqu'il y a, ou qu'il y a eu complication de maladies cutanées, il convient certainement de provoquer par les bains la poussée thermale. Les douches locales agissent puissamment dans ces cas.

Il faut bien se garder d'employer le traitement thermal aussitôt après qu'un violent procédé arthritique vient de se terminer ; car la réaction thermale qui aurait lieu pourrait aisément le rappeler et occasionner une rechute. Dans tous les cas, il faut agir avec prudence et n'appliquer le traitement thermal qu'avec beaucoup de circonspection. L'usage de l'eau à un trop haut degré de température, serait ici très-pernicieux.

Les complications de la goutte avec d'autres maladies, avec la syphilis, par exemple, exigent qu'on y ait convenablement égard, et qu'avant ou après l'usage des eaux, on leur oppose un traitement approprié.

Pour ce qui concerne les affections arthritiques du poumon, nous renvoyons à ce qui a été dit à ce sujet à l'article des bains de vapeur et au paragraphe où il est question des maladies des organes respiratoires.

Souvent la guérison s'effectue déjà immédiatement par les excrétions, critiques alors, que le bain provoque ; souvent aussi, et surtout dans les gouttes invétérées, atoniques, la réaction suffit, et alors la guérison a lieu par l'effet secondaire des thermes. Dans ces derniers cas, il est nécessaire de répéter les cures thermales, en se réglant, tant pour le moment que pour la durée, sur la réaction même.

§ 100.

OBSERVATIONS DE DIVERS CAS D'HÉMORRHOÏDES.

Madame de W., âgée d'environ 60 ans, était atteinte, depuis que ses époques avaient cessé, d'accidens hémorrhoï-

daux : tumeurs au fondement, flux de sang parfois, gonflement du foie, teinte ictérique de la peau, avec siccité intense
et fréquente desquamation furfuracée. Après qu'elle eut pris
les bains pendant une semaine, sans direction de médecin,
il se manifesta un léger gastricisme avec constipation et violens maux de tête ; ce qui abattit considérablement l'esprit
de la malade. Je prescrivis, outre des bains tièdes de courte
durée, la douche ascendante et l'eau thermale en boisson,
avec un régime convenable. Après la quatrième douche, les
selles devinrent muqueuses, et plus tard il survint de fortes
évacuations de matières bilieuses, noires, qui déposaient au
fond du vase un sédiment noir et graveleux. Le mal de tête
disparut, et avec lui l'abattement de l'esprit. Les évacuations
furent favorisées par de petites doses d'eau de Püllna ajou-
tées à l'eau thermale et prises à courts intervalles dans la
matinée. Les septième et huitième douches procurèrent l'é-
vacuation d'une quantité de lambeaux membraneux tenaces,
épais et de plusieurs pouces de long, accompagnée de coliques, de fort gastricisme et d'irritation vasculaire. La malade reprit toute sa sérénité et sa liberté d'esprit, l'ictérisme
de la peau disparut, de même que le gonflement du foie. La
douche ascendante et la boisson des eaux furent discontinuées
et remplacées par une diète ténue, mucilagineuse ; les bains
même furent interrompus pendant trois jours, au bout desquels la malade en prit encore quelques-uns, mais tièdes et
d'une demi-heure seulement, comme complément de la cure ;
après quoi elle quitta Baden guérie.

Un négociant de B., maigre et de petite taille, habitué
à une vie sédentaire, et fils d'un père sujet aux hémorrhoïdes, souffrait de cette même maladie à un assez haut degré,
rendant souvent du sang par le fondement, et éprouvant cette
tristesse hypocondriaque, compagne ordinaire du mal. A la
troisième douche ascendante, prise le septième jour de la

cure thermale, il survint un flux de sang considérable; les douches suivantes procurèrent l'évacuation de masses d'un mucus tenace et consistant. Des bains tièdes, d'une heure, et les eaux prises en boisson préparèrent et secondèrent l'action de la douche ascendante, que l'on cessa d'employer lorsqu'elle n'amena plus de matières hétérogènes. La cure eut un succès des plus satisfaisans ; car depuis (et il y a six ans de cela), le malade n'a plus eu besoin de la renouveler. Un voyage à pied, qu'il fait chaque année, est le seul moyen prophylactique qu'il emploie pour se maintenir en santé.

Le baron de . . . , homme robuste et de haute taille, âgé d'une quarantaine d'années, était depuis long-temps atteint d'hémorrhoïdes ; ce qui l'incommodait le plus, c'étaient des sueurs très-fortes du périnée, qui s'étendaient jusqu'au dedans des cuisses et étaient si abondantes, qu'il se voyait à tout moment obligé de changer de caleçons pour se mettre au sec ; et en outre, le prurit et la cuisson que lui causait une dartre hémorrhoïdale qu'il avait au périnée, au scrotum et aux cuisses. Il avait essayé de quantité de traitemens, fait des cures d'eaux thermales et autres de toute espèce, même à Baden, sans en éprouver aucun soulagement; il crut que les bains de vapeur feraient cesser ces sueurs locales qui le tourmentaient si fort, mais il n'en fut rien. Une cure qu'il fit à Kissingen ne lui procura qu'un soulagement léger et momentané. Enfin il se décida à revenir à Baden, et à prendre la douche ascendante intérieurement, ainsi que des douches extérieures sur les parties affectées de la peau. La douche intérieure amena l'évacuation d'une grande quantité de lambeaux muqueux compactes ; les sueurs et le prurit commencèrent à se modérer, et le malade put reposer pendant la nuit, et perdit de son humeur sombre. Cet état d'amélioration se maintint pendant toute l'année. La suivante, le malade entreprit une seconde cure de douches, qui, cette fois, ne lui fit point ou presque point rendre de mucosités ; les sueurs locales diminuèrent encore davantage , au point que le malade se vit bientôt en état de faire de longues promenades sans qu'elles revinssent. Maintenant il jouit d'une santé meilleure que jamais.

———

Deux dames de N. , sœurs et d'un âge peu différent , l'une mère , l'autre sans enfans , toutes deux d'une complexion peu robuste et ayant la peau très-délicate , étaient atteintes l'une et l'autre d'une pléthore abdominale , avec gonflement notable du foie. Elles se soumirent en même temps au traitement thermal , prirent les eaux à l'intérieur , des bains courts , tièdes , la douche ascendante , et, comme supplément , de légères douches par arrosement sur la région hépatique. Après le septième jour, une légère réaction se manifesta chez l'une et l'autre malade , et il s'ensuivit des évacuations visqueuses ; au vingt-unième , l'une eut cette copieuse sécrétion de bile qui caractérise cette forme de maladie , et en même temps aussi le gonflement du foie disparut. Elle quitta les bains le vingt-huitième jour , très-satisfaite du succès de sa cure. Quant à sa sœur, elle devait encore y prolonger son séjour , attendu que chez elle l'évacuation critique de bile s'était annoncée précisément à cette époque , accompagnée de fièvre. Mais l'ennui qu'elle éprouva du départ de sa sœur, fit qu'elle se hâta de la suivre. De retour chez elle , elle eut long-temps encore besoin des secours de la médecine , mais à la fin se rétablit complètement aussi.

———

Mlle P. de G. , hors de l'âge critique depuis quelques années , était atteinte depuis long-temps d'une induration du foie. Sa constitution avait une tendance continuelle à la *vénosité* , tendance encore augmentée par son genre de vie sédentaire (elle s'occupait beaucoup de dessin et de peinture). Elle se résigna à faire une cure thermale , consistant en un bain entier d'une heure par jour, outre la douche clystère ascendante, et sur la région du foie la douche-arrosoir descendante. Comme elle était habituellement sujette à la constipation, et que l'eau thermale en boisson paraissait entretenir cette disposition, on y ajouta l'eau amère de Birmenstorf. Au quatorzième jour se manifesta la réaction, et la malade fut assez mal plusieurs jours de suite. Au vingt-unième, point d'évacuations encore ; la région du foie devient plus sensible, l'humeur s'attriste. Le vingt-huitième jour, enfin, arrivèrent les sécrétions bilieuses, avec des masses d'un sédiment noir, sabuleux et complètement insoluble dans l'eau ; les urines aussi déposaient beaucoup de matières blanchâtres, graveleuses. Le foie perdit alors considérablement de son volume et de sa sensibilité, la peau prit une coloration plus claire, devint plus transparente, et la malade recouvra sa bonne humeur. Ces sécrétions continuaient encore au départ de la malade, qui quitta Baden à-peu-près guérie, et n'eut plus besoin d'y revenir. Depuis, elle s'est décidée à passer tous ses étés sur les Alpes, pour y prendre l'exercice convenable.

Un homme, jeune encore, adonné à la boisson, et devenu par-là sujet à des tremblemens, fut atteint de mélancolie. Il se manifesta bientôt chez lui des symptômes d'affection hépatique, d'émaciation générale et de grande débilité musculaire. Une cure de trois semaines à Baden, dans laquelle la douche ascendante jouait le principal rôle, détermina de copieuses évacuations de mucosités blanches, compactes, et à la fin de bile, à la suite desquelles l'affection du foie et celle de l'âme se dissipèrent, et le malade, pendant plusieurs mois, se trouva tout-à-fait bien. Mais ayant continué de se livrer à son penchant pour la boisson, il ne tarda pas à retomber dans la mélancolie et dans son état de prostration. Encouragé par le succès de cette première cure, il revint l'année suivante à Baden pour en recommencer une seconde, laquelle réussit de nouveau complètement. — Le malade aura-t-il eu assez de pouvoir sur lui-même pour renoncer à sa honteuse passion pour le vin et surtout pour l'eau-de-vie ? C'est ce que l'expérience nous apprendra.

Un rentier, homme instruit et fortement constitué, tomba dans l'hypocondrie à la suite d'affections hémorrhoïdales. Il fit usage pendant quelques mois des pillules de Morisson, qui, à la vérité, le délivrèrent d'une faiblesse des yeux qui s'était manifestée, mais firent dégénérer son hypocondrie en une mélancolie voisine du désespoir. Le désordre s'était mis dans les fonctions de la peau, qui était surtout devenue extrèmement sensible au froid. Il se décida alors à faire usage de la douche ascendante, qui procura l'évacuation de masses membraneuses blanchâtres, enveloppant des grains durs, calcaires, gros comme des lentilles. Ces évacuations continuèrent plusieurs jours de suite. Les bains tièdes et l'eau prise intérieurement à des doses très-modérées, appuièrent l'action de la douche ascendante. Bientôt l'humeur du malade s'éclaircit, le ballonnement du bas-ventre se dissipa, les digestions précédemment troublées se régularisèrent, ainsi que la sensibilité excessive de la peau, et le malade se trouva guéri. Dès-lors, il n'a pas manqué de revenir chaque été prendre quelques douches et quelques bains, par mesure de précaution.

Un Anglais, dans la cinquantaine, qui avait servi long-temps dans l'Inde, fut atteint d'hémorrhoïdes de la vessie. La maladie avait atteint un très-haut degré, et était caractérisée par des douleurs si fortes en urinant, qu'elles occasionnaient des tremblemens convulsifs et faisaient suer le malade à grosses gouttes ; l'urine coulait tantôt goutte à goutte, tantôt par petites secousses, exhalant une odeur nauséabonde, fétide ; tantôt elle était sanguinolente, tantôt d'un rouge foncé, dû aux sels uriques. Le malade était réduit à garder la chambre, toujours le vase à la main ; et une profonde mélancolie s'était emparée de lui. Les bains de siége et les lavemens tièdes avec l'eau thermale, et celle-ci prise intérieurement à petites doses dans le courant de la journée, amenèrent un soulagement, que de légères douches par arrosement sur la partie inférieure du bas-ventre augmentèrent au point que le malade put de nouveau reparaître en société. Il quitta Baden au bout de quatre semaines, rendu à la vie et à la santé. Après s'être bien porté tout l'hiver, un voyage qu'il fit en Angleterre au printemps, le fit retomber en partie dans ses anciens maux. Mais une seconde cure thermale, dirigée comme la première, lui rendit de nouveau la santé.

M. T. d'A . . . ne fut pas aussi heureux. Il avait une blénorrhée de la vessie, résultant d'hémorrhoïdes ; mais il paraissait qu'il s'était déjà formé des ulcères dans la vessie. Les premiers jours, les bains et la boisson des eaux parurent agir favorablement ; mais bientôt le mal empira, et le malade quitta Baden pour mourir quelques mois après.

Je renvoie, en terminant, le lecteur aux observations qu'il trouvera plus bas à l'article de l'hypocondrie.

§ 101.

OBSERVATIONS DE CAS D'AFFECTIONS ARTHRITIQUES.

Madame J. de Sch . ., sujette aux hémorrhoïdes, fut atteinte de la maladie arthritique vers la fin de l'automne. Après que la diathèse inflammatoire eut été écartée par un traitement médical, la malade, bien que l'hiver approchât, se décida à venir à Baden. Elle était incapable de faire aucun mouvement ; toutes les articulations de son corps étaient considérablement tuméfiées, les fonctions de la peau supprimées,

et les urines claires comme de l'eau. On mit en usage les
bains tièdes de courte durée, et l'eau thermale en boisson.
Bientôt les urines devinrent sédimenteuses, et la peau perdit sa sécheresse. Au septième jour il se manifesta une légère réaction, après la terminaison de laquelle les bains furent prolongés, de manière que la malade en prenait un
d'une heure le matin, et un d'une demi-heure le soir. Au
vingt-unième jour s'établirent les évacuations critiques par
les selles et les urines, et il survint un léger éréthisme, accompagné de sueurs très-aigres, et qui dura trois jours. La
malade recouvra immédiatement l'usage de ses membres,
l'intumescence des jointures se dissipa, et la malade, au bout
de quatre semaines, quitta Baden, guérie par une cure d'hiver.
Depuis cinq ans, elle n'a plus eu aucune attaque de goutte.

Madame Zimmerli, sage-femme, mère de neuf enfans,
avait depuis Pâques une goutte fortement développée. Les
articulations étaient tellement affectées, que la malade, ne
pouvant presque plus faire aucun mouvement, était réduite
à garder le lit. En juillet, elle prit pendant quatre semaines
des bains domestiques ordinaires, qui lui firent du bien en
général, de manière qu'elle pouvait, quoique avec peine,
faire quelque usage de ses jambes. Au mois d'août elle se
décida à venir à Baden. Toutes les articulations étaient presque ankylosées, les mains contournées, raides, et la marche
presque impossible. On commença par des bains très-courts,
qui furent petit-à-petit prolongés jusqu'à la durée d'une heure
le matin et autant le soir, à 28 degrés de température. En
même temps, la malade prenait les eaux à jeun, à la dose de
trois verres. A dater de la seconde semaine, elle prit, à des
intervalles convenables, treize bains de vapeur, de 15 minutes d'abord, puis insensiblement portés à 25 minutes. La
cinquième semaine n'était pas écoulée, que la malade quitta
les bains, complètement guérie.

M. B . ., teinturier, antérieurement sujet aux hémorrhoïdes, très-adonné au vin, eut au printemps une attaque de goutte podagrale, et plus tard des affections arthritiques plus générales, qui déposèrent si fortement sur les extrémités inférieures, que le malade ne pouvait plus marcher. Une cure thermale de quatre semaines, pendant laquelle il prit, la première semaine, deux bains de tout le corps, la seconde, un bain le matin et le soir un demi-bain de vapeur, et la troisième, au lieu du bain, de légères douches sur les parties affectées, lui valut de pouvoir de nouveau, à l'aide de béquilles, faire des promenades assez longues. L'hiver se passa sans nouvelle attaque de la maladie ; et une seconde cure, l'été suivant, rétablit tout-à-fait le malade.

M. de M . ., de B., auparavant atteint d'hémorrhoïdes, d'une complexion robuste et grand amateur de la chasse, fut attaqué d'une goutte violente qui lui ankylosa les doigts. Les bains tièdes et l'eau en boisson parurent le soulager : l'enflûre des articulations diminua quelque peu, et les doigts reprirent du mouvement. On employa alors des aspersions très-chaudes sur les bras pendant le bain. Vers la fin de la troisième semaine, il se manifesta une forte réaction, et le malade quitta les bains à cette époque. A peine de retour chez lui, les congestions hémorrhoïdales reparurent, et il en résulta de nouveaux accès de goutte.

Ici, les aspersions d'eau chaude et l'interruption de la cure thermale au moment de la réaction, produisirent le plus grand mal.

Frédr. Ch., âgé de 30 ans, d'un tempérament sanguin, avait depuis long-temps la goutte, et était soigné dans l'hôpital de son canton. Le 11 juin il commença la cure thermale. Le mal invétéré jouait son rôle accoutumé dans les articulations des extrémités et de la colonne dorsale. Le malade était complètement perclus et semblait devenu tout-à-fait raide. Bas-ventre ballonné, mais sans douleurs ; fonctions digestives en assez bon état.

Prescriptions : bains le matin et le soir, les premiers d'une demi-heure en commençant, prolongés chaque jour d'un quart-d'heure, jusqu'à ce qu'ils soient d'une heure et demie ; les seconds d'un quart-d'heure d'abord, prolongés chaque jour d'un demi quart-d'heure, jusqu'à ce qu'ils soient d'une heure ; un verre d'eau thermale pris à jeun, en montant insensiblement jusqu'à trois verres. — Le commencement de la cure procura une amélioration sensible ; mais le malade, enhardi par ce prompt soulagement, crut pouvoir forcer les choses, et se mit à boire jusqu'à sept verres d'eau thermale, à son degré de chaleur naturelle. Bientôt il éprouva de violentes douleurs de colique, avec constipation et météorisme du bas-ventre. Des lavemens rafraîchissans et émolliens rétablirent la sécrétion intestinale ; quelques gouttes de laudanum, jointes à des fomentations d'eau thermale froide sur le bas-ventre, appaisèrent les douleurs, et le malade reprit alors sa cure, en se conformant un peu mieux aux prescriptions ; ce qui eut un plein succès. Il alla de mieux en mieux, et quitta les bains le 16 juillet, tout-à-fait libre des articulations. Depuis le septième jour de la cure, et pendant toute sa durée (à l'exception de l'intervalle de surirritation), les urines avaient déposé un fort sédiment.

Mme M. Kr. de R . ., avait une exostose très-développée au tibia. Les autres symptômes, et notamment l'absence de toute affection syphilitique, ne laissaient aucun doute sur le caractère arthritique du mal ; l'irritation un peu inflammatoire qui subsistait encore, et surtout l'état d'accroissement où était encore l'exostose, montraient clairement aussi que la maladie était dans la période où il se forme des dépôts. L'exostose, très-douloureuse au toucher, avait environ cinq pouces de longueur et était très-protubérante ; la malade ne marchait qu'avec beaucoup de peine. On lui conseilla des bains très-froids, et tous les quatre jours on lui appliquait des ventouses scarifiées dans le voisinage du mal. Les douleurs n'en allèrent pas moins en augmentant. On discontinua alors les bains, pour leur substituer des fomentations froides avec l'eau thermale, ainsi que l'eau en boisson à la dose de six verres, qui procura plusieurs selles chaque jour. Bientôt l'état de la malade s'améliora. Elle quitta l'établissement au bout de 36 jours de cure ; l'exostose était résorbée, l'on n'en apercevait presque plus aucune trace ; les douleurs avaient disparu, et la marche n'était plus le moins du monde gênée.

Nicolas K., de Copenhague, âgé de 25 ans, menuisier, entra le 11 mars dans l'établissement de bains pour les pauvres. Bien-portant dès sa jeunesse, il avait contracté, l'année précédente, à la suite d'une gale rentrée et de voyages continuels par des temps humides, une affection arthritique, dont il se fit traiter à plusieurs reprises dans les hôpitaux, quand il en trouvait l'occasion, mais jamais d'une manière suivie. Le mal s'était enfin jeté sur les organes de la poitrine. A son entrée dans notre établissement, il souffrait beaucoup d'un asthme arthritique fortement développé, où la gale supprimée était sans doute aussi en jeu ; la face était livide, les yeux enflés ; il y avait impossibilité de respirer profondement, jointe à de véhémentes palpitations de cœur.

Traitement : chaque jour deux bains courts, d'une température modérée, et seulement jusqu'au creux de l'estomac ; l'eau thermale en boisson, en faisant un léger exercice, et en montant graduellement de deux verres jusqu'à sept ; de trois en trois jours, des ventouses sèches à la partie supérieure du thorax, appliquées en glissant rapidement vers le creux de l'estomac, de manière à produire une rougeur persistante à la peau et une douleur assez vive. — Ce traitement eut un très-prompt succès : les urines déposèrent abondamment un sédiment qui put s'envisager comme critique, et le malade quitta l'établissement dès le 20 du même mois, tout-à-fait guéri, pour prendre de l'ouvrage à Baden.

Le comte P. de M...., de haute stature et la poitrine large, sujet précédemment aux hémorrhoïdes, avait fait, en qualité d'officier de cavalerie, la campagne de Russie. Il ressentit, il y a des années, de légères atteintes de goutte podagrale, qui à la fin se portèrent sur la poitrine et sur la jambe droite, gênèrent la respiration, et déterminèrent une toux continuelle avec expectoration de mucus clair et sans couleur; il se déclara à la jambe des exostoses, qui de temps en temps causaient de vives douleurs au malade, et lui rendaient la marche très-pénible. Il était allé chercher du soulagement dans le doux climat de l'Italie, après en avoir vainement demandé à diverses eaux de la Bohême. L'eau thermale, des bains d'une température modérée et d'une durée moyenne, et la douche ascendante, qui procura l'évacuation d'une quantité considérable de mucus membraneux, amenèrent vers le vingt-unième jour une légère réaction thermale, après laquelle le malade se sentit tellement soulagé, que, durant une pause de plusieurs jours qui eut lieu dans sa cure, il fit une excursion à pied dans les Alpes. A son retour, il recommença les bains et la boisson des eaux, pendant deux semaines, en y joignant quelques bains de vapeur et quelques douches. Les nouvelles que j'eus de lui quelques mois après son départ, confirmaient son entière guérison, ou, comme il s'exprimait, la parfaite réussite de la cure radicale.

Un Italien de haut rang, qui s'était d'abord voué à la politique et ensuite aux sciences, avait contracté une violente affection arthritique du bas-ventre, avec induration de la paroi antérieure de l'estomac et du lobe gauche du foie, et de notables exostoses aux deux pariétaux. Les affreuses douleurs à la tête, la perturbation totale des fonctions digestives, et les vives souffrances de l'estomac, le firent tomber dans une mélancolie voisine du désespoir. On lui ordonna les bains de Carlsbad, mais par des raisons politiques, il préféra venir à Baden. Un examen approfondi de sa maladie, remontant jusqu'à sa vie antérieure, eut bientôt révélé l'existence d'une ancienne syphilis qui avait été négligée. Le malade dut donc se soumettre d'abord aux frictions mercurielles, qui le délivrèrent bien de ses violentes douleurs céphaliques, mais non de ses exostoses et de son affection du foie et de l'estomac. On lui fit faire alors une cure complète d'eau thermale, tant en bains qu'en boisson, à laquelle on joignit plus tard quelques bains de vapeur et de légères douches sur la tête et la région épigastrique. Le succès de cette cure fut complet : après des sécrétions d'urines sédimenteuses uratées et phosphatées, et de copieuses évacuations bilieuses, le malade se trouva complètement délivré de ses maux. Il y a de cela plusieurs années, et, radicalement guéri, il a pu de nouveau se livrer à son goût pour l'étude, sans que sa santé en ait jamais souffert.

Chez une jeune fille de 24 ans, il s'était développé à l'époque de la puberté et lors de l'apparition des premiers signes menstruels, une affection arthritique. Tout resta en arrière, et la goutte, gagnant d'autant plus en intensité et en opiniâtreté, se porta sur les mains et sur les coudes, où elle détermina de forts dépôts ; tant qu'à la fin les mains devinrent tout-à-fait raides, dures, froides, comme pétrifiées, les doigts recourbés en dehors, sans sentiment, et les coudes ankylosés. Tout le corps était fort amaigri.

Traitement : bains du matin, d'une durée portée insensiblement à deux heures, et bains du soir prolongés de même jusqu'à une heure de durée ; pendant le bain, affusions très-chaudes d'eau thermale prise à la source, jusqu'à réchauffement des extrémités supérieures ; boisson d'eau thermale dans la matinée, jusqu'à ce qu'il survienne des selles pultacées ; après la réaction thermale, fortes douches descendantes sur les extrémités supérieures, moins fortes sur la région pelvique et les parties génitales.

Vers la cinquième semaine, il se manifesta des signes de menstruation, les doigts reprirent du sentiment et un peu de mouvement, de même que, et plus encore, les coudes. Au bout de cette même semaine, la malade quitta Baden, considérablement soulagée.

L'année suivante, elle revint aux bains. La menstruation avait reparu de temps en temps, mais très-irrégulièrement et très-parcimonieusement, et les autres signes de puberté avaient pris quelque développement. La malade fit une seconde cure semblable à la première, qui lui fit recouvrer le libre mouvement des doigts ; celui des coudes était complètement revenu dans l'intervalle. Les règles parurent pendant la cure et durèrent plusieurs jours. — Je ne sache pas que la malade soit revenue à Baden pour y faire une troisième cure.

Dans plusieurs autres cas analogues, mais moins invétérés, il a suffi d'*une seule* cure thermale pour amener une complète guérison.

Mlle C. G.., du canton d'Appenzell, âgée de 26 ans, d'une complexion débile, cachectique, était depuis plusieurs années atteinte d'une arthrite, à la suite de laquelle toutes les jointures des doigts s'étaient complètement ankylosées ; le dépôt arthritique s'était logé dans les gaînes des tendons ; les mains étaient comme pétrifiées, entièrement froides et dures au toucher, les doigts étendus en ligne droite, sans aucun sentiment, immobiles, livides ; la substance musculaire des extrémités supérieures était tabescente et dure, et l'articulation du coude ankylosée.

La malade prit chaque matin un bain, d'abord d'une heure, et prolongé petit-à-petit jusqu'à trois heures , et chaque soir un bain d'une demi-heure , prolongé de même jusqu'à deux heures de durée. Outre cela , elle se baignait les mains plusieurs fois dans la journée ; et vers la fin de la cure, on y joignit la douche par affusion , et des bains de vapeur de 20 minutes , qui furent pris au nombre de huit.

Pendant la troisième semaine , à l'arrivée de la réaction thermale , il se manifesta enfin , en même temps que des excrétions sédimenteuses , un léger retour de chaleur et d'élasticité aux doigts ; et vers la fin de la quatrième semaine, ces heureux symptômes avaient fait de tels progrès , que les phalanges et les muscles étaient de nouveau souples et mobiles , et que la malade put retourner chez elle presque entièrement guérie.

G. M. de M . . , âgé de 24 ans , commença sa cure thermale le 11 juin. Depuis long-temps atteint de la goutte , il avait été soigné à l'hôpital de l'Isle à Berne. L'habitude raide de son corps et tout son extérieur annonçant une disposition aux congestions, m'engagèrent à ne lui prescrire que des bains très-peu chauds et de courte durée. J'eus tout lieu de croire qu'il ne suivit pas mes prescriptions ; car au neuvième jour de la cure, après qu'une légère réaction se fut manifestée le septième , il fut pris d'un violent accès de goutte inflammatoire, qui envahit en même temps le péritoine et les membranes du cerveau. Les bains furent interrompus et remplacés par un traitement antiphlogistique complet : de fortes saignées locales et générales, la digitale, le calomel, le nitre, etc. , délivrèrent le malade de ses cruelles souffrances ; plus tard, le traitement ayant été rendu plus diaphorétique, le procédé morbifique se jeta de nouveau sur les articulations des extrémités supérieures et inférieures. Des sachets aromatiques secs et des opiates , conjointement avec les dérivatifs convenables , dissipèrent aussi cette affection ; et alors , pour complément de la cure, je prescrivis de nouveau les bains tièdes. L'amélioration qui s'ensuivit, à l'aide des évacuations critiques, fut vraiment remarquable ; et le malade quitta les bains le 16 juillet, complètement guéri.

Un riche négociant, âgé d'une soixantaine d'années, qui, dans sa jeunesse, avait un peu trop joui de la vie, fut à la fin atteint de tremblemens de membres et d'une goutte podagrale, dont les accès se renouvelaient de plus en plus fréquemment ; hôte fort incommode pour un homme aimant le plaisir et conservant encore la vigueur de la jeunesse. Il vint chercher à s'en débarrasser à Baden. Le septième jour de sa cure thermale, il eut une attaque de goutte, qui se dissipa au bout de trois jours à l'arrivée d'un pourpre arthritique douloureux, accompagné d'éréthisme ; celui-ci entra pareillement en desquamation le troisième jour, et le malade se trouva tout-à-fait bien. Il passa l'automne et l'hiver sans être de nouveau visité par la goutte ; et plusieurs années de suite il est revenu prendre les bains pendant dix à quatorze jours, et rappeler ainsi l'éruption arthritique aux extrémités inférieures ; ce qui, chaque fois, l'a préservé pour l'année suivante de toute attaque de podagra.

§ 102.

RHUMATISME.

Le rhumatisme est un état particulier d'irritation, accompagné de douleur, des organes séreux ou fibreux, résultant de trouble dans les fonctions de la peau, et surtout de suppression de la transpiration par refroidissement.

Il se caractérise par des douleurs tiraillantes, lancinantes ou incisives, avec ou sans symptômes inflammatoires bien marqués, et peut prendre naissance dans toutes les membranes séreuses ou fibreuses, non-seulement dans celles qui recouvrent les muscles et s'insinuent entre leurs faisceaux de fibres, mais aussi dans leurs prolongemens tendineux, dans les ligamens, le périoste, les gaînes des nerfs, dans les membranes du cerveau et de la moëlle épinière, dans la plèvre et le péritoine et dans leurs appendices, comme la tunique vaginale des testicules, etc.

Dans le rhumatisme, il y a altération du développement d'électricité à la peau, tel qu'il a plus ou moins lieu dans l'état de santé; l'électricité quitte entièrement la surface, pour s'accumuler sous la peau; par où s'explique la douleur vive, particulière, qu'y ressent le malade; c'est aussi la raison pour laquelle, quand le mal est violent, il se forme si aisément de l'eau à ces places. La production d'acides qui a lieu dans le rhumatisme, paraît aussi dépendre de la suppression du développement électrique au dehors; les parties affectées de la peau n'en sécrètent aucun, mais il s'en sépare d'autant plus par les urines, ainsi que par les parties de la peau non attaquées, lorsque ces parties prennent un plus haut degré d'activité. Les acides sécrétés sont de l'acide urique et de l'acide rosé. Plus la peau est blanche et délicate, plus elle est sensible et encline aux sueurs, plus aussi les affections rhumatismales se développent aisément. On dit que cette maladie est inconnue aux Nègres; c'est, sans doute, parce que le pigment noir déposé sous leur peau influe d'une certaine manière sur la conductibilité de l'électricité. Souvent cette sensibilité de la peau est congénitale; plus souvent encore elle est due à la délicatisation de la peau, à une tenue trop chaude, soit dans l'habillement, soit dans les couvertures de lit, soit dans les appartemens; à l'excès des boissons chaudes, et au soin que l'on prend de ne pas s'habituer à l'air atmosphérique. La marche du rhumatisme n'a rien de constant ni de fixe; il est le plus fréquent dans le jeune âge, dans les cas de sensibilité cutanée exaltée et dans la saison chaude, surtout quand le temps passe brusquement du chaud au froid, et que l'atmosphère se charge d'humidité. Sa cause occasionnelle est ordinairement un refroidissement local ou général.

Plusieurs affections rhumatismales ont une grande ressemblance avec la goutte ; de là vient qu'on les confond si souvent ensemble. Mais on se convaincra que le rhumatisme chronique, et même le rhumatisme aigu des membranes articulaires, sont tout une autre maladie que la goutte, si l'on considère la différence de disposition corporelle pour l'une ou pour l'autre affection, l'époque du développement de ces dispositions et des deux maladies elles-mêmes, la diversité des causes occasionnelles et des endroits du corps sur lesquels elles agissent immédiatement, et par conséquent la source d'où elles tirent leur origine, et enfin, la différence de leur invasion, de la marche de leurs symptômes, de leur durée et de leurs terminaisons, etc.

Dans le rhumatisme, ce n'est pas ce qui se passe dans le système de la veine-porte, non plus qu'une production d'acides, qui, comme dans la goutte, détermine la maladie ; ces phénomènes ne s'y manifestent qu'accidentellement, et quant à la production d'acides, elle s'y fait de dehors en dedans. Le rhumatisme attaque les tissus séreux et fibreux, la goutte, les membranes muqueuses ; et les ankyloses et contractures que produit le rhumatisme, ont lieu par raccourcissement, par simple raideur des tissus fibreux des articulations, tandis que celles de la goutte résultent de dépôts de concrétions arthritiques solides. Ici la cause déterminante fondamentale est un développement anormal d'électricité, qui dans la goutte ne joue aucun rôle, ou n'en joue qu'un secondaire. Le rhumatisme n'est jamais le résultat d'une affection hémorrhoïdale, et ne se transforme jamais en hémorrhoïdes ; sa cause occasionnelle est le refroidissement de la peau extérieure ; ses sécrétions critiques sont de l'acide urique et de l'acide rosé, jamais des combinaisons calcaires. Enfin, les affections rhumatismales sont souvent épidémiques, la goutte ne l'est jamais.

Dans l'*inflammation rhumatismale*, les douleurs sont très-violentes, pongitives, lancinantes, brûlantes, pulsatives, et elles rendent presque impossible tout mouvement des parties affectées. L'enflûre est dure, rouge ou blanche. L'inflammation articulaire, si elle n'est pas neutralisée, se transforme immédiatement en tumeur œdémateuse, en hydropisie des jointures, en abcès, en induration, et enfin en *ankylose*. Un temps humide et froid, venteux, une atmosphère chargée d'électricité, influent toujours sur le mal. Souvent l'inflammation change brusquement de place, quelquefois même elle parcourt toutes les articulations du corps.

Lorsque la maladie se manifeste brusquement, et qu'elle est accompagnée de fièvre, elle prend le nom de *rhumatisme aigu ;* quand l'affection traîne en longueur (et alors elle n'est pas ordinairement accompagnée de fièvre), on l'appelle *rhumatisme chronique*. Le rhumatisme aigu peut devenir chronique quand on le néglige, quand on le traite par des moyens trop affaiblissans (par des saignées trop abondantes, etc.), ou par telle autre méthode mal entendue ; ou bien, lorsqu'après sa terminaison l'on suit un mauvais régime. Le rhumatisme chronique se fixe ordinairement sur des parties isolées, et y persiste quelquefois des mois et des années entières. La partie affectée ne subit pas d'altération dans sa forme, au moins pour l'ordinaire ; elle n'est ni rouge, ni enflée, ni brûlante, mais plutôt froide au toucher et rabougrie. Rarement il s'y manifeste de la sueur, et alors cette sueur est glutineuse. Le rhumatisme chronique engendre de la faiblesse dans les parties qu'il attaque, et altère même leur contexture ; les ligamens et les tendons se *raidissent* ou se *raccourcissent,* ou enfin se *paralysent* entièrement. —

Le rhumatisme envahit tantôt les articulations, et constitue alors le *rhumatisme articulaire* aigu ou chronique ; ou bien il attaque les parties de la *tête,* surtout les muscles pariétaux. Le plus souvent il n'y a qu'un côté qui soit affecté ; les douleurs lancinantes sont circonscrites au trajet des muscles en souffrance ; ou bien , le mal se porte sur les organes des sens , ce qui détermine une *otite* ou une *ophthalmite,* ou sur les nerfs des mâchoires et sur les membranes des os, les alvéoles , etc., et alors survient une *odontalgie rhumatismale ;* ou encore , il s'attache aux muscles du cou , de la poitrine et du ventre , à ceux des extrémités ou des lombes, et prend alors le nom de *lumbago.* La douleur lancinante , tiraillante qu'on ressent à ces parties , est caractéristique ; et nous avons déjà mentionné la terminaison du *rhumatisme musculaire* en consomption et en raidissement des muscles. Dans le lumbago , la raideur de la colonne vertébrale et de la région lombaire n'est qu'apparente , et les malades ne se tiennent le dos immobile que parce que tout mouvement leur est trop douloureux. Quand les *muscles de la face* sont affectés , il arrive aisément qu'ils se paralysent ; ce qu'il ne faut cependant pas confondre avec le tic douloureux. Les préparations arsenicales , mercurielles , celles de plomb , de zinc , de bismuth , peuvent produire le rhumatisme ; alors il attaque le plus souvent les extrémités , d'abord les inférieures , puis les supérieures , et il se caractérise par un fourmillement dans les parties affectées , par leur *pelliciosité,* par le tremblement et la perte du mouvement volontaire ; enfin il survient une paralysie complète et une atrophie des membres ; les muscles fléchisseurs conservent la prépondérance sur les extenseurs , ce qui distingue essentiellement cette affection des phénomènes analogues de la consomption dorsale.

Le rhumatisme peut aussi se compliquer avec d'autres affections , telles que la goutte , les scrophules , la maladie vénérienne ; ou bien il peut devoir sa naissance à une métastase , à la suite d'exanthèmes chroniques répercutés , ou d'une suppression de la transpiration des pieds ou des aisselles. Il se fixe alors de préférence sur les gaînes des nerfs et sur le périoste.

Quand le rhumatisme attaque les gaînes des nerfs , il en résulte des *névralgies ,* des *rhumatalgies.*

Ici appartient la *sciatique* (*ischias*, *malum Cotunni*). C'est une affection rhumatico-inflammatoire, ou de la tunique vaginale du nerf ischiatique (*ischias postica*), avec exsudation lymphatique subséquente, ou du nerf crural (*ischias antica*). Ici les douleurs suivent le trajet du nerf crural, en descendant le long du dedans de la cuisse ; là elles suivent celui du nerf ischiatique, en descendant en dehors jusqu'au genou, et de là jusqu'au malléole externe et à la plante du pied. Elles augmentent de violence par la chaleur du lit, et finissent par amener la tabescence, le raccourcissement et la paralysie de la cuisse.

La *coxalgie* (*coxalgia*, *coxarthrocace*, claudication spontanée) peut aussi, dans certains cas, être de nature rhumatismale ; c'est pourquoi nous croyons devoir en parler ici, d'autant plus que son traitement thermal est soumis aux mêmes principes. Souvent cette maladie est produite par des causes extérieures, par des coups, par une chute, etc. ; souvent aussi elle est le reflet d'une affection intérieure et profonde, comme, par exemple, dans la disposition scrophuleuse ; et alors c'est plutôt une métastase rhumatismale. On a fort souvent occasion de la traiter dans les établissemens thermaux ; mais sa nature est fréquemment méconnue.

Elle commence par une douleur dans l'articulation de la hanche, souvent sans qu'il s'y joigne ni tuméfaction, ni fièvre ; souvent aussi on n'y éprouve qu'une difficulté de mouvement, et la douleur ne se fait sentir que quand on presse derrière l'os de la hanche. Dans le second stade, la douleur se fixe ordinairement au genou ; ce qui souvent détourne l'attention du malade et du médecin du véritable siége de la maladie. Cette douleur résulte de la tension des muscles de la cuisse à leur point d'insertion au dessus du genou, parce que la capsule, le ligament et la tête du fémur commençant à enfler, celle-ci n'a plus assez de place et se trouve poussée hors de la capsule ; ce qui fait que la cuisse s'alonge et perd sa position. La fesse du côté affecté s'aplatit, et l'on reconnaît aisément le mal en faisant coucher à plat le malade sur le dos. Tout mouvement est douloureux ; une pression cause de la douleur dans l'articulation de la hanche, sans jamais augmenter celle du genou. Enfin, la tête du fémur sort tout-à-fait de la cavité articulaire, en passant par dessus ses bords, et la cuisse se raccourcit ; il en est de même quand la capsule se détruit, et que la tête du fémur s'y enfonce davantage. Le malade reste boiteux tout le temps que dure la maladie.

Cette affection peut aussi provenir d'une sciatique ou d'un lumbago ; dans ce dernier cas, le bassin semble être de travers, c'est-à-dire, être poussé en haut du côté malade ; dans le premier, la jambe entière, par suite du relâchement des parties molles de l'articulation de la hanche, peut s'alonger ou se raccourcir, selon qu'on la tire ou qu'on la pousse.

Des accidens analogues à la sciatique peuvent aussi se manifester isolément à la jambe, aux nerfs du bras ; et de même, des procédés morbifiques analogues à ceux de la coxalgie peuvent avoir lieu dans les articulations de l'épaule et du coude.

On doit encore compter au nombre des rhumatalgies, la cruelle maladie connue sous le nom de *tic douloureux de Fothergill*, qui, de même, consiste en une affection rheumatico-inflammatoire des nerfs de la face.

§ 103.

Le traitement thermal des rhumatismes se règle sur l'état de la maladie. Quand l'inflammation rhumatismale se reflète sur l'ensemble de l'organisme, qu'il y a fièvre, il ne faut pas penser à employer un traitement thermal, jusqu'à ce que la fièvre ait battu en retraite. Si elle est simplement locale, sans reflet, il ne faut pas pousser la cure thermale jusqu'à une réaction générale ; et alors on ne doit employer que des bains courts, tièdes, plutôt même froids, et des saignées locales au moyen des ventouses scarifiées. Des affusions très-chaudes nuiraient à l'instant même, en augmentant les douleurs et en aggravant immédiatement le mal. Il en serait de même des douches trop irritantes. Moins l'inflammation a d'intensité, plus le traitement thermal peut recevoir d'extension, et plus il convient d'activer en général et localement la peau par les bains d'eau et de vapeur, et même par de légères douches (les douches fortes irriteraient trop). Si le développement de l'électricité paraît trop altéré, ce que l'on reconnaît à la continuité de la douleur, à la rigidité locale de la peau, à la diminution de la transpiration, à un *développement de froid* très-marqué aux parties affectées pendant le bain de vapeur, on activera ces parties par des douches locales, même par de légères douches écossaises, en ayant soin, cependant, de ne faire durer celles-ci que très-peu de temps, et de les terminer toujours par le jet d'eau chaude. Souvent l'emploi de douches très-chaudes sur tout le corps, à l'exception des parties affectées, rend les plus grands services, en agissant par antagonisme et comme dérivatif. On fera toujours bien d'envelopper les parties malades dans du coton brut et par dessus dans du taffetas ciré, et de temps à autre d'appliquer des ventouses scarifiées, ou, si le rhumatisme a pris un caractère torpide, des ventouses sèches. L'eau thermale en boisson servira à faire évacuer les productions acides, et en même temps à activer la fonction de la peau. L'influence que nos thermes manifestent sur le développement de l'électricité du corps, explique pourquoi ils sont si salutaires dans les affections rhumatismales. Quant aux bains de vapeur, qui sont d'un si grand secours ici, on en fait usage jusqu'à ce que le développement de chaleur soit devenu le même par tout le corps [1].

(1) Nous recevons dans ce moment communication des recherches de M. le professeur Schœnbein sur l'*odeur électrique*, telles qu'il en a été fait mention dans la *Gazette de Bâle* du 20 avril 1844, en ces termes: « M. Schœnbein, dans les séances de la Société des sciences naturelles des 3 et 7 de ce mois, a communiqué les résultats de ses dernières expériences sur

La réaction thermale suit rarement dans cette maladie son cours ordinaire ; ce qui est facile à concevoir, les principales altérations ayant lieu ici dans le système cutané extérieur. L'effet est souvent très-prompt et a lieu en peu de jours ; d'autres fois il traîne en longueur jusqu'à la quatrième semaine. Une précaution que je dois recommander, c'est d'interrompre tout traitement énergique quand il y a accumulation d'électricité dans l'atmosphère, sans quoi le mal pourrait aisément empirer ; et il ne convient pas davantage

l'odeur électrique, expériences qui prouvent que cette odeur résulte d'une substance particulière, qui, par ses propriétés, a la plus grande analogie avec le chlore. Cette substance possède, par exemple, la propriété de décomposer, à une température ordinaire, l'iodure de potassium, l'hydrogène sulfuré et beaucoup de gaz semblables ; et en général, elle agit sur quantité de matières de la même manière que le chlore. M. Schœnbein a de plus démontré, par les expériences les plus concluantes, que dans la décomposition de l'eau par la pile de Volta, il se produit une matière toute semblable, pourvu, toutefois, qu'on emploie une eau contenant de l'air. Le corps en question, auquel, à raison de sa forte odeur, il avait déjà précédemment donné le nom d'*ozon*, peut aussi s'obtenir par la voie chimique. M. Schœnbein croit pouvoir tirer des résultats obtenus jusqu'ici, cette conclusion : *c'est que l'azote, envisagé jusqu'ici comme un corps simple, est en effet un corps composé, et qu'il est formé d'ozon et d'hydrogène.* L'apparition de l'ozon dans les décharges électriques, les coups de foudre, etc., comme aussi dans un procédé chimique proprement dit, est due, selon M. Schœnbein, à une combinaison de l'oxigène de l'air avec l'hydrogène de l'azote, tandis que le développement de l'ozon au pôle positif d'une pile de Volta, doit s'expliquer par l'électrolyse, ou décomposition voltaïque de l'hydrogène ozoné, c'est-à-dire de l'azote. »

Si l'on considère maintenant la grande quantité d'azote que contiennent nos eaux thermales, tant en union intime (5,866 grammes d'eau thermale ont donné par l'ébullition 56,64 centimètres ou 1,649 millièmes parties de gaz azote), que s'en dégageant librement (100 parties de gaz développé librement à l'air contiennent 66,55 d'azote), de façon que 100 parties de l'air du vaporarium contiennent 74,84 d'azote (voir plus haut p. 15 et 18), l'on ne prendra pas pour de vains fantômes les *phénomènes électriques* qui s'observent dans nos thermes. La présence de cette substance électrique, de l'ozon, dans nos eaux thermales, comme partie essentielle de l'azote, servira peut-être aussi à expliquer la décomposition énigmatique du gaz hydrogène sulfuré (p. 16), ainsi que la production de soufre sublimé et maint autre rapport chimique de l'eau thermale et de ses gaz.

de terminer la cure pendant que l'atmosphère est dans un pareil état.

Le traitement thermal des rhumatalgies varie suivant les différens stades de la maladie.

Dans les affections inflammatoires prédominantes des tuniques vaginales des nerfs, on ne doit jamais négliger les saignées locales par les ventouses ; sans quoi l'action thermale, trop irritante et trop pénétrante, aggraverait à coup sûr le mal. Outre cette précaution indispensable, qui d'ailleurs sert à combattre directement la maladie, les bains frais et de courte durée s'emploient aussi avec grand succès. Dans la coxalgie, on applique les ventouses aussi près que possible de l'articulation de la hanche ; dans le lumbago, on les pose plus en arrière ; dans la sciatique plus bas, et selon les cas en dedans ou en dehors du genou, le long des nerfs affectés et jusques près de la cheville du pied. Il faut les faire tirer fortement, afin qu'elles évacuent non-seulement du sang de la périphérie, mais de celui de l'intérieur. Dans le second stade, quand l'exsudation est déjà établie (ce qu'on reconnaît au fourmillement le long de la cuisse et de la jambe, à l'engourdissement du pied, à la gêne du mouvement, au refroidissement de la partie affectée, qui se fait surtout sentir dans le bain de vapeur), il faut d'abord ventouser à sec, et ne tirer que très-peu de sang. Il paraît que l'exsudation opérée par les ventouses sèches, agit sous la peau comme un stimulus continu, dérivatif, ou que la force de résorption, réveillée et rendue plus active, agit aussi plus énergiquement sur la matière exsudée contenue dans la gaîne des nerfs. Des bains tièdes et des bains de vapeur sont ici les moyens les plus efficaces ; la douche ne doit être employée que par essai, pour s'assurer si elle n'irrite pas la douleur. Dans le dernier stade (lorsque la coxalgie n'est pas accompagnée de carie de l'os), il n'y a que les bains chauds et prolongés, les bains de vapeur alternant avec de fortes douches très-chaudes, par jets et par affusions, dont on puisse espérer du secours. Les ventouses sèches et l'acupuncture secondent puissamment le traitement thermal. Dans les rhumatalgies, les affusions froides immédiatement après le bain de vapeur, soit locales, soit générales, selon les cas, rendent des services signalés. D'après ce qui vient d'être dit, on conçoit aisément que la boisson de l'eau thermale est indiquée dans tous les stades. Quand il y a carie et disposition scrophuleuse, l'eau iodurée de Wildegg est un bon auxiliaire de cette cure. Il va sans dire que la première de ces affections ne comporte ni douches, ni bains de vapeur, mais seulement des fomentations d'eau thermale.

Dans le tic douloureux de Fothergill, nos thermes se montrent trop irritans.

Dans les rhumatismes opiniâtres et invétérés, exempts de toute diathèse inflammatoire, et surtout dans leurs suites, on peut attendre les plus heureux effets de la poussée thermale.

Nous n'avons presque pas besoin de dire, qu'il ne peut point être question de traitement thermal dans les inflammations rhumatismales d'organes intérieurs, par exemple, de la plèvre, du péricarde, du péritoine, etc. Tout au plus pourrait-il s'employer dans les cas d'indurations à la suite de ces inflammations, surtout de la dernière.

Il sera parlé plus tard des névralgies proprement dites.

§ 104.

OBSERVATIONS.

Jeanne Meyer, âgée de 50 ans, célibataire, souffrait d'affections rhumatismales déjà depuis long-temps. Dans les derniers temps, le mal s'était principalement porté sur les extrémités inférieures, et avait gagné aussi les extrémités supérieures. La malade, vu qu'elle était en service, ne put pas se soumettre à un traitement suffisant et assez long ; ensorte que la cause du mal ne fut pas détruite. Les extrémités atteintes d'inflammation restèrent tuméfiées, surtout les li-gamens, les parties tendineuses et les membranes vaginales. Les mouvemens, et en particulier la marche, étaient deve-nus très-pénibles, et de temps à autre les douleurs acqué-raient un haut degré d'intensité.

Le 18 juin, la malade vint chercher du secours ici. Elle prit les bains deux fois par jour, ceux du matin d'une demi-heure d'abord et peu-à-peu d'une heure et demie, et ceux du soir, d'une demi-heure aussi en commençant, et peu-à-peu d'une heure; elle buvait en même temps l'eau à jeun, à la dose d'un verre jusqu'à cinq. Deux semaines se passèrent sans qu'il y eût de soulagement marqué. Je prescrivis alors les bains de vapeur. Dans les deux premiers, à 32° R., la malade éprouva un sentiment de froid; les extrémités étaient froides au toucher et en même temps moîtes, sans que la sueur coulàt. Le séjour dans le bain de vapeur ayant alors été prolongé et porté à une demi-heure, la sensation de froid se perdit, il ne tarda pas à s'établir une sueur abondante, qui d'abord semblait froide (les extrémités l'étaient encore); mais peu-à-peu ce développement de froid aux parties affec-tées se dissipa, et avec lui disparurent les douleurs rhuma-tismales et l'intumescence. Après le huitième bain de vapeur, la malade quitta Baden, considérablement soulagée et en bon train de guérison.

Marguerite Frankhuser, jeune fille de 21 ans, sortant de l'hôpital de l'Isle à Berne, avait depuis quelques années un rhumatisme chronique, qui, dans les derniers temps s'était jeté sur l'appareil ligamenteux et tendineux de la colonne dorsale, sans que les soins assidus et persévérans dont elle était l'objet eussent pu jusqu'alors lui procurer un soula-gement notable. Elle arriva à Baden le 17 juin, et prit les bains tous les jours une heure le matin et une demi-heure le soir. On y joignit deux fois par jour une douche d'un quart-d'heure sur le trajet du rachis, et quatre fois, pendant que dura la cure, des ventouses scarifiées sur les places affectées. Il y eut un notable changement en mieux, les mouvemens devinrent plus libres, la douleur moins forte, et la malade put se tenir debout. Afin de rendre le traitement plus énergique, on y adjoignit, dès la quatrième semaine, un bain de vapeur de deux jours l'un. Le malade en prit quatre, au bout desquels, son état continuant à s'améliorer sensiblement, ils furent mis de côté, ainsi que les douches, et les bains d'eau réduits à un seul d'une heure le matin. La malade quitta l'établissement au bout de 36 jours de cure, dans un état voisin de la guérison.

S. W...., agriculteur, âgé de 28 ans, était atteint depuis long-temps de rhumatisme, avec durcissement des muscles de la nuque et des ligamens de la partie supérieure du rachis, et raideur du cou résultant de ce durcissement ; de sorte que, depuis le milieu du dos, aucun mouvement libre du thorax n'était plus possible.

Prescription : tous les jours deux bains chauds, avec affusion d'eau très-chaude sur la nuque ; le bain du matin d'une heure et demie, celui du soir d'une demi-heure ; dès la seconde semaine, chaque jour une douche d'un quart-d'heure sur la partie du cou affectée. Quatrième semaine : diminution progressive et cessation finale du bain du soir, et réduction du bain de la matinée à une demi-heure.

L'effet de ce traitement fut le retour progressif du libre mouvement, d'abord en avant et en arrière, puis, un peu plus tard, de côté. Vers le milieu de la sixième semaine, le malade quitta les bains, parfaitement rétabli.

Un négociant de B..., dans une promenade à cheval qu'il faisait par un temps humide et froid, fut assailli par un vent impétueux accompagné de grésil, qui lui chassait la pluie glacée au visage, tandis que le reste de son corps était en transpiration. Il survint des douleurs à l'un des côtés de la face, et le lendemain ce côté était paralysé et la joue pendante. Un traitement suivi, par les vésicatoires, la strichnine, l'acupuncture, l'électricité, n'ayant amené aucun soulagement, le malade vint à Baden, où il arriva au mois de juin. Les bains tièdes, de légères douches sur la moitié affectée de la face, et plus tard des bains de vapeurs entiers (pendant lesquels se manifesta le développement de froid caractéristique), rétablirent complètement le malade en trois semaines. Il se peut que le beau temps qu'il ne cessa pas de faire durant toute la cure, et la transpiration continuelle où se trouvait le malade dans ses nombreuses excursions, aient notablement contribué à sa guérison.

Un cas absolument semblable s'est présenté chez un charpentier âgé de 50 ans, qui, dans la semaine de Noël, venant de s'échauffer par une marche forcée, avait été surpris par une pluie froide mêlée de grésil. Au bout d'une heure, après de très-vives douleurs, tout un côté de la face se trouva paralysé. On employa immédiatement des frictions avec l'ammoniaque caustique, et l'on appliqua des vésicatoires sur la nuque et derrière l'oreille ; mais malgré un traitement suivi de plusieurs semaines, il n'y eut aucune amélioration dans l'état du malade. Au mois de mai, les bains d'eau thermale, ceux de vapeur, et les affusions très-chaudes ont opéré sa guérison.

M. K..., marchand, âgé de 25 ans, fut empoisonné avec de l'arsenic. On réussit à force de soins à détourner les accidens les plus graves ; mais la troisième nuit, il fut pris d'un violent rhumatisme, causé par l'arsenic, qui s'empara, non sans de vives douleurs, des muscles de l'omoplate, de l'épaule et d'une partie du bras droit, et empêcha le ma-

lade, pendant quatre nuits, de se mettre au lit, les douleurs lui semblant moins fortes quand il était debout, qu'il
marchait ou se tenait assis. « Trois personnes, dit le malade, me frictionnaient à tour de rôle avec de l'onguent
volatil jusqu'à m'écorcher la peau et à provoquer une éruption ; mais tout fut inutile : je ne pouvais supporter la flanelle, à cause de la chaleur qu'elle me faisait éprouver et
qui augmentait mes douleurs. Enfin, au bout de huit jours,
ces douleurs diminuèrent et disparurent presque entièrement. Il me fallut, long-temps encore, observer un régime
très-sévère ; je me sentis à la fin tout-à-fait bien, et sans
aucune douleur à l'estomac. Je fis alors un voyage pour affaires, mais au bout d'un an, *jour pour jour,* vers les deux
heures et demie de l'après midi, par un très-beau temps
(c'était en mars), je fus saisi tout-à-coup et à l'improviste
de douleurs si véhémentes, que le fouet me tomba des mains.
Huit jours écoulés, les douleurs disparurent de nouveau.
L'année suivante elles me reprirent en février, et plus tard
en automne, mais pas avec autant de violence. Il s'écoula
quatre années sans que j'en fusse de nouveau atteint ; mais
alors elles reparurent avec la même intensité, et aux mêmes
places. A l'exception de ces douleurs, je ne sache pas qu'il
se soit fait aucune altération dans mes fonctions, si ce n'est
une extrême disposition aux sueurs, que je n'avais pas auparavant ; depuis, j'ai eu aussi de fréquentes inflammations
de la gorge et des extinctions de voix ; et après le moindre
excès de table ou de boisson, mes membres et ma langue
s'appesantissent, et j'éprouve aux bras des douleurs et une
faiblesse voisine de la paralysie. » — Le malade avait l'extérieur débile et était gêné dans ses mouvemens du côté
droit, lequel était plus amaigri et plus sensible à une forte
pression que le gauche, surtout le long de l'épine dorsale.
L'affection rhumatismale était devenue dans les derniers
temps plus persistante ; et quand elle revenait, la faiblesse
musculaire était telle, que le malade semblait à-demi para-

lysé. Une cure de quatre semaines, tant en bains qu'en boisson, pendant laquelle, au bout de sept jours, il se déclara un véritable thermalisme, et plus tard la douche et quelques bains de vapeur, rétablirent le malade au point que, à part la faiblesse musculaire, il n'eut jusqu'à l'année suivante, aucun ressentiment de son rhumatisme. Une seconde cure thermale, où les douches furent surtout employées, compléta la guérison ; et dès-lors le malade, malgré ses fréquens voyages, a joui d'une bonne santé sous tous les rapports.

Un petit garçon de 5 ans, de la campagne, tomba dans un ruisseau, le corps tout en sueur ; bientôt il se déclara une sciatique, qui, malgré qu'elle parut céder jusqu'à un certain point à l'usage des sangsues, des vésicatoires, des frictions volatiles, etc., ne tarda pas néanmoins à se changer en une coxalgie bien caractérisée. Ce fut dans cet état que l'enfant fut transporté à Baden. La maladie en était au commencement de sa seconde période ; l'articulation était extrêmement douloureuse, enflée, la cuisse malade plus longue que l'autre. De simples bains tièdes ne firent qu'augmenter les douleurs ; les sangsues même et les ventouses scarifiées n'amenèrent aucun soulagement. On administra alors la morphine, qui dissipa la douleur comme par enchantement ; si bien que le malade put sans inconvénient supporter la cure thermale. On conçoit que l'on ne put d'abord employer que des bains courts et tièdes ; mais plus tard, à mesure que la tuméfaction de l'articulation diminuait, on prolongea la durée du bain, on dissipa, au moyen de fortes ventouses scarifiées, les restes d'inflammation rhumatismale qui subsistaient encore, et enfin les douches furent mises en usage, dans une progression graduelle. Le traitement fut efficacément secondé par la boisson des eaux. Au bout de la cinquième semaine, les deux jambes étaient redevenues parfaitement égales en longueur, et le malade faisait d'assez

longues promenades , appuyé sur un bâton. Il quitta Baden
en pleine convalescence.

Une dame d'une quarantaine d'années, depuis long-temps
en proie au rhumatisme , fut atteinte d'une sciatique , puis
d'un lumbago , et enfin peu-à-peu d'une coxalgie. La cuisse
s'était alongée ; la fesse du côté malade était devenue flasque,
et le bassin semblait s'être soulevé de ce côté. La malade allait aux béquilles , et tout mouvement de la jambe , surtout
la flexion de l'articulation de la hanche, lui causait de telles
douleurs, que, même à l'aide des béquilles, elle ne pouvait
monter les marches de l'escalier qu'avec la plus grande peine.
Des bains tempérés , d'une heure , lui firent beaucoup de
bien ; les douches augmentaient la douleur. La seconde semaine, on eut recours à l'acupuncture autour de l'articulation malade ; et ce moyen produisit un effet si prompt et si
favorable, que la malade mit de côté ses béquilles et put marcher sans leur secours. On lui fit prendre alors la douche,
dans le but surtout de fortifier les ligamens articulaires relâchés ; et elle la suporta bien , et même assez forte. Elle
quitta Baden au bout de la quatrième semaine, bien guérie.
Je l'ai revue deux ans après : la coxalgie n'avait laissé aucune trace.

Mlle Tl. de Schw., âgée de 17 ans, d'une complexion délicate, disposée aux affections scrophuleuses et n'ayant pas
encore ses règles , était atteinte de coxalgie *aux deux hanches*, ce qui donnait à son corps, depuis le bassin, une cour-
bure en arrière. Il lui était devenu presque impossible de se
coucher sur le dos , tant elle éprouvait alors de douleur dans
les articulations des hanches ; et la marche aux béquilles
même lui était tout aussi pénible. Pendant les dix premiers
jours , le traitement se borna à l'application de ventouses
scarifiées , de trois jours l'un , à des bains courts et froids,

et à la boisson de l'eau thermale ; ensuite on y joignit de légères douches , en élevant insensiblement la température du
bain, qui se prenait deux fois le jour. Il y eut bientôt un mieux
sensible , qui alla en augmentant de jour en jour ; et la malade quitta Baden à la fin de la troisième semaine , marchant
droite à l'aide des béquilles. Elle revint en automne , faire
une seconde cure. Dans l'intervalle , les choses étaient al-
lées de mieux en mieux. Conformément aux mêmes principes , la nouvelle cure fut de quinze jours , et elle suffit pour
amener une convalescence parfaite. Deux ans après, la jeune
fille est revenue gaie , vive , bien tournée et florissante de
santé , faire encore une petite cure thermale afin de régulariser la menstruation, qui ne s'était encore qu'imparfaitement
établie.

Un jeune Français, de 12 ans, fut amené à Baden pour
une tumeur du genou provenant d'un gonflement des os de
l'articulation. On attribuait le mal à un refroidissement, et
surtout à ce que l'enfant, en allant à l'école l'hiver précédent, avait dû cheminer dans la neige ; car chaque fois il se
plaignait de faiblesse dans les jambes et de douleur au genou. Ni son père, ni sa mère, ni ses frères et sœurs, n'a-
vaient jamais eu de disposition aux scrophules, ni aux dartres. L'examen du genou malade conduisit à la découverte
d'une luxation spontanée de la hanche, sans aucune irritation inflammatoire. Le traitement consista en bains courts,
d'une chaleur modérée, un le matin et un le soir, chacun
d'une demi-heure ; en fomentations continues autour du genou, et en boisson d'eau thermale portée graduellement à
trois verres par jour. Au bout de quinze jours, on commença
des douches sur la hanche, la cuisse et le sacrum ; et pendant les trois premières semaines, il fut expressément défendu au malade de faire aucun usage de ses jambes. Bien
tôt son état s'améliora peu-à-peu, la tumeur du genou
diminua, la cuisse malade se raccourcit, la fesse reprit de

la rondeur, et l'articulation de la hanche rentra dans son état normal. Pour agir d'une manière plus intense sur les ligamens relâchés, on employa encore les ventouses sèches. Le malade quitta les bains au bout de la cinquième semaine, en état de convalescence. Six mois après, une lettre de son père me confirma son entière guérison.

Chez une dame d'un certain âge, grande et fort replète, qui avait eu beaucoup à souffrir du rhumatisme, il se développa une luxation spontanée de la hanche. L'obésité prédominante et le relâchement des fibres en général, ne laissaient espérer aucun succès prompt et décisif de la cure thermale ; ce qui fit qu'on eut recours au bouton de feu. Après que l'inflammation de la plaie fut dissipée, on employa les bains. La malade quitta Baden au bout de six semaines, pouvant marcher assez facilement. Quant elle revint l'année suivante, son mal de hanche était à-peu-près guéri ; elle éprouvait seulement de la difficulté à se baisser ; et comme elle aimait beaucoup à s'occuper de jardinage, et qu'elle désirait être délivrée de cette incommodité qui l'empêchait de vaquer à cette occupation, elle fit dans ce but une seconde cure. Des bains suivis, avec des douches sur l'articulation de la hanche, la cuisse et les reins, pendant trois semaines consécutives, eurent le plus heureux résultat. Elle revint deux ans après, pour des hémorrhoïdes survenues dans l'intervalle. Toute trace de rhumatisme avait disparu.

Le major *** avait depuis assez long-temps une douleur d'oreille rhumatismale, qui à la fin se changea en une surdité commençante et qui allait toujours en augmentant. L'usage des bains de vapeur et des bains thermaux ordinaires, dissipa le mal dans l'espace de quinze jours. Il y a sept ans de cela, et depuis l'affection n'a plus reparu.

MALADIES DE LA SPHÈRE SENSIBLE.

§ 105.

HYPOCONDRIE.

Nous entendons par là cette forme de maladie chronique qui consiste en une sensibilité anormale du système nerveux en général, variant extrêmement dans ses symptômes et ses phénomènes, et se distingue par l'attention continuelle du malade à s'observer lui-même ; mais dont la cause, néanmoins, gît dans un état de torpeur et de langueur du système abdomiual.

Elle se rencontre plus fréquemment chez les hommes que chez les femmes.

L'hypocondrie se présente sous deux formes : ou elle est le reflet d'autres accidens morbides qui ont lieu dans le bas-ventre, comme, par exemple, dans les maladies hémor-rhoïdales, l'arthrite, ou les indurations des viscères abdominaux, surtout du foie (hypocondrie matérielle); ou elle s'annonce comme maladie directe, comme une affection nerveuse dans laquelle l'harmonie entre la sensibilité et les autres manifestations organiques est troublée ; cette perturbation de la sensibilité n'étant pas uniquement restreinte aux fonctions du système abdominal, mais s'étendant aussi aux sphères nerveuses en connexion anatomique les unes avec les autres, ou, par sympathie, à celles qui sont plus éloignées. De là vient qu'elle agit jusque sur l'imagination du malade, qui, à côté de son affection abdominale et des phénomènes locaux qu'elle occasionne, se livre à des inquiétudes imaginaires, au chagrin, au découragement, à l'angoisse, se plaint sans cesse d'une faiblesse musculaire, qui n'est qu'apparente, etc.; outre qu'il s'y joint de l'oppression, des palpitations de cœur, des pulsations abdominales, dès illusions des sens, etc.

Les symptômes de cette maladie peuvent se ranger sous les rubriques suivantes : altération morbide du sens commun ; légères aberrations des organes des sens ; irritabilité anormale des parties génitales ; affection morbide de l'esprit et de l'humeur ; relâchement apparent des muscles, et enfin, trouble dans les fonctions du système reproductif, et surtout reflet de la maladie sur l'estomac, le foie et le système de la veine-porte.

La maladie offre de temps en temps des paroxysmes, dont le point culminant a lieu ordinairement pendant la nuit.

§ 106.

Quand l'hypocondrie n'est que le reflet d'une autre maladie, son traitement thermal se confond avec celui de cette dernière ; nous en avons fait mention en traitant des hémorrhoïdes et de la goutte. Lorsqu'elle se présente comme maladie spéciale, le traitement thermal doit tendre à régulariser l'activité nerveuse anormale, en agissant sur le siége primitif du mal dans le bas-ventre ; et alors les bains de courte durée, froids, et les douches-arrosoirs sur le bas-ventre, sont particulièrement indiqués. Il importe fort que le malade sorte du bain pendant qu'il s'y sent encore tout-à-fait bien, qu'il n'éprouve encore ni irritation ni abattement, afin que ce sentiment de bien-être se prolonge et persiste après le bain. L'état de torpeur et d'atonie du bas-ventre exige l'usage des eaux en boisson, ainsi qu'en lavemens ; ces derniers dans le but d'agir directement et de favoriser l'effet des eaux par le bas ; attendu que si la constipation survenait, tout résultat obtenu serait pour le moment annullé. Les douches sur le dos et sur les extrémités inférieures agissent par antagonisme, et ont une heureuse influence sur la vie nerveuse abdominale en état de perturbation. Je règle, dans le principe, la température du bain sur la sensation du malade, ayant soin qu'il soit d'une chaleur agréable ; mais quand la sensibilité de la peau est exaltée outre mesure, il faut peu-à-peu, mais cependant aussi promptement que possible, revenir à une température plus basse. Il se conçoit aisément, que la direction de l'esprit du malade doit être prise en grande considération ; et ici s'offre un beau champ au médecin des eaux, pour gagner par des soins bienveillans son attachement et sa confiance, et lui inspirer la docilité nécessaire.

———————

Mad. R.., dame déjà âgée du canton de Neuchâtel, d'une taille ramassée, mère de deux garçons, d'ailleurs bien portante et très-heureuse dans son intérieur, eut le malheur de perdre un de ses fils. Elle en conçut un violent chagrin. Dans un de ses momens de noir, elle accompagnait, pour se distraire, son mari dans son grand atelier mécanique, l'enfant qui lui restait à ses côtés, lorsque, sous ses yeux, cet enfant fut accroché par les rouages et écrasé au moment même. L'impression produite par ce tragique évènement fit dégénérer sa tristesse en une sombre mélancolie, accompagnée de tous les symptômes de l'hypocondrie et d'une perturbation dans les facultés intellectuelles. Le reflet sur les organes du bas-ventre fut tel, qu'il s'ensuivit aussitôt une langueur dans toutes leurs fonctions, et bientôt un *gonflement* extraordinaire *du foie*. Cet état dura plusieurs années. La malade vint à Baden pour cette affection du foie. Son traitement se composa de l'eau thermale en boisson, de bains courts et frais ; au bout de quelques jours, de la douche ascendante, et un peu plus tard, pour en appuyer l'effet, de légères douches extérienres par arrosement sur la région du foie et sur le bas-ventre. Après le quatorzième jour, les douches ascendantes procurèrent d'abondantes évacuations d'un mucus membraneux ; vers le vingtième, la réaction thermale se déclara, et le vingt-unième, il s'évacua à trois différentes reprises une telle masse de matières bilieuses, noires, floconneuses, que j'en fus stupéfait, et que je jugeai que la sécrétion de cette masse n'avait pas seulement eu lieu dans le foie, mais bien certainement dans tout le système de la veine-porte en général. Dès ce moment disparurent les symptômes de mélancolie et d'hypocondrie ; à ma première visite, la malade vint gaîment à ma rencontre, en me disant : «Le voile est déchiré. » Elle recouvra dès le même jour sa sérénité, la pleine et entière jouissance de ses facultés intellectuelles, le goût de la promenade, etc.; et depuis trois ans qu'elle a fait sa cure, sa santé s'est maintenue excellente, au moral comme au physique.

§ 107.

AFFECTION HYSTÉRIQUE.

(Vapeurs, vulgairement mal de mère).

L'affection hystérique est une maladie particulière aux femmes ; elle reconnaît pour cause une irritabilité exaltée de tout le système sensible, qui domine surtout dans celui des nerfs abdominaux, et qui atteint en particulier les organes de la génération.

On peut rapporter les phénomènes de cette maladie aux groupes suivans : 1° état d'irritation morbide de la sphère nerveuse, avec reflet sur la disposition de l'âme ; 2° trouble dans les fonctions du système musculaire, avec le caractère d'une sensibilité exaltée, qui se manifeste par des spasmes et des convulsions, ou dans les muscles du système artériel, avec l'apparence de violente affection inflammatoire.

La maladie a des paroxismes irréguliers, qui, néanmoins, se déclarent le plus souvent à l'époque de la menstruation. Les malades ont un *habitus* particulier, qui se décèle surtout dans les yeux et dans le regard. Ce qui distingue essentiellement cette maladie, c'est un désordre dans les dispositions habituelles, des sensations désagréables et qui varient rapidement dans des parties très-différentes du corps; les sens sont altérés, dépravés, le goût surtout (il y a souvent idiosyncrasie), l'ouïe est émoussée ; la vue affaiblie ; la sensibilité des organes génitaux est très-exaltée ; les muscles et les ligamens de la matrice ont des mouvemens insolites ; l'esprit et l'humeur subissent des altérations frappantes, très-capricieuses. Du fond du bassin jusqu'au cou, la malade éprouve un mouvement spasmodique, comme d'une boule qui monte, etc.; il se manifeste des spasmes de toute espèce, et cela dans chaque organe musculeux, dans les fibres musculaires du système vasculaire, des intestins, du cœur et de l'estomac, des muscles extérieurs ainsi que des intérieurs. De là la variété de degrés et de phénomènes qu'offre ce protée en médecine. Les sécrétions liquides sont les plus constamment altérées : les urines sont abondantes et claires comme de l'eau, la sécrétion lacrymale est excessive et a lieu par accès, et les écoulemens du vagin sont augmentés et anormaux.

Les causes ordinaires sont : des vices de menstruation, les flueurs blanches, un genre de vie sédentaire, la compression du bas-ventre par des corsets, des excitations érotiques, des stases dans les organes abdominaux, des maladies cutanées rentrées, des vers dans le canal intestinal.

§ 108.

La cure thermale doit être dirigée d'après les deux principaux groupes de phénomènes énoncés plus haut ; l'excès d'exaltation de l'irritabilité est précisément ce qui fait que nos eaux, par un usage mal entendu, ne font que nuire en surirritant le corps. Il s'agit ici d'éviter la réaction thermale, qui produirait une trop forte irritation ; c'est pourquoi les bains, pour avoir d'heureux effets, doivent être en général forts courts et d'une chaleur modérée ; et la cure doit s'interrompre souvent. Moyennant ces précautions, les bains de Baden non-seulement ne sont pas nuisibles dans cette maladie, mais ils s'y montrent très-efficaces. En un mot, ce

n'est que par un usage peu circonspect , que nos eaux peuvent produire de mauvais effets.

Quand la maladie est causée par une affection matérielle
des organes génitaux , telle que descente de matrice , prurit du vagin, leucorrhée intense, vices de menstruation, etc.,
le traitement doit être dirigé contre cette cause matérielle,
mais toujours avec la plus grande circonspection. Quand
bien même les accidens hystériques en seraient pour le moment accrus , la maladie n'en disparaîtra pas moins, une fois
sa cause enlevée au moyen de la cure thermale.

<h2 align="center">§ 109.</h2>

Les divers cas d'affection hystérique embrassent un si vaste
champ, prennent tant d'aspects différens , parcourant , pour
ainsi dire, toutes les sphères de maladies, qu'il ne peut pas
être ici question de les énumérer ; d'autant moins que leur
guérison ne peut que bien rarement être l'œuvre *d'une seule*
cure ; et alors il ne peut guère s'agir que de soulager, la
guérison dépendant de tant de circonstances accessoires, surtout lorsque la maladie est purement dynamique , et non la
suite , par consensus , d'une autre affection. Sous ce point
de vue , l'observation suivante ne sera pas sans intérêt.

Une dame de St. L...., de forte constitution au physique
et au moral , à la tête d'un établissement considérable de
traiterie , et mère de plusieurs enfans, mais n'ayant plus eu
de grossesse depuis plusieurs années , fut peu à-peu atteinte
d'accidens hystériques qui allèrent toujours en augmentant :
c'étaient des spasmes , des convulsions , des rétentions d'u-
rine , etc. Avec cela, sa constitution , jusque-là si florissante
et si robuste, s'altéra, et elle prit tout-à-fait l'aspect hystérique. La vessie était surtout affectée. La malade fut envoyée
par son médecin aux eaux de Baden, après avoir inutilement
essayé de plusieurs autres plus voisines du lieu de sa de-

meure. Elle commença la cure sans direction particulière, et prit surtout des bains très-chauds et de longue durée. Bientôt se déclarèrent, à un très-haut degré, tous les violens accidens qui l'avaient déjà assaillie, tels que suffocations, spasmes, convulsions, globe hystérique, etc.; un spasme continuel de la vessie et sa plénitude excessive nécessitèrent l'application de la sonde, qui procura l'évacuation d'une très grande quantité d'urine claire comme de l'eau, au fond de laquelle il se déposa quelque peu de sédiment sablonneux, d'un jaune isabelle. Il y eut aussi par le vagin une excrétion d'un mucus verdâtre. Ces deux derniers phénomènes firent présumer qu'ici les accidens hystériques étaient produits plutôt par consensus, que par une affection idiopathique; d'autant plus que la malade annonçait toujours une ferme volonté de combattre le mal. Outre les bains frais, de courte durée, on employa la boisson d'eau thermale à doses modérées, et de très-légères douches utérines extérieures, ainsi que des douches générales. Les accès hystériques reparurent encore deux fois pendant la cure, mais à un moindre degré; le sédiment des urines devint pendant quelque temps plus abondant, l'écoulement muqueux cessa; et bientôt tout symptôme hystérique disparut pour ne plus revenir. La malade, bien guérie, eut six mois après une nouvelle grossesse qui se passa très-heureusement, ainsi que les couches; et la mère et l'enfant sont en parfaite santé.

Barbe M... paysanne de 38 ans, menant une vie presque toujours sédentaire, et ayant de la disposition aux affections hystériques, avait depuis neuf mois une aphonie complète. Non-seulement elle ne pouvait articuler aucune syllabe, mais elle était incapable de prononcer une consonne labiale ou gutturale. Auparavant déjà, la malade avait été atteinte d'accidens analogues, auxquels s'étaient jointes d'autres affections hystériques; et elle avait trouvé quelque soulagement dans nos eaux thermales. Elle ne put absolument point supporter les bains de vapeur, qui lui ôtaient la respiration. Des bains courts et tièdes, avec des douches sur la nuque et sur le bas-ventre, la soulagèrent au bout de trois semaines, de telle manière qu'elle put déjà, quoique avec peine, prononcer les consonnes; au bout de la quatrième semaine, elle pouvait, mais toujours avec difficulté, articuler quelques voyelles; bientôt elle articula aussi des mots, et enfin, dans la sixième semaine, des bouts de phrases. Atteinte inopinément d'ischurie, elle reperdit en même temps l'usage de la parole; mais ce paroxisme ne dura que trois jours, et au bout du quarante-sixième la malade put quitter nos bains, avec tous les symptômes d'une prompte guérison.

§ 110.

MAL DE TÊTE.

(Migraine, céphalalgie).

Il n'est ici question que du mal de tête chronique, comme forme de névralgie locale. Tantôt il occupe un côté de la tête, et s'appelle alors *migraine ;* tantôt il est restreint à une petite place *(clavus).* La douleur est ou lancinante, poignante, pulsative, ou sourde, gravative ; et à un plus haut degré de violence, elle est accompagnée d'envies de vomir ou de vomissemens, et observe des paroxismes. Quand le mal est sympathique, résultant d'hypocondrie, d'hystérie, de rhumatisme, d'arthrite, de catarrhe chronique, etc., son traitement thermal se confond avec celui de la maladie principale ; lorsqu'il constitue une simple affection nerveuse, il suffit de bains frais de courte durée (le cabinet de bain étant convenablement aéré), pour le dissiper. Dans le cas d'intensité majeure, quelques bains de vapeur, suivis immédiatement d'affusions froides sur la tête, procurent un prompt soulagement.

Mlle Sl. de M..., âgée de 24 ans, de petite et mince stature, mais d'ailleurs d'une santé florissante, souffrait depuis plusieurs années d'une migraine périodique, qui durait souvent plusieurs jours et jusqu'à des semaines entières. Aucuns soins ne lui furent épargnés, mais sans que l'on pût parvenir à la délivrer de son mal, ni même à l'en soulager. A la fin, elle se rendit à Baden, où elle resta trois semaines. Au bout de sept jours de bains, la réaction thermale se déclara, en même temps qu'un paroxisme qui dura plusieurs jours. Pendant un violent accès de douleur, la malade fit usage du bain de vapeur, aussitôt après lequel on lui versa de l'eau froide sur la tête ; ce qui eut pour résultat de dissiper presque complètement la douleur. Après trois autres bains de vapeur, suivis pareillement d'affusions froides, la malade se trouva délivrée de son mal ; et, au bout d'une année, d'après les nouvelles que j'en reçus, il n'avait point encore reparu.

MALADIES DES ORGANES DIGESTIFS.

§ 111.

GASTRALGIE ET COLIQUE, DOULEUR DE FOIE NERVEUSE.

Il est rare que ces maladies, quand on vient chercher du secours contre elles dans les thermes, aient encore leurs formes caractéristiques. Le plus souvent elles ne sont que le reflet de quelque autre maladie latente ; ce qui rend le diagnostique doublement difficile.

Parmi les maux d'estomac, la *gastralgie* ou *gastrodynie* tient la première place ; elle se déclare, ou comme maladie idiopathique et souvent comme pure affection nerveuse, ou comme reflet d'une autre affection, de l'hystérie, de l'hypocondrie, de la rhumatalgie, de la goutte, etc. ; et alors elle attaque, soit les nerfs de l'estomac, soit sa membrane musculaire ou muqueuse, etc.

Il en est de même de la *colique*, qui se manifeste aussi, ou comme simple affection nerveuse *(entéralgie)*, ou comme reflet d'un autre procédé morbifique, ou qui, quelquefois encore, résulte de l'action de certains métaux, surtout du plomb.

Outre ces affections où la nervosité prédomine, il en est d'autres des organes digestifs, qui n'ont leur siége que dans les membranes muqueuses, et qui, lors même que certains symptômes autoriseraient à supposer qu'il y a irritation, ne sont que le résultat de la faiblesse, du relâchement des tissus, ou d'une congestion passive, veineuse. Ici appartiennent divers cas de dyspepsie, de productions gazeuses, acides et muqueuses, de vomissemens chroniques, sans autre disposition morbide. Souvent aussi ces affections sont, ainsi que nous l'avons déjà fait observer, déterminées par des maladies plus générales, comme l'arthrite, les hémorrhoïdes, les maladies cutanées répercutées.

§ 112.

Comme le diagnostique de ces maladies est souvent très-obscur, la cure thermale, surtout quand les indications sont chancelantes, ne doit se commencer qu'avec beaucoup de prudence et en tâtonnant. Il sera bientôt facile à l'œil exercé du médecin de reconnaître s'il y a réellement irritation (et alors la cure sera interrompue sur-le-champ), ou si, les phénomènes de la maladie diminuant insensiblement d'intensité, il convient de renforcer la cure. Dans certains cas, de simples bains tièdes et de petites doses d'eau thermale souvent répétées, procurent un soulagement très-prompt. Si l'eau se supporte bien, on peut, après le septième jour, en augmenter plus rapidement la dose ; et c'est souvent ainsi que des cas de maladie où l'on pourrait déjà supposer de notables altérations organiques, se guérissent néanmoins avec promptitude. Il en est de même de ces sécrétions muqueuses sans fièvre de l'estomac et des intestins, qui ne se déclarent que dans certaines saisons de l'année, la santé restant d'ailleurs intacte, ou qui sont le reflet d'affections rhumatismales, arthritiques, ou hémorrhoïdales. Quand l'inactivité de la peau se trahit par sa couleur blafarde, sa sécheresse et son peu de vie, ou même par le peu de développement de son tissu cellulaire, quand le principe de la maladie doit se chercher dans la suppression d'affections cutanées, les bains de vapeur sont alors un puissant moyen de réveiller l'antagonisme de la peau. Lorsque cette cause est un virus profondément enraciné dans la peau, et lors même qu'il y aurait émaciation et grande prostration des forces, il faut, si les moyens thermaux ordinaires ne suffisent pas, prendre les bains jusqu'à l'arrivée de la poussée. Dans les cas de disposition hémorrhoïdale, la boisson de l'eau thermale et les douches ascendantes sont ce qui convient le mieux ; dans ceux de goutte et d'hémorrhoïdes, manifestes ou latentes, l'augmentation de sécrétion des sels uriques et des phosphates calcaires est caractéristique ; et si elle a lieu, on peut en toute sécurité employer un traitement thermal plus actif.

Souvent ces maladies sont le reflet de cachexies produites par des poisons métalliques ; les peintres, les potiers, etc., y sont particulièrement sujets.

Ici aussi les eaux thermales, surtout en boisson, procurent une prompte guérison ; de même que quand la cause du mal est un mauvais état des nerfs. Nous avons cité plus haut deux cas bien remarquables sous ce dernier rapport.

Lorsque ces affections sont dues à la suppression d'une maladie cutanée, notamment de la gale, celle-ci souvent reparaît pendant la cure thermale, et alors les phénomènes de l'affection secondaire disparaissent tout d'un coup.

Mais quand l'affection de l'estomac dépend d'une dégénération squirrheuse, l'eau thermale ne peut que nuire.

L'*hépatalgie* se distingue par des douleurs pungitives à la région du foie, qui paraissent et disparaissent successivement, et de là se prolongent jusqu'à la région épigastrique, et même jusqu'à la poitrine. Un symptôme caractéristique de cette affection est le sentiment de déchirement qui se fait sentir en même temps aux extrémités supérieure et inférieure du côté droit, et qui est tel, quelquefois, qu'il donne lieu à des spasmes et à des convulsions. Un moment le malade se trouve bien; le moment d'après, les phénomènes reparaissent. Souvent le foie est gonflé et sensible à la pression.

Les bains tièdes, les ventouses sur la région du foie, les douches ascendantes et plus tard celles par arrosement, surtout dans le voisinage du dos, montrent ici de l'efficacité. Le traitement particulier de la douleur des extrémités, qui souvent est prise pour un rhumatisme intense, ne mènerait à rien. Dans les cas plus graves, les bains de vapeur soulagent assez promptement.

OBSERVATIONS.

Une fille de 37 ans, de la classe bourgeoise, d'une taille svelte, habituée à une vie assez sédentaire, et qui, à part les maladies de l'enfance, n'en avait jamais eu d'autre un peu sérieuse, était atteinte, depuis quelques années, de crampes d'estomac; elle sentait dans ce viscère un poids douloureux, que la plus légère pression, même celle de ses vêtemens, augmentait à un degré extrême, surtout à l'approche de ses règles qui revenaient à l'époque ordinaire. Ces douleurs obligeaient la malade de garder presque constamment le lit, d'autant plus qu'il s'y joignait ordinairement encore une douleur hépatique bien prononcée. Tout avait été tenté, depuis le calomel jusqu'aux ferrugineux, depuis les vomitifs jusqu'aux teintures aromatiques et aux huiles éthérées; extraits résolvans et narcotiques, frictions, diète blanche et diète fortifiante, etc. — rien de tout cela n'avait réussi. Enfin la malade, amenée à Baden, prit pendant trois semaines les eaux intérieurement, à petites doses d'abord, puis en montant graduellement jusqu'à six verres le matin à jeun. Chaque jour aussi elle prenait un bain tiède, de courte durée ; le tout en observant un régime convenable. Les premiers jours, l'eau thermale la constipa plutôt qu'elle ne la relâcha ; mais dès le septième, les selles devinrent plus copieuses, les douleurs cessèrent, et peu-à-peu le corps reprit de la force et de l'embonpoint. Depuis neuf mois qu'elle a fait sa cure, la malade n'a pas cessé de se bien porter.

Une fille de 25 ans, délicate et svelte, de B...., avait depuis des années une diarrhée habituelle, qui, nonobstant les plus grands soins à éviter tout refroidissement, redoublait de force en automne et au printemps, et alors devenait presque colliquative. La malade maigrissait à vue d'œil ; sa face était devenue terreuse, sa peau toujours sèche et sans moiteur, même au cœur de l'été ; et la menstruation commençait à se perdre. Elle but l'eau thermale et prit les bains, sans en éprouver un grand soulagement, jusqu'à ce qu'enfin six bains de vapeur mirent un terme à ses souffrances. Elle se rétablit très-rapidement. L'année suivante, elle revint à Baden, pour y faire encore une petite cure ; dans l'intervalle elle s'était bien portée, si ce n'est qu'au printemps la diarrhée avait paru vouloir revenir ; mais cette disposition disparut bientôt complètement, et la fonction de la peau continua à se faire avec régularité.

M. H..., peintre en bâtimens, se vit atteint des symptômes de la colique saturnine : digestion pénible et mauvaise, forte cardialgie, amaigrissement extrême, tabescence du tissu cellulaire, prostration des forces, teinte blafarde de la peau, etc. Long-temps ces symptômes avaient résisté à tous les remèdes. L'eau thermale en boisson et quelques bains rétablirent parfaitement le malade dans l'espace de quatre semaines ; et depuis quatre ans qu'il a repris son état, il est toujours resté en bonne santé.

Un paysan âgé de 40 ans, avait depuis long-temps des atteintes de cardialgie, sans que rien dénotât la présence de dégénérescences squirrheuses dans l'estomac. Il vint à Baden, but les eaux et prit des bains pendant huit jours, au bout desquels il se développa, avec une incroyable rapidité, une induration squirrheuse des parois de l'estomac et du cardia. Bientôt le malade ne put plus avaler aucune nourriture, et il succomba au bout de quelques semaines.

Voici comment, en m'adressant à Baden un malade qui entrait dans sa quarantième année, son médecin me décrivait son état : « Le malade en question a eu à souffrir pendant tout l'hiver de désordres dans les fonctions abdominales, qui paraissaient avoir principalement pour cause un état anormal des membranes muqueuses. Ballonnement du bas-ventre, avec des indurations partielles, surtout dans la région de l'estomac et du foie ; selles fréquentes et quelquefois très-abondantes, amenant des masses de matières muqueuses ; rétention d'urine, disposition aux flatuosités, accompagnée de digestions très-pénibles ; — tels sont les principaux symptômes de son mal opiniâtre. Il en est cependant encore un autre que je ne dois pas passer sous silence, quoique plus éloigné, parce qu'il me paraît avoir quelque rapport de cause avec les désordres du bas-ventre : c'est une âcreté exanthématique, qui tantôt se fixe au visage *(gutta rosacea)*, tantôt se montre plutôt sous la forme d'une éruption générale, d'un pourpre sudatif. Quant à ce qui concerne les désordres abdominaux, ils ont considérablement diminué depuis le printemps (en partie, sans doute, par l'usage prolongé de l'eau de chaux), de sorte que le malade est jusqu'à un certain point rétabli. Je dis jusqu'à un certain point, car l'aspect du malade et la tension de son bas-ventre indiquent assez qu'il n'est pas foncièrement guéri. J'ai pensé, en conséquence, que les eaux thermales de Baden, par leur propriété résolutive , altérante , en même temps que restaurante et antipsorique , seraient peut-être de nature à achever une guérison que le traitement suivi jusqu'ici n'a encore que commencée. »

La cure thermale consista , d'abord , à boire les eaux , en montant jusqu'à huit verres par jour (comme elles n'agissaient pas sur les selles , on ajouta , mais aux premiers verres seulement , un peu d'eau amère de Birmenstorf) ; puis , en deux bains d'une heure , dont celui du soir fut remplacé plus tard par de légères douches-arrosoirs. Pendant ce traitement, il s'évacua journellement par les selles une grande abondance de bile et de mucus ; et les urines , d'abord d'un rouge foncé, déposèrent un sédiment pourpre , cristallin , extrêmement copieux. Le bas-ventre s'affaissa , la digestion se régularisa, la sécrétion urinaire rentra dans son état normal, l'exanthème cuivré de la face diminua considérablement, le malade reprit de la gaîté ; et après une cure de trois semaines , il quitta Baden bien content de son état. Il est revenu l'année suivante , mais pour très-peu de temps ; le bon effet de la première cure s'est maintenu.

§ 113.

Il n'est pas rare que le médecin des eaux ait à traiter des cas de *névralgie propre du bas-ventre,* que l'on confond souvent avec l'hystérie , et sur laquelle Schœnlein a appelé l'attention sous la dénomination de *névralgie mésaraïque.* Le malade est saisi par intervalles d'agitation et d'anxiété ; il éprouve une pulsation bien distincte immédiatement au dessus de l'ombilic , laquelle pulsation est perceptible au toucher et à l'ouïe , et semble provenir de l'intérieur, comme si c'était d'un anévrisme situé à une grande profondeur. Il s'y joint une douleur sourde , qui semble partir de cet endroit pour se porter à travers tout le bas-ventre, s'augmente par la pression , et peut même alors déterminer de l'oppression et des spasmes dans la poitrine. J'ai même vu des cas où une simple pression a occasionné des convulsions. La maladie a des paroxismes et réagit avec le temps sur le moral. Les malades maigrissent et deviennent de vrais squelettes.

Sur plusieurs cas de cette espèce qui se sont offerts à moi dans ma pratique, je ne citerai que le suivant :

Une Lyonnaise de 25 ans, d'une taille svelte, mais bien développée, vint à Baden pour la maladie dont nous parlons, qui était bien caractérisée et dont elle était atteinte depuis deux ans. A ma visite du matin, que je faisais régulièrement à dix heures, je trouvais chaque fois la malade dans l'état décrit plus haut ; et une très-forte pulsation abdominale, partant d'une tumeur circonscrite située dans l'intérieur précisément sur le trajet de l'aorte (pulsation qui, à l'auscultation, semblait véritablement artérielle), me fit croire pendant plusieurs jours à l'existence d'un anévrisme. Ce ne fut qu'au cinquième, qu'ayant fait une visite à la malade dans l'après-midi, je la trouvai absolument sans douleurs, et n'ayant plus ni pulsation ni tumeur : tout cela avait disparu. Je m'assurai alors que les paroxismes duraient de huit heures à midi, et disparaissaient ensuite. — Les bains thermaux tièdes et les douches par arrosement sur le bas-ventre et les reins, guérirent parfaitement la malade dans l'espace de quinze jours.

§ 114.

Les *névralgies des nerfs rachidiens* sont aussi des affections que l'on a souvent à traiter dans les thermes. Les symptômes varient selon la région où ces nerfs sont affectés : quand c'est la partie cervicale, il se manifeste de l'enrouement, de la difficulté à avaler, de la pesanteur à la nuque, de la peine à porter la tête, une céphalalgie extérieure imitant le tic, de la lassitude et même de la douleur dans les bras ; si c'est la partie thoracique, il y a dyspnée, oppression, pesanteur, lassitude et malaise dans le dos ; le malade n'est bien, ni couché sur le dos, ni assis ; il lui semble ne pouvoir respirer à l'aise , et néanmoins l'inspiration se fait librement, et le stéthoscope n'indique aucune affection délétère du poumon. Le malade éprouve, en outre, des palpitations de cœur, qui reviennent par accès. Si l'affection a son siége dans la région lombaire, il se manifeste un sentiment de malaise extraordinaire à cet endroit, la digestion ne se fait pas , les muscles abdominaux sont tendus , plutôt vers l'intérieur qu'au dehors , et le malade n'a aucune assurance, soit qu'il marche, soit qu'il reste assis , cette partie se fatiguant très-vite. Quand l'affection locale est plus rapprochée du sacrum, la marche devient très-difficile , chancelante , incertaine , et le malade est enclin à la constipation. Une pression extérieure à côté des apophyses épineuses, exaspère à l'instant tous les symptômes , et la douleur se propage dans tous les organes auxquels aboutissent les nerfs rachidiens ; et si l'affection s'étend à toute la colonne dorsale , il suffit de la moindre pression, ou de passer simplement la main sur cette partie ou à côté , pour rappeler aussitôt les uns ou les autres des phénomènes morbides. Si la maladie gagne de manière ou d'autre en intensité , il se fait une déviation très-sensible du rachis à l'endroit affecté , soit en arrière et en dehors, si l'affection est des deux côtés, soit sur un côté seulement, quand l'affection est restreinte à ce côté. Le malade maigrit insensiblement , et son moral s'affecte aisément. La maladie attaque les deux sexes , mais plutôt les femmes que les hommes ; toutes les malades que j'ai eu à traiter étaient dans la trentaine , et la plupart mariées.

Cette maladie, qui est une névralgie des nerfs qui partent de la moëlle épinière, ne doit point être confondue avec les affections hystériques ou hypocondriaques, non plus qu'avec la consomption dorsale dans son premier stade. Elle n'est point rare, et se prend souvent aussi pour une affection rhumatismale des organes qui sont sous l'influence des nerfs rachidiens. Je l'ai observée sur plus de trente individus.

§ 115.

Le traitement thermal de cette affection ne diffère pas de celui des autres névralgies : si l'irritabilité est encore à un très-haut degré, les ventouses scarifiées le long de la colonne vertébrale sur les endroits affectés, et le plus près possible les unes des autres, et en même temps les bains frais, courts, rendent les plus grands services ; la douleur locale en est déjà considérablement diminuée. Ici non plus, le malade ne doit pas rester au bain jusqu'à ce qu'il éprouve de la fatigue. Les bains de vapeur modèrent pareillement la sensibilité, et il s'y développe de même du froid aux parties affectées. Dès que la sensibilité commence à diminuer, il faut employer de légères douches par arrosement, surtout sur les endroits où le mal a son siége principal, et sur les parties du corps le plus en rapport avec les nerfs affectés ; de ces douches on passe peu-à-peu aux douches cylindriques. Ici aussi l'eau des douches ne doit être que tiède, attendu que des douches chaudes irriteraient trop fortement et produiraient à l'instant même un effet nuisible.

Les résultats de cette cure sont réellement étonnans, et la guérison s'obtient le plus souvent avant la fin de la quatrième semaine.

§ 116.

OBSERVATIONS.

« Mlle D..., qui a vécu long-temps en Pologne, et depuis a beaucoup voyagé en compagnie d'une malade qui réclamait les soins les plus assidus et les plus pénibles, éprouve depuis plusieurs mois des serremens de poitrine, des palpitations de cœur et des douleurs au dos, que j'attribue à sa vie agitée, à ses fatigues, mais surtout à ce qu'elle a habité pendant plusieurs années une demeure humide ; ce qui aura affecté le cœur et le *centre cérébro-spinal.* » — Voilà ce que me mandait le médecin de la malade ; puis il ajoutait : « Des frictions le long de l'épine dorsale avec l'onguent de tartre stibié et l'extrait d'aconit, et intérieurement le zinc, l'assa fœtida, la digitale, ont procuré du soulagement. Mais pour obtenir une guérison sûre et durable, une cure thermale est, selon moi, nécessaire ; et naturellement je préfère celle de Baden à toute autre. » — La malade commença cette cure le 10 juin. Les nerfs spinaux, surtout dans leur portion dorsale, étaient extrêmement sensibles à la pression ; la dyspnée et les palpitations allaient presque jusqu'à la suffocation (la malade en devenait livide); le dos n'était pas gêné dans ses mouvemens, mais si la malade se couchait sur cette partie, l'oppression et les palpitations augmentaient, et elle faisait les rêves les plus effrayans. La sensibilité était en général exaltée, le corps très-amaigri, les digestions lentes. Des bains frais, d'une demi-heure seulement, des ventouses scarifiées le long de la colonne vertébrale, et enfin de légères douches fraîches par arrosement, dissipèrent le mal en quatre semaines. La malade se sentit renaître ; les forces lui revinrent, et avec elles l'embonpoint. Plutôt par reconnaissance que par le besoin d'une seconde cure, elle nous fit encore une petite visite l'année suivante. Son rétablissement a été durable et complet.

Mad. B..., mère de plusieurs enfans, très-occupée dans une maison de commerce, avait depuis quelque temps de vives douleurs aux côtés de la tête, de temps à autre de la difficulté à avaler, la voix altérée, de l'oppression et des palpitations de cœur, et une douleur lancinante à l'épaule et au bras. Elle était devenue d'une sensibilité extrême, et son humeur s'en ressentait. On envisageait ses maux comme imaginaires, et, plutôt pour la distraire que pour lui faire faire une cure, on l'envoya à Baden. A l'examen, on reconnut une sensibilité extrême des nerfs dorsaux vers la nuque et la partie supérieure du dos ; pour peu qu'on appuyât légère-

ment de la main sur certains endroits, tous les accidens nerveux redoublaient de violence. Le côté gauche était le plus
affecté. La colonne vertébrale offrait une déviation notable à
gauche près de la nuque et à la partie supérieure du dos,
et une autre à droite dans la région lombaire, qui n'était
point douloureuse au toucher, même lorsqu'on y appuyait
fortement la main.

On appliqua à plusieurs reprises des ventouses scarifiées
sur la nuque et le long de l'épine dorsale ; la malade prit
des bains, de courte durée d'abord, à 26° R., ainsi que de
légères douches, dont la force et la durée furent insensiblement augmentées, mais non toutefois jusqu'à produire de
la douleur. On y joignit même, vers la fin de la cure, c'est-
à-dire, vers le milieu de la troisième semaine, des affusions
locales au débouché de la source. Peu-à-peu les phénomènes morbides se dissipèrent, l'épine dorsale se redressa plus
qu'à moitié, et la malade quitta Baden la quatrième semaine,
dans un état très-satisfaisant.

Une dame d'une taille haute et fortement développée,
sans enfans, qui avait été une marcheuse intrépide, commença à ressentir peu-à-peu de la gêne dans la respiration
et des incommodités d'estomac ; digestions pénibles, douleurs
vagues dans le bas-ventre, tendance à la constipation, prompte
lassitude en marchant, malaise étant assise ou couchée sur le
dos, surtout dans la région lombaire, tiraillemens aux extrémités inférieures, exaltation de la sensibilité en général, avec
reflet déprimant sur l'âme. Les mouvemens de la colonne
vertébrale étaient libres et sans douleurs ; mais la plus légère pression latérale ; surtout au bas de la région lombaire,
causait une vive douleur et aggravait les sensations morbides. La cure commença par des applications répétées de
ventouses scarifiées le long de l'épine du dos, et des bains
courts et frais. Il y eut du soulagement. Les premières dou-

ches, quoique légères, occasionnèrent des spasmes et des soubresauts dans les extrémités, lesquels cependant disparurent à la troisième. La douche sur le dos et les extrémités fut prolongée et renforcée peu-à-peu, et à la fin on employa aussi les irrorations sur les extrémités inférieures. La guérison avança rapidement ; au bout de quinze jours, la malade, à peine en état jusqu'alors de quitter la chambre, put faire d'assez longues promenades ; la sensibilité des nerfs dorsaux disparut tout-à-fait, et la malade, après une cure de quatre semaines, quitta Baden entièrement rétablie.

Nous donnons l'observation suivante dans les propres termes du médecin, père du malade qui en fait le sujet.

M. O. de N..., arpenteur-géomètre, âgé de 22 ans, d'un tempérament bilieux-sanguin et d'une forte constitution, n'ayant jamais fait de maladie grave, à l'exception d'une fièvre cérébrale qu'il eut en 1833, et qui dura six semaines, fut pris en 1840, étant occupé de son état sur les montagnes, d'une affection nerveuse rhumatismale qui se porta sur la colonne vertébrale, mais qui, après quelques jours de repos, disparut de nouveau. C'était néanmoins l'avant-coureur d'autres maux plus graves. Les travaux de chambre auxquels le jeune homme se livra pendant l'hiver suivant, le fatiguèrent beaucoup ; ce qui ne l'empêcha cependant pas de reprendre ses occupations en plein air, depuis la fin de juillet jusqu'à la mi-octobre. La fatigue, alors, l'obligea de nouveau à prendre un long repos. Au mois de janvier 1842, il eut une fièvre gastrique accompagnée de symptômes adynamiques. Dans le courant de mars et d'avril, la maladie changea de nature, et il se développa des symptômes de rhumatisme nerveux, qui se dissipèrent vers la fin de juin. Le malade reprit alors ses travaux ; mais, soit qu'ils fussent trop attachans et trop pénibles, soit que les marais du Landeron, où le malade travaillait maintenant, y contribuassent par leur maligne influence, il se vit de nouveau obligé de les interrompre. A peine pouvait-il soutenir une demi-heure de marche par jour. La maladie alla en augmentant jusqu'en novembre ; le traitement qu'on lui opposa, pendant tout l'hiver, n'aboutit qu'à ralentir sa marche, mais n'y apporta aucun soulagement. Au printemps suivant (1843), les symptômes augmentèrent d'intensité ; il survint peu à peu de vives douleurs le long de la colonne vertébrale ; la marche devint très-pénible, impossible même sans appui ; les douleurs d'estomac se renforcèrent, et la sensibilité de la colonne vertébrale, surtout entre les omoplates, s'exalta au point de devenir une véritable sensation de douleur dans tout le thorax et au sternum. Les urines ne coulaient qu'avec difficulté et étaient chargées d'un sédiment briqueté ; les doigts devinrent crochus, la tête et les pieds enflèrent et devinrent très-douloureux ; l'appétit avait disparu, et depuis plusieurs mois l'insomnie et les douleurs d'estomac continuaient sans relâche. Toute pression sur le côté de la colonne vertébrale augmentait la douleur aux endroits où correspondent les nerfs.

Ce fut dans cet état que le malade, accompagné de son père, vint chercher du secours aux eaux thermales de Baden ; ils arrivèrent le 14 juin.

Nous prescrivîmes au malade un régime sévère ; il lui fut enjoint de se coucher sur le dos, horizontalement, et de garder cette même position pendant la moitié de la journée. Il prit, le premier soir, un bain tiède de dix minutes, principalement pour se remettre du voyage, qui avait été pénible, mais qu'il avait mieux supporté qu'on ne s'y serait attendu. La nuit fut bonne, quoique le sommeil eût souvent été interrompu.

Le 15 juin. Bain le matin, de 18 minutes, à 27° R. Après le bain, position horizontale sur le dos, au lit. Douleurs dans le dos, extrémités froides ; les douleurs ne tardent cependant pas à se calmer. Bain le soir, de 25 minutes. Les douleurs, qui semblaient avoir disparu pendant le bain, reviennent au bout d'une heure, surtout à l'estomac et à la région lombaire, mais ne sont pas long-temps à se dissiper de nouveau.

La nuit du 15 au 16 fut tranquille. Bain le matin, de 35 minutes, pendant lequel on appliqua huit ventouses scarifiées le long du dos ; elles donnèrent passablement de sang, et occasionnèrent des tiraillemens dans la poitrine et une douleur au foie, avec des points violens qui, néanmoins, ne tardèrent pas à se calmer ; de manière que vers le soir le malade se trouva passablement bien, et que les douleurs le quittèrent complètement pendant qu'il prenait un bain de 25 minutes.

La nuit du 16 au 17 fut la meilleure que le malade eût passée dans tout le cours de sa maladie. Bain le matin, de 33 minutes. Les douleurs entre les omoplates sont presque dissipées, et la marche, pour la première fois, est libre et facile. Le malade fait une promenade de trois quarts-d'heure, après laquelle il ressent de la douleur dans les muscles pectoraux et du ténesme. Bain le soir, de 32 minutes.

La nuit du 17 au 18 fut très-bonne, et le sommeil non-interrompu. Pour la première fois, le malade urine sans difficulté et abondamment ; plus de sédiment dans l'urine. Bain du matin de 31 minutes, après lequel le malade se met au lit. Il fait ensuite une promenade ; la marche devient toujours plus facile, et les selles plus naturelles. Les 19 et 20, de même. L'appétit augmente. Le temps étant devenu pluvieux, le dos s'en ressentit un peu ; ce qui fit que, le 21, on appliqua de nouveau des ventouses scarifiées le long de la colonne dorsale. Celles de la région lombaire donnèrent beaucoup de sang et occasionnèrent des douleurs à l'épigastre, lesquelles cependant se dissipèrent dans le bain du soir. Celles que la pression sur la colonne dorsale occasionnait, disparurent à la fin complètement aussi ; le malade recouvra tout-à-fait la faculté de marcher ; les évacuations par les selles et les urines reprirent leur état normal ; l'humeur du malade s'éclaircit ; les forces lui revinrent à vue d'œil, et le 26 juin il quitta Baden parfaitement guéri. La guérison s'est soutenue.

§ 117.

CONSOMPTION NERVEUSE.

(Tabes nervosa , atrophia nervosa).

Cette maladie, selon Haase, reconnaît pour cause prochaine un haut degré d'exaltation de l'irritabilité du système sensible dans toute son étendue , joint à un affaiblissement de la reproduction, dont l'extrême débilité musculaire qui accompagne la maladie est elle-même un symptôme secondaire, mais constant.

Il se manifeste une prostration de toutes les forces vitales, un dépérissement de tous les organes, sans qu'il s'ensuive de colliquation , et pareillement un affaissement des facultés morales. La maladie attaque de préférence les femmes, les personnes sensibles, d'une complexion délicate, plutôt les jeunes que celles d'un certain âge.

On doit envisager comme causes occasionnelles : de profonds chagrins, les passions violentes qui entretiennent le système sensible dans un état continuel d'irritation, telles que l'amour, une tension excessive de l'esprit ; de plus, certaines maladies de langueur avec perte d'humeurs, les fleurs blanches, les hémorrhagies, les diarrhées, etc.; enfin, une impulsion sexuelle immodérée.

§ 118.

Le traitement thermal doit tendre à ranimer *insensiblement* les forces vitales ; trop de précipitation serait funeste. Des bains tempérés, très-courts, mêlés même, dans le commencement, d'eau de rivière, agissent efficacément en calmant la sensibilité surirritée. Ce qui est surtout d'un très-bon effet, c'est de rester quelques instants dans la vapeur du bain. Peu-à-peu l'on prolonge la durée des bains d'un demi quart d'heure jusqu'à une demi-heure, en élevant un peu leur température; mais il ne faut jamais que le malade sorte du bain fatigué. De légères douches par arrosement sur tout le corps secondent puissamment la cure, pourvu que l'on ait soin qu'elles ne soient ni assez chaudes, ni d'assez longue durée pour occasionner de la fatigue ou de l'irritation. Quand le malade est un peu remis, de légères aspersions d'eau froide, après la douche, sont un puissant moyen de lui redonner des forces; il en est de même des frictions douces avec de la flanelle. Il est nécessaire de faire souvent des pauses pendant la cure. Quant à la boisson de l'eau thermale, elle ne doit avoir lieu qu'à très-petites doses, dans le but de stimuler les fonctions de l'estomac. Les bains de vapeur doivent être mis de côté, vu qu'ils pourraient déterminer une trop forte déperdition de masse organique par les sueurs, et de cette manière trop affaiblir le malade.

Il importe extrêmement, pour le succès de la cure, de ne pas négliger le mouvement passif et le séjour en plein air, un régime régulier, nourrissant, l'usage de vins généreux et fortifians, tels que le Bordeaux, etc., ni rien de ce qui est propre à remonter l'esprit du malade.

OBSERVATION.

La comtesse de B..., jeune française de 25 ans, svelte et d'une constitution délicate, mariée depuis six ans, mais n'ayant point encore d'enfans, vivant d'ailleurs dans des circonstances très heureuses, d'un tempérament vif, la peau fine et transparente, les cils très-longs et le regard abattu et mélancolique, sentait depuis trois ans ses forces dépérir de jour en jour ; débilité musculaire, difficulté de respirer et de parler, faiblesse du poumon, toux d'irritation. Le son de la voix, la vue, les formes arrondies de son corps se perdaient, ainsi que sa bonne humeur et jusqu'à ses facultés intellectuelles. Le sommeil ne réparait plus ses forces ; un affaissement général prit le dessus ; elle ne pouvait plus

marcher, et il fallait qu'on la portât. Le pouls était petit, fili-
forme, la peau d'une blancheur diaphane ; nulle transpiration, selles paresseuses, urines claires, plus d'appétit ; et
entre les époques, toujours plus parcimonieuses, un continuel écoulement en blanc. Un des plus habiles médecins de
Genève, qui l'avait soignée dans cette ville pendant deux étés
de suite, tandis que l'hiver elle se rendait dans une contrée
méridionale de la France renommée pour être très-favorable
aux phthisiques, se décida à la fin à l'envoyer à Baden, en
lui recommandant d'y prendre tous les jours un bain. Les
deux premiers, d'une demi-heure chacun, la firent tomber
dans un tel état de surirritation, que son mari, craignant
pour sa vie, eut recours à mon ministère. Je lui prescrivis
un repos complet pendant quelques jours, en même temps
que de légers calmans ; après quoi nous recommençâmes la
cure thermale : ce furent d'abord des bains moitié eau thermale et moitié eau de rivière, et de sept minutes seulement,
qui, bien que modérés de cette manière, parurent encore
trop irriter. Mais au bout de quelques jours, la malade put
les supporter sans inconvénient, et alors on diminua peu-à-
peu l'eau de rivière, et on porta insensiblement leur durée à
20 minutes. Dès le septième jour, la malade fut exposée à
l'action des gaz dans l'antichambre du bain de vapeur ; on l'y
laissa d'abord un quart-d'heure, puis insensiblement une
heure. Quand on avait lieu de craindre qu'elle n'en fût trop
éprouvée, on faisait une pause d'un jour. Son rétablissement
fut très prompt : au bout de trois semaines déjà, elle faisait
de petites promenades à pied et pouvait de nouveau jouir de
la société. De légères douches en arrosoir sur tout le corps
achevèrent la cure ; et la malade, naguère si profondément
atteinte dans les sources de la vie, entra bientôt en parfaite
convalescence, fortifiée au point de pouvoir gravir sans peine
les montagnes des environs. Elle quitta Baden au bout de la
septième semaine, pleine de reconnaissance pour nos eaux.
L'année suivante, son mari m'écrivit pour m'annoncer qu'elle

était devenue mère d'un garçon fort et robuste, et que depuis sa cure de Baden, elle n'avait pas cessé de jouir d'une santé parfaite.

§ 119.

La *consomption dorsale* est l'espèce de *phthisie nerveuse* que nous avons le plus souvent à traiter dans nos thermes.

J'entends non-seulement celle qui résulte d'excès vénériens, mais aussi celle qui se manifeste à la suite de maladies cutanées répercutées ou autres, ainsi que celle qui est occasionnée par des lésions extérieures de la *moëlle épinière*.

Outre les phénomènes de la consomption nerveuse en général, cette affection offre les symptômes suivans : sensation de formication en bas le dos, ou comme s'il coulait de l'eau chaude ou de l'eau froide depuis les lombes jusqu'au sacrum ; douleur sourde dans la région sacro-lombaire ; le malade se sent comme entouré d'une ceinture de fer entre la poitrine et le ventre ; faiblesse, abattement, tremblement des extrémités inférieures, surtout en marchant, prépondérance des muscles extenseurs sur les muscles fléchisseurs, de manière que la démarche est incertaine, saccadée, les pieds jetés en avant (ce qui se remarque en premier lieu à la descente des marches d'un escalier). A la fin, le malade ne peut plus du tout marcher ; et, selon l'affection prédominante de la fibre nerveuse, c'est la sphère sensible ou la sphère locomotrice, ou même chaque fonction, qui est en souffrance et se paralyse. Souvent on peut pincer, piquer le malade aux jambes et aux cuisses, sans qu'il le sente ; ou bien s'il le sent, il est incapable de remuer les extrémités inférieures. Il a de fréquentes pollutions, qui reviennent à la moindre cause excitante, physique ou morale, ou pendant le sommeil. L'humeur hypocondriaque, le manque d'appétit, les digestions pénibles et l'irrégularité dans les fonctions intestinales, les spasmes dans les intestins, le nisus hémorrhoïdal, etc., la pâleur de la peau, la décrépitude de la face, la déperdition du tissu cellulaire, et enfin la fièvre lente, sont des symptômes auxquels on ne peut méconnaître la maladie.

' Elle consiste essentiellement en une tabescence directe de la masse nerveuse dans la cavité dorsale, et en même temps des nerfs qui partent de la moëlle épinière ; c'est surtout le cas lorsque l'onanisme a été et continue à être la cause du mal. Ou bien la maladie (comme dans les cas traumatiques ou métastatiques) est la suite d'un épanchement plastique entre la gaîne des nerfs et leur substance ; de là la pression que subit cette dernière, et qui produit sa déperdition.

Est-ce parce qu'on reconnaît mieux cette maladie, ou parce qu'elle est en effet plus fréquente de nos jours, que le nombre des malades qui vont chercher du secours aux eaux thermales est infiniment plus considérable qu'autrefois ? C'est ce que je ne déciderai pas ; je me contenterai de dire que les résultats du traitement thermal sont des plus favorables en général, dans les cas où la cause du mal a été traumatique ou métastatique, et de même dans ceux où il est la suite d'excès vénériens ordinaires ; mais que si les résultats en sont fâcheux chez les malades que l'onanisme a réduit dans cet état, cela vient bien plutôt de la continuation des actes qui ont donné naissance à la maladie, que de l'insuffisance de la vertu des eaux thermales.

§ 120.

Une règle très-essentielle à suivre dans le traitement thermal, c'est de commencer par les moyens les plus doux, et de ne passer qu'insensiblement aux plus actifs, en ayant soin, toutefois, de toujours s'arrêter à un même degré de force aussi long-temps qu'on en voit de bons effets ; puis, de suspendre ou d'affaiblir l'usage des moyens curatifs, pour peu que les symptômes s'aggravent, ou que le malade soit fatigué de la cure. Ici il ne sert de rien de se hâter ; au contraire, c'est le moyen de produire une surirritation nuisible. On commence donc par des bains de courte durée, d'une basse température, que l'on prolonge peu-à-peu jusqu'à ce qu'ils soient de deux heures, et dont vers la fin on élève la température. La poussée n'est pas à craindre ; la vitalité, surtout celle de la peau, est à un trop bas degré. Dans l'emploi de la douche, il faut, quant à la température, procéder en sens inverse, et passer insensiblement de l'eau chaude à l'eau froide, qui, ici, agit plus fortement comme tonique, et sans surirriter comme l'eau chaude ; à la fin on emploie la douche écossaise. Un bon moyen auxiliaire est l'application de ventouses sèches le long de l'épine du dos et du nerf ischiatique, de même que l'urtication et l'acupuncture. Tous les moyens extérieurs agissent de bas en haut ; aucun de haut en bas. Je saisis l'occasion qui se présente d'appeler l'attention sur ce fait.

J'ai souvent observé que, dans ces formes de maladies, la première cure n'amenait qu'un léger soulagement, la seconde un mieux très-prononcé, souvent même la guérison ; mais qu'une troisième, quelque énergique et quelque étendue qu'elle fût, demeurait sans effet, jusqu'à ce que le malade, par un autre bain quelconque, très-insignifiant même, eut repris de la réceptibilité pour l'action thermale de nos sources. Il paraît que ces sortes de malades peuvent, pour ainsi dire, s'*attermaliser* (qu'on me passe l'expression).

§ 121.

PARALYSIES.

Les paralysies pour lesquelles on a recours aux eaux thermales, sont ou directes, procédant immédiatement du système nerveux *(resolutio nervorum)*, ou indirectes, suites d'apoplexie, d'arthrite, de rhumatisme, ou autres maladies proprement dites ; ou encore sont produites par une cause traumatique, telle que blessure, coups, chute, etc. Elles sont ou *complètes,* avec perte totale du sentiment et du mouvement, ou *incomplètes,* avec perte seulement de la faculté de se mouvoir, au moins pour l'ordinaire. La paralysie complète amène toujours la mort ; il ne peut donc être question ici que de la paralysie partielle, incomplète. Celle-ci est, ou restreinte à un côté *(hémiplégie),* et alors, outre le défaut de sentiment et de mouvement dans les parties extérieures du côté malade, il y a ordinairement encore affection consensuelle d'organes internes ; ou elle attaque les extrémités inférieures *(paraplégie),* et ici les organes sécrétoires du bas-ventre sont aussi le plus souvent en souffrance ; ou enfin, il n'y a que quelques parties des muscles qui soient paralysées *(paralysie locale).* L'hémiplégie est ordinairement la suite d'une apoplexie cérébrale ; de là vient qu'elle est souvent accompagnée de faiblesse de mémoire et de jugement, de demi-paralysie des muscles de la face du côté malade, d'affaiblissement de l'ouïe et de la vue, de balbutiement en parlant, d'oppression de poitrine au côté affecté, etc.

Les symptômes locaux de la paralysie s'accompagnent plus tard d'autres phénomènes, soit de la sphère sensible, comme sensation de froid, pesanteur et obtusion des parties affectées, soit du système irritable, comme défaut de développement naturel de chaleur et de couleur ; enfin il s'y joint des phénomènes appartenant à la sphère reproductive, tels que nutrition défectueuse, tabescence des parties affectées, suppression de sécrétion, ou gonflement œdémateux.

Le *tremblement des membres* est un symptôme de paralysie partielle, surtout des parties nerveuses.

§ 122.

Le traitement thermal doit tendre à combattre l'affaissement de l'irritabilité des nerfs dans les parties paralysées, et à rappeler à l'état normal leur activité, à réveiller la force vitale dans ces parties, en agissant ainsi de la périphérie au centre. Ce traitement doit, par conséquent, être irritant et stimulant, sans surirriter.

Le caractère de l'affection générale et de l'affection locale détermine l'emploi spécial et le mode de la cure thermale.

Les bains chauds et même les affusions très-chaudes, de fortes douches, la douche écossaise même, sont ici le plus souvent à leur place, ainsi que les ventouses sèches pour irriter localement. Les bains de vapeur seraient déplacés et affaibliraient trop le malade, a moins qu'il n'y ait affection arthritique ou suppression d'exanthèmes cutanés en jeu. Quand le mal dérive d'apoplexie, les bains ne doivent pas se prendre très-chauds, à cause de la disposition qui existe aux rechutes ; et alors on y supplée en prolongeant leur durée. Ce qui contribue à accélérer la cure, c'est de frictionner, dans le bain même, les parties affectées avec de la flanelle, et de les faire masser par un aide qui les met en même temps en mouvement. Dans les cas très-opiniâtres, la douche écossaise et même l'acupuncture contribuent efficacément à ranimer l'activité musculaire et nerveuse.

§ 123.

OBSERVATIONS.

M. ***, âgé de 30 et quelques années, blond et d'une complexion délicate, marié depuis plusieurs années, sans enfans, obligé par état de mener un genre de vie sédentaire, était atteint depuis deux ans d'une consomption dorsale, dont les symptômes, malgré le traitement médical (où cependant ni le cautère, ni les vésicatoires ou autres irritans extérieurs, ne furent employés), s'aggravaient de plus en plus. Au bout de deux ans, il se décida à venir à Baden. A son arrivée, les extrémités inférieures étaient à-demi paralysées, tant sous le rapport de la sensibilité que du mouvement, amaigries, flasques, pellicées ; les digestions fort lentes, les urines d'un jet faible, la poitrine oppressée ; le malade ne pouvait se coucher sur le dos sans fatigue et même sans douleur, et offrait en outre les symptômes ordinaires par rapport à la vie sexuelle.

Des bains courts et frais, des douches de même, renforcées peu-à-peu, sur la colonne vertébrale, et des ventouses sèches appliquées le long de cette partie et du nerf ischiatique, procurèrent, au bout de la seconde semaine, quelque amélioration dans les fonctions de la poitrine et du bas-ventre, comme aussi, mais à un moindre degré, dans celles des extrémités inférieures. J'employai alors l'acupuncture le long de la colonne vertébrale, et plus tard aussi sur la face externe des cuisses. Le malade se trouva au bout de quatre semaines assez rétabli pour pouvoir, à l'aide d'un bâton, faire des promenades d'une demi-heure sans se fatiguer. L'année suivante il répéta la cure de bains et de douches, et fut complètement guéri.

Un horloger, de passé 40 ans, se mit le corps tout en sueur en courant au secours dans une alerte d'incendie. Une pluie battante, accompagnée d'un vent froid, contre lesquels il alla chercher un abri sous un arbre, lui attirèrent un refroidissement si intense, qu'au moment même il eut le dos courbé et les muscles des jambes si affaiblis, que ce ne fut qu'avec la plus grande peine qu'il put regagner son logis. Les diaphorétiques, les vésicatoires, le moxa, etc., furent en vain mis en usage pour arrêter la maladie dans son cours ; de sorte que le malade eut bientôt les extrémités inférieures entièrement paralysées, et de plus les digestions dérangées et la respiration très-gênée. Il se forma, dans l'intervalle, une tumeur lymphatique très-volumineuse à la partie droite postérieure de la région lombaire ; cette tumeur s'ouvrit, et plus tard sécréta une lymphe purulente ; ce qui affaiblit encore plus le malade. Outre cela, l'épine du dos se courba notablement ; et le malade, devenu bossu, offrait tous les symptômes d'un *tabes dorsalis* confirmé, quand il se décida à se faire transporter à Baden. Dans l'espace de cinq semaines, les bains et les douches amendèrent tellement son état, qu'il pouvait marcher à l'aide de béquilles. Il revint l'année suivante, reprendre son traitement thermal ; le mal avait encore considérablement diminué dans l'intervalle ; l'abcès était guéri. Après une seconde cure de quatre semaines, le malade n'avait plus besoin de béquilles pour marcher, et faisait d'assez longues excursions à l'aide d'un simple bâton, qu'il mettait même de côté quand il se promenait sur un terrain uni. L'épine du dos s'était aussi notablement redressée.

M.***, ci-devant officier au service de Russie, et qui, doué d'une forte constitution, avait fait entre autres la dernière campagne de Pologne, était atteint d'une consomption dorsale complètement développée. Les extrémités inférieures étaient entièrement paralysées, privées de mouvement et de sentiment ; les deux jambes étaient insensibles aux piqûres d'épingle et aux pincemens. L'emploi répété du moxa et d'autres moyens extérieurs avait bien arrêté les progrès du mal, mais sans y apporter aucune amélioration. Deux bains par jour, d'une heure chacun, des affusions très-chaudes sur les extrémités inférieures, et l'urtication, mirent en trois semaines le malade en état de marcher soutenu par un aide ; le sentiment commença aussi à reparaître, mais d'une façon toute particulière : le malade, par exemple, était-il pincé au pied, c'était d'abord à la cuisse qu'il le sentait. A mesure que le mieux fit des progrès, la place de la sensation se rapprocha de celle de l'impression, jusqu'à ce qu'à la fin le sentiment se régularisa complètement. Malheureusement le malade, qui depuis bien des mois n'avait pas quitté le lit et la chambre, s'exposa par un jour de pluie, en léger vêtement de nuit, à un courant d'air froid, et gagna une violente inflammation bilieuse du poumon, à l'issue mortelle de laquelle contribua l'affection de la moëlle épinière ; car après que l'inflammation eut été écartée, il survint une colliquation pulmonaire, et à la fin la gangrène aux orteils et aux doigts.

Mad. B..., mère de plusieurs enfans, avait depuis plusieurs années, par suite du *tabes dorsalis*, les extrémités inférieures et les muscles des lombes complètement paralysés, de manière à ne pas même pouvoir rester assise sans avoir le dos appuyé. Elle eut enfin recours à nos bains. On ne put découvrir aucune cause à sa maladie ; mais un de ses fils était scrofuleux , et il ne pouvait avoir hérité ce mal de son père , homme sain et robuste. Elle fit une cure de cinq semaines, tant en bains qu'en boisson, pendant laquelle elle se remit au point de pouvoir marcher sans aide. Le mieux se soutint et augmenta même en quelque façon après la cure. L'année suivante elle revint, et une seconde cure la mit en état de marcher sans bâton sur un sol uni. Elle a fait adapter le long des parois de son appartement des poignées en fer, qui lui servent d'appui pour aller et venir dans la maison.

Conrad.... âgé de 32 ans, célibataire, tisserand de son métier, fut atteint à la région lombaire, vers le côté gauche, par une poutre tombée d'une maison qu'on démolissait ; les extrémités inférieures furent aussitôt paralysées et perdirent tout sentiment. Le malade dut être sondé quarante jours de suite ; l'introduction de la sonde ne lui causait aucune sensation. Les selles étaient paresseuses ; il fallait, pour ainsi dire, extraire mécaniquement les matières fécales, attendu que les lavemens ressortaient à l'instant , sans pouvoir pénétrer. Les potions laxatives étaient de même aussitôt rejetées. On parvint cependant, par les secours de l'art , à régulariser assez les fonctions du bas-ventre pour que les évacuations alvines redevinssent normales ; mais les urines continuaient à s'écouler involontairement. A l'arrivée du malade à Baden (neuf mois après son accident), il en était encore de même des urines, et les extrémités inférieures étaient toujours insensibles, froides et complètement paralysées. Une cure thermale de 42 jours, consistant en bains tièdes et en douches sur les reins et les jambes , mit le malade en état de faire d'assez longues promenades avec le secours des béquilles ; il pouvait, en outre, retenir son urine deux à trois heures de temps, et la lâcher à volonté ; les selles étaient parfaitement régulières. Cet état se soutint jusqu'à l'année suivante , que le malade revint à Baden pour y faire une seconde cure. Celle-ci eut un plein succès, dû en bonne partie à la douche écossaise sur le sacrum ; et le malade s'en retourna chez lui à pied et parfaitement guéri.

K. R., du canton de Saint-Gall, âgé de 50 ans, avait depuis long-temps la goutte ; et il y avait six mois que ses jambes étaient paralysées, et qu'il lui était impossible de marcher. Il vint à Baden le 4 août, faire la cure thermale.

Traitement : tous les jours deux bains ; celui du matin d'une demi-heure, jusqu'à une heure et demie, celui du soir jusqu'à une heure de durée. Dès la seconde semaine, douche journalière d'un quart-d'heure (plus tard à deux reprises), sur les extrémités inférieures et le sacrum.

L'amélioration fut sensible et alla toujours en augmentant; dès la troisième semaine le malade put marcher aux béquilles, puis bientôt à l'aide d'un simple bâton ; et à peine la quatrième semaine écoulée, il quitta l'établissement, n'ayant plus aucune difficulté à marcher.

J. W..., du canton de Zurich, âgé de 34 ans, ouvrier de fabrique, d'une constitution faible et délicate, avait, depuis environ six mois, le côté droit paralysé, à la suite d'une apoplexie. Malgré tous les moyens qui fureut mis en nsage, l'hémiplégie subsistait toujours au même degré ; ce qui engagea le malade à venir chercher du secours à nos thermes. La cure commença par des bains courts et, autant que possible, frais, avec des frictions sur le côté affecté. Afin de prévenir la constipation, si ordinaire au commencement de la cure chez ces sortes de malades, et dont il résulte des congestions très-dangereuses par les rechutes qu'elles occasionnent, on fit boire au malade, à jeun, l'eau thermale entièrement refroidie et à petites doses seulement. Dès le sixième jour, la douche fut employée de deux jours l'un ; elle ne fut d'abord que de cinq minutes, et peu-à-peu de dix.

Le résultat de ce traitement fut des plus favorables. Au bout de quinze jours, les mouvemens étaient déjà plus libres, plus assurés , et le malade pouvait marcher sans béquilles et à l'aide d'un simple bâton , quoique toujours traînant le pied malade et n'osant s'appuyer dessus. Ce retour du libre mouvement fit que l'on put employer la douche avec plus de sécurité et de latitude ; de manière que , dès la fin de la troisième semaine , le malade se trouva assez bien pour pouvoir espérer une prompte et sûre guérison. Il lui fut alors expressément recommandé de prendre ses bains plutôt froids que chauds , et de ne faire usage de la douche qu'avec beaucoup de circonspection. Malheureusement il ne suivit point cet avis ; ayant pris les bains trop chauds et trop prolongés, il eut une nouvelle attaque d'apoplexie , qui lui paralysa le côté resté sain. Ce fut alors sur le côté affecté le premier, et qui maintenant était presque guéri , qu'il dut s'appuyer en faisant des mouvemens ; et il le pouvait en toute sécurité. Tant pour ménager ce côté guéri, que parce qu'un autre traitement, devenu nécessaire, excluait pour quelque temps l'usage des eaux thermales , le malade fut renvoyé chez lui le 24 juin. Encouragé par les bons effets de la première cure, il revint au mois d'août suivant en commencer une seconde, qui fut suivie d'une parfaite guérison.

F. M..., Français , avait 16 ans lorsqu'il fit en 1804 la campagne d'Italie ; en 1805, il fut blessé à la jambe droite à Austerlitz , et en 1808 il reçut au siége de Saragosse une balle dans la jambe gauche. A cette dernière blessure se joignit la fièvre jaune. En 1809 , il eut son congé , et travailla depuis comme imprimeur d'indiennes. En 1834, il fut atteint de violens tremblemens de membres, surtout aux extrémités inférieures ; l'année suivante, à la suite de fréquentes et abondantes saignées , dit-il , il eut les jambes complètement paralysées, et fut sept mois sans bouger du lit. Le 16 juin 1837, il entra dans notre établissement de bains pour les

pauvres ; les extrémités inférieures étaient toujours paralysées, et les supérieures tremblaient fortement. Deux bains
par jour, d'une heure chacun, et l'emploi de la douche fraîche sur l'épine dorsale et les extrémités, rendirent en moins
de deux mois au malade le libre usage de ses membres.

G. K... de W., âgé de 51 ans, tonnelier, ancien soldat au
service de France, ayant pris avec succès de l'opium comme
palliatif dans une céphalalgie (suite vraisemblablement d'un
delirium tremens), s'habitua à en prendre de plus fortes
doses, et s'attira par là un affaissement général des forces
vitales et une paralysie des extrémités, venant de la moëlle
épinière. Ce fut le 13 juin qu'il commença la cure thermale.
L'opium lui fut sur-le-champ interdit, et on lui prescrivit
tous les matins un bain d'une demi-heure, d'abord, et peu-
à-peu d'une heure et demie ; de plus, la douche tous les deux
jours, et intérieurement l'eau thermale très-chaude à la dose
de trois à quatre verres par jour. La troisième semaine arrivée, il prit, de deux jours l'un, un bain de vapeur, pour activer les fonctions de la périphérie, et on lui permit la viande
et le vin, celui-ci à la quantité d'une chopine et demie par
jour, en trois fois. Il quitta l'établissement le 5 juillet, tout-
à-fait rétabli, et ayant complètement renoncé à l'opium.

Un paysan d'une cinquantaine d'années, bien portant jusqu'alors, eut une attaque d'apoplexie, suivie d'hémiplégie,
qui influa sur ses facultés intellectuelles et le priva tout-à-
fait de la parole. Son médecin, au bout de quelques semaines, parvint à dissiper en grande partie l'hémiplégie ; il ne
restait plus que de la faiblesse, surtout au bras. Quant à la
parole, elle n'était point encore revenue, et le malade ne
pouvant articuler que des sons isolés, était réduit à chercher
à se faire comprendre par signes. La première semaine de
sa cure, il prit des bains frais de tout le corps ; on lui appliqua des ventouses scarifiées à la nuque, et on lui fit boire

l'eau thermale, afin de provoquer les évacuations alvines. Ce commencement de cure eut un effet salutaire sur l'état de faiblesse de la périphérie ; mais la parole ne revenait pas. On eut alors recours à la douche fraîche sur la nuque et le crâne, le corps étant dans un demi-bain chaud. L'effet en fut surprenant : la parole revint peu-à-peu, et je pourrais dire dans un ordre grammatical bien déterminé, quant aux mots : car le malade put d'abord prononcer les verbes, puis les adjectifs, puis, au bout d'un assez long temps, les pronoms personnels, plus tard encore les substantifs, et enfin, non sans de grands efforts, les noms propres. Ces derniers le mettaient souvent en colère, et il s'écriait : «Je le sais bien, ce nom, mais je ne puis le dire ! » — Un cas tout semblable s'est offert à moi le printemps dernier, dans la personne d'une villageoise de 60 ans, fort intelligente.

CACHEXIES AVEC AFFECTION PRÉDOMINANTE DES GLANDES ET DES VAISSEAUX LYMPHATIQUES.

§ 124.

SCROFULES *(écrouelles)*.

Cette maladie est, dans l'origine, une affection du système lymphatique, une décomposition d'humeurs. Le passage de la lymphe à travers les glandes est empêché, et de là gonflement et endurcissement de ces glandes ; mais l'affection gagne aussi les membranes muqueuses des poumons, des parties génitales, des organes digestifs, etc., et même le tissu des os. La maladie est causée par une mixtion défectueuse de la lymphe. Les scrofules appartiennent donc à cette classe de maladies chroniques où ont lieu en même temps des procédés dynamiques, organiques et chimiques, et qui ne peuvent bien être appréciées que par une considération simultanée de ces trois espèces de procédés.

On fait ordinairement une distinction entre la diathèse scrofuleuse et la maladie toute développée.

Chez les enfans disposés aux scrofules, toute l'habitude du corps est lâche; ils manquent d'énergie, ils ont la tête grosse, anguleuse et lourde, le visage bouffi, la lèvre supérieure grosse, les yeux enfoncés dans leurs orbites, la prunelle dilatée; ce qui leur donne la mine sage et réfléchie de l'âge mûr. Chez eux les fontanelles restent long-temps à se fermer. Leurs membres sont faibles, flasques; ce qui fait qu'ils n'apprennent que lentement à marcher. Leur dentition est aussi très-retardée.

A mesure que les scrofules se développent, le bas-ventre se gonfle, surtout le foie et la rate, la digestion se trouble, les évacuations deviennent irrégulières, tantôt paresseuses et rares, tantôt copieuses, d'une odeur aigre, très-fétides, verdâtres, hâchées ou visqueuses; souvent elles amènent des alimens non encore digérés. Les malades sont très-enclins aux sueurs, aux affections catarrhales; la transpiration, ainsi que l'haleine, ont une forte odeur; il se manifeste fréquemment un exanthème miliaire, de petits ulcères prurigineux, des teignes au visage et à la tête, un écoulement de mucus âcre par le nez ou les oreilles. Enfin les os se ramollissent et les pieds s'affaiblissent au point de ne plus pouvoir porter le corps.

Souvent la maladie en reste là; lorsqu'elle prend un plus grand développement, il se manifeste des symptômes pathognomiques dans le système glanduleux; les vaisseaux lymphatiques, mais plus encore les glandes, se gonflent, d'abord au cou et à la nuque, plus tard aux aisselles et aux aînes, et à la fin d'une manière sensible au mésentère. Ce gonflement n'est pas douloureux par lui-même, mais il peut dégénérer en inflammation et en suppuration lente et opiniâtre; et alors il se forme des ulcères rebelles, relevés en bourrelet, qui souvent pénètrent à une grande profondeur et occasionnent de notables désorganisations, des fistules, et même la carie des os. L'affection peut aussi se propager aux glandes conglomérées, aux parotides, aux glandes salivales, etc., de même qu'au pancréas et au foie ; leur gonflement et leur induration donnent lieu alors à des phénomènes dys- peptiques et ictériques. Souvent les tuniques de l'œil et les paupières se phlogosent ; il en résulte une impossibilité de supporter la lumière et une sécrétion d'humeur âcre, et par suite vacillement, obscurcissement de la vue, myopie, cataracte et même cécité. Ici appartiennent encore les catarrhes chroniques et les engorgemens pituiteux, résultats de l'affection des membranes muqueuses du poumon, ainsi que les leucorrhées âcres, verdâtres, d'épaisse consistance, les diverses éruptions cutanées scrofuleuses, comme teignes, gales, etc.

Quand le procédé scrofuleux se transmet aux os, il en résulte le rachitis : les os deviennent mous, flexibles, se courbent ; l'enfant n'apprend pas, ou désapprend à marcher ; les extrémités articulaires des os grossissent, tandis que ces os mêmes semblent devenir plus grèles, et les jambes se courbent. Souvent les articulations subissent une inflammation chronique, et il s'y forme des tumeurs séreuses, ou bien elles se carient.

Dans cette maladie, il se fait dans la masse des humeurs des changemens, que les anciens attribuaient à une *âcreté scrofuleuse*. D'après des expériences plus récentes, l'urine de ces malades contient un acide prédominant, non pas de l'acide urique azoté, mais de l'acide oxalique, dans lequel dominent l'hydrogène carboné et l'oxigène. Il est probable que ce même rapport de mixtion a lieu, sans combinaison d'azote non plus, dans les autres produits de la maladie, dans les sueurs, dans les sécrétions muqueuses et purulentes ; car la matière scrofuleuse consiste en grande partie en albumine, et ne contient que peu ou point d'azote. Il en est de même du système osseux, duquel disparaissent les parties calcaires proprement dites ; de là le ramollissement des os.

La maladie est, ou héréditaire, l'enfant étant né de parens scrofuleux ou phthisiques, ou occasionnée et favorisée par un air vicié, par une mauvaise nourriture, etc., dans les grandes villes comme à la campagne, chez les riches comme chez les pauvres ; ou bien elle se développe à la suite d'autres maladies, telles que rougeole, scarlatine, dartres. Elle peut aussi reconnaître pour cause, dans un âge plus avancé, des désordres de menstruation et une certaine décomposition des humeurs, notamment du sang ; mais ces cas sont rares.

§ 125.

Il résulte de ce qui vient d'être exposé, que, déjà sous le rapport chimique, l'on peut se promettre, dans cette maladie, de bienfaisans effets d'une eau thermale azotée et alcaline ; lorsque surtout, par ses autres parties constituantes (telles que le sel commun, l'iode, le brome, etc.), et par son action excitante sur les organes reproductifs principalement, elle agit aussi sur les rapports dynamiques, la chaleur thermale exaltant puissamment toutes les fonctions, et notamment celle de la circulation. Car le procédé curatif consiste précisément à activer les fonctions de la nutrition, à ramener les organes abdominaux à leur état normal, à changer les rapports de mixtion de la masse des humeurs, et à faire ainsi remonter l'organisme au haut degré de développement qui lui est naturellement dévolu. Or, nos thermes remplissent toutes ces conditions et prennent ainsi place parmi les plus insignes moyens curatifs que l'on puisse opposer à cette maladie.

L'usage de l'eau thermale ayant pour but l'assimilation de certaines parties constituantes qui doivent nécessairement s'absorber, on l'emploie pour cet effet en boisson, à des doses appropriées à l'âge et à l'individualité ; en bains, pour opérer de dehors les changemens nécessaires dans le système lymphatique ; en douches légères, pour activer les fonctions abdominales, et en lavemens, quand il s'agit d'agir davantage sur le foie. Quand l'affection prédomine dans les glandes, il est bon d'y ajouter, mais avec prudence, de l'eau iodurée de Wildegg ; et plus tard , les eaux ferrugineuses acidules servent à consolider les bons résultats obtenus.

Parmi le grand nombre d'observations que nous pourrions rapporter, nous nous bornerons à la suivante, en conservant les propres expressions du médecin qui avait d'abord traité le malade.

« L'enfant que j'envoie à Baden est le fils , âgé de plus de deux ans , de M. St. de W....r ; j'ai tout lieu d'espérer que vos thermes vivifieront et fortifieront chez lui le système de l'assimilation et de la reproduction , de manière à ce que la masse des humeurs soit améliorée, et que les systèmes musculaire et osseux reprennent du ton. L'enfant, comme vous le verrez du premier coup d'œil , est rachitique , spécialement disposé aux engorgemens et aux obstructions ; il l'est aussi jusqu'à un certain point aux rhumes et aux catarrhes. Les soins ne lui ont pas manqué à la maison , tant sous le rapport diététique que sous le rapport médical ; et je suis convaincu que sans eux il serait déjà depuis long-temps dans la tombe. Dès sa naissance il a été débile ; sa mère mourut aussitôt après lui avoir donné le jour, d'épuisement et des suites d'une fièvre lente. » — Le jeune malade avait la tête très grosse, les fontanelles, qui s'étaient fermées tard, aplaties, l'abdomen volumineux , le foie intumescent, la peau d'un jaune ictérique , les extrémités courbées et amaigries , les condyles enflés. Il ne pouvait ni marcher, ni rester debout.

Je prescrivis deux bains par jour, de vingt-minutes ; pendant le bain , on lui arrosait le bas-ventre (d'une hauteur d'environ six pieds et au moyen d'un arrosoir de jardin) avec de l'eau thermale, l'espace de quelques minutes ; après quoi on le massait doucement. Outre cela , il prenait intérieurement pendant la journée de petites doses d'eau thermale. Bientôt il survint de fortes évacuations bilieuses et muqueuses, l'abdomen s'affaissa, la peau prit une teinte plus claire, l'appétit revint et les fonctions digestives se régularisèrent. La cure dura quatre semaines, et fut réitérée, mais plus courte, vers la fin de l'automne. Dès-lors l'enfant, si frêle et si débile, est devenu un garçon robuste et bien portant.

L'eau thermale s'est aussi montrée très-efficace contre les ophtalmies scrofuleuses les plus intenses, tant en boisson qu'en fomentations.

§ 126.

SQUIRRHE ET CANCER.

Le squirrhe et le cancer qui en est la suite attaquent de préférence les glandes sécrétoires et lymphatiques, les membranes muqueuses, le tissu cellulaire, et aussi les nerfs et les os ; mais ce sont surtout les glandes mammaires, les testicules, la matrice, les lèvres et la langue, qui y sont sujets.

Il se forme souvent sans cause apparente, souvent aussi à la suite d'une violence extérieure, une tumeur circonscrite ou un gonflement de quelque organe, ordinairement des glandes, laquelle tumeur, dans le principe, est tout-à-fait indolente, dure, gibbeuse, pesante, et plus tard seulement devient sensible et légèrement lancinante. La masse squirrheuse est solide, dure, d'une consistance cartilagineuse ou stéatomateuse. La peau qui recouvre la tumeur n'offre d'abord rien que de naturel ; l'endurcissement squirrheux gagne le tissu cellulaire, et alors l'épiderme paraît collé au squirrhe, du moins par places. Enfin la tumeur grossit, devient tuberculeuse, bosselée ; le derme qui la recouvre prend une couleur rouge-bleuâtre, de la tension, et les veines se gonflent tout autour.

A la fin, la peau amincie s'ouvre ; il s'écoule un liquide clair ou brunâtre de l'ulcère, maintenant devenu *cancer*, dont les bords se durcissent, se relèvent en bourrelet, et dont le fond se couvre d'excroissances fongueuses, douloureuses. La matière ichoreuse qui en découle prend une odeur fétide ; les glandes lymphatiques voisines , même celles qui n'ont aucune connexion avec la partie affectée, se gonflent , et toutes les parties, à mesure que l'ulcère s'élargit, en sont détruites , après être d'abord devenues squirrheuses.

Les malades ont la face d'un certain gris-pâle caractéristique et particulier à cette maladie.

Dans les glandes, le cancer commence presque toujours par un squirrhe ; dans les membranes muqueuses et à l'orifice de la matrice, il se développe en excroissances verruqueuses , qui saignent facilement , sont douloureuses et se transforment en ulcères ; ou bien il naît d'un endurcissement de la membrane muqueuse , qui passe à l'état de suppuration.

§ 127.

Ces deux formes sont l'une et l'autre du ressort du traitement thermal. Il s'agit ici de changer la masse des humeurs, de détruire le virus squirrheux , de rétablir la circulation dans les glandes, de résorber, de dissoudre, et de tout ramener à l'état normal. Les embrocations locales, les bains de tout le corps, frais ou tièdes , l'eau thermale en boisson, de légères douches point irritantes ; tout cela opère favorablement et avec une promptitude étonnante. La durée de la cure se règle sur ses résultats plus ou moins prompts ; il faut qu'elle se continue jusqu'à ce que la glande malade soit pénétrée de part en part.

OBSERVATIONS.

« Mad. de ***, qui, il y a déjà plusieurs années, a fait avec succès une cure thermale à Baden pour des affections névralgiques (nous transcrivons ici le rapport de son médecin), y retourne cette fois pour deux espèces de maux bien différens , mais dont j'espère que l'usage extérieur et intérieur des eaux thermales pourra au moins la soulager notablement. Le premier de ces maux est une névralgie gastrique, qui s'annonça déjà il y a bien des années, et qui, quoique calmée à plusieurs reprises par divers traitemens, a néanmoins toujours reparu. Il existe avec cela une débilité nerveuse générale, qui a naturellement produit une disposition à la tristesse et à l'inquiétude. Les divers symptômes qui nécessitèrent dans le temps la cure de Baden, s'étaient d'abord considérablement mitigés ; mais leur recrudescence exige maintenant que cette cure soit répétée une seconde fois.

» D'un autre côté, l'apparition de diverses tumeurs glanduleuses aux seins semble requérir l'usage circonspect de la douche. Au moyen d'onguens résolutifs, je suis parvenu à dissoudre quelques-unes de ces tumeurs; mais celles qui restent sont plus volumineuses, et les fondans n'ont rien pu sur elles.

» De plus, la malade est sujette à de fréquens mouvemens bilieux. » —

Les deux glandes mammaires étaient dures, tuberculeuses ; l'une avait la grosseur du poing, le mammelon retiré en dedans et la peau y adhérant fortement par places ; toute la masse était encore mobile, et les glandes axillaires d'un côté étaient consensuellement affectées, et, quoique peu gonflées, facilement douloureuses. La malade avait l'extérieur cachectique et la peau grisâtre. Elle est mère de deux enfans déjà adolescens.

On mit en usage des fomentations permanentes avec l'eau thermale tiède sur les glandes endurcies, la boisson de l'eau, des bains entiers portés à deux heures de durée, et enfin de légères douches latérales. Au bout de quinze jours, ces glandes commencèrent à se ramollir, la peau au dessus devint plus libre, mobile, et les glandes des aisselles reprirent leur état normal. La glande mammaire endurcie, squirrheuse, se fondit par les bords et se résolut enfin en plusieurs petites, qui, au bout de sept semaines de traitement (pendant lesquelles on fit une pause de six jours), se fondirent aussi jusqu'au volume d'une fève. Au printemps de l'année suivante, la malade revint à Baden et y fit encore une cure de quinze jours, qui procura la résorption de ce résidu squirrheux.— Les symptômes névralgiques avaient totalement disparu.

Trois ans après, il se développa à l'improviste un mal semblable au fond de la glande mammaire. Une nouvelle cure thermale, mais qui, ne fut que de trois semaines, dissipa presque entièrement l'induration ; de retour à la maison, la malade continua encore quelque temps les fomentations avec l'eau thermale de Baden ; et les nouvelles que j'en ai reçues depuis peu m'apprennent qu'elle se trouve maintenant dans un état très-satisfaisant.

Un cas analogue se présenta, il y a quelques années, chez une demoiselle déjà âgée, de taille petite et contrefaite, qui dans sa jeunesse avait eu le rachitis, et qui fut parfaitement guérie par le traitement thermal, sans qu'elle ait jamais eu de rechute.

On m'écrivait, en m'adressant une autre malade :
« Son mal consiste en un squirrhe au sein, qui, amputé par moi il y quatre mois, paraît depuis deux mois vouloir repousser en boutons dans la plaie. Depuis plusieurs années la malade, qui passe la quarantaine, avait au sein droit quelques dûretés de la grosseur d'une noix, que l'on envisageait comme scrofuleuses, sa santé étant d'ailleurs bonne, ses règles à l'état normal, et n'y ayant aucune complication intérieure, surtout aucune affection utérine ; mais plusieurs membres de sa famille avaient été affligés de scrofules. On traita donc le mal en conséquence, en évitant toute irritation locale. Mais la tumeur n'en continua pas moins à grossir ; il surgit boutons sur boutons, il survint des douleurs, la peau devint bleue, dure, inégale, il s'y manifesta une fluctuation sourde ; et déjà l'affection locale menaçait l'organisme d'un reflet fébrile, lorsque je me déterminai à faire l'amputation

du sein entier. Il pesait plusieurs livres, et sa substance, cartilagineuse, commençait déjà à suppurer au centre ; j'extir-
pai jusqu'aux moindres particules squirrheuses ou suspectes.
Pendant les premiers mois, la cicatrisation marcha à souhait;
la plaie se rétrécissait, se remplissait d'une bonne granula-
tion ; les douleurs avaient cessé, à quelques lancées près
qui se faisaient encore sentir ici et là ; et les bords de la
plaie étaient entourés d'un fin épiderme d'un doigt de large.
Mais alors il commença à surgir de plusieurs endroits de la
plaie des boutons verruqueux durs, indolens au toucher,
qui, s'ils s'aplatirent par l'application de caustiques actifs,
n'en reparurent que plus volumineux ensuite. Avec cela, la
nouvelle peau de la cicatrice se corroda, il survint de la
douleur dans les épaules et les bras ; ce qui me décida à
faire aussi l'extirpation de ces tubercules. L'un reparut à
moitié, et il s'en forma un nouveau à une autre place. Ils
sont encore là tous deux.

» Déjà avant l'extirpation du sein malade, il s'est manifesté
à l'autre quelques duretés absolument indolentes et de même
apparence que celles du sein droit, il y a un an, avant leur
développement ; etc. » —

L'eau thermale fut administrée en fomentations, tant sur
toute la plaie que sur le sein gauche endurci, en bains tièdes d'une heure, deux fois par jour, et en boisson le matin,
jusqu'à la dose de quatre verres.

La plaie, restée ouverte depuis quatre mois, commença à
se fermer de jour en jour ; le tubercule supérieur se recou-
vrit de peau et resta ainsi jusqu'au vingt-unième jour, auquel les règles parurent. Il ne restait plus à découvert qu'une
parcelle du bouton inférieur. Mais tout-à-coup il survint
pendant la nuit de la douleur ; et de l'ouverture qui restait
encore il s'épancha une matière de couleur d'ocre, corro-
sive, qui, en trois jours, détruisit toute la cicatrisation. Les
tubercules devinrent luxurians, et la cure fut aussitôt interrompue. Dès que la malade fut de retour chez elle, on ex-

tirpa encore une fois ces tubercules , et la plaie fut cauté-
risée avec le fer rouge ; elle resta bénigne , mais ne se cica-
trisa pas. Le printemps suivant, la malade revint aux bains, sa
plaie toujours toute ouverte. Cette fois, un traitement thermal
en tout semblable au précédent , en procura la cicatrisation
complète en vingt-un jours. L'induration du sein gauche s'é-
tait dissipée dès la première cure, et la cicatrice du sein droit
amputé s'est maintenue jusqu'à présent en très-bon état. Il
y a deux ans de cela.

Mad. G..., âgée de 28 ans, pâle, blonde et d'une constitution délicate, entra le 12 mai en traitement thermal, pour
un squirrhe de la matrice. On ne put découvrir aucune cause
syphilitique. Le vagin , surtout dans sa partie postérieure,
était très-boursouflé , dur, douloureux au toucher ; l'orifice
de la matrice était rude au toucher, rabougri. Il y avait écoulement de matière ichoreuse , fétide , onctueuse , d'un brun
foncé , accompagné de lancées passagères.

La malade, jusqu'au 14 juin, prit tous les jours deux bains
d'une heure à une heure et demie. Il lui fut recommandé
d'avoir dans le bain les grandes lèvres écartées autant que
possible , pour que l'eau thermale pût pénétrer aisément et
directement jusqu'au fond du vagin. Je ne prescrivis pas d'injections, afin d'éviter toute irritation mécanique de la partie
malade, et de voir quel serait l'effet d'une simple cure thermale dans cette maladie. Au bout de huit jours, l'écoulement devint blanc , perdit sa mauvaise odeur, et les lancées
furent moins vives ; quinze jours plus tard , on remarquait
aisément que le mal battait en retraite ; le toucher était
aussi moins douloureux. La malade se rétablissait à vue d'œil.
Elle quitta l'établissement le 14 juillet, pressée du besoin de
revoir les siens. L'examen constata que le squirrhe était déjà
réduit de moitié , que l'orifice de la matrice était plus mou,
plus rapproché de son état normal, presque indolent au toucher ; il ne s'écoulait plus de matière ichoreuse, et la leucor-

rhée même était devenue insignifiante. Les lancées avaient disparu.

La malade revint l'année suivante aux bains; l'amélioration s'était soutenue. On la soumit au même traitement que la première fois, et son rétablissement continua à faire des progrès. Une troisième cure dissipa le reste de sa maladie.

Nous renvoyons, pour d'autres cas de cette nature, aux observations concernant les maladies de la sphère sexuelle chez les femmes.

CACHEXIES AVEC AFFECTION PRÉDOMINANTE DU SYSTÈME OSSEUX.

§ 128.

RACHITIS *(maladie anglaise)*.

Nous avons montré plus haut comment cette maladie se développe à la suite des scrofules; mais elle peut aussi se manifester comme affection primaire.

Les enfans qui en sont affectés ont un aspect terreux, sale, blême, et leur dentition se fait avec peine. Les dents poussent inégalement, sont anguleuses, se gâtent bientôt et tombent; les symptômes principaux se manifestent aux os, particulièrement à ceux des jambes et de l'avant-bras; les jointures deviennent grosses, massives et en bourrelet, tandis que la partie de l'os qui est entre deux semble diminuer de longueur; il reste court et se courbe, sa tête devient anguleuse, et quand la maladie est parvenue à son plein développement, l'enfant semble n'être que tête et que ventre, et a les extrémités courbées en forme de faulx. Dans la plupart des cas, le développement intellectuel est très-avancé; plus rarement il y a disposition à l'idiotisme. Quelquefois les extrémités articulaires passent à l'état de carie.

La maladie se montre de préférence à l'époque de la dentition.

Dans cette affection, les os restent remarquablement mous et flexibles ; l'albumine y est prédominante et la quantité du phosphate de chaux considérablement diminuée ; il n'existe presque plus rien des autres sels. L'urine est surchargée d'acide oxalique.

§ 129.

Ici, comme dans les scrofules, les eaux thermales sont très-efficaces, surtout pour régulariser les rapports de mixtion chimiques, etc.; aussi renvoyons-nous à ce que nous avons dit là-dessus à l'article des affections scrofuleuses.

§ 130.

Nous avons fréquemment à traiter dans nos thermes des cas particuliers de *consomption des os* chez les adultes, surtout parmi la classe pauvre. Cette maladie attaque certains os dans leur longueur, surtout l'humérus : c'est une atrophie osseuse, causée simplement par une trop forte résorption, mais nullement par une formation de pus ou par une suppuration. Elle se manifeste à la suite de névralgie et de phthisie nerveuse.

§ 131.

TUMEUR BLANCHE.

La tumeur blanche est un gonflement chronique de plusieurs ou de toutes les parties d'une articulation, avec métamorphose spécifique des parties affectées.

Elle attaque surtout le genou, mais aussi les autres articulations, très-souvent celle du poignet.

L'inflammation commence par la membrane synoviale et les parties adjacentes, la capsule articulaire ; elle s'établit souvent sans causer presque aucune douleur ; le malade éprouve quelque raideur dans le genou, puis cette raideur passe, puis elle revient ; enfin la tumeur du genou grossit, devient élastique, fluctuante, mais souvent aussi dure. La marche devient difficile , impossible , et le malade aime surtout à avoir la jambe dans un haut degré de flexion. La peau sur la tumeur devient blanche, tendue, et les veines dilatées la croisent en tout sens ; les douleurs augmentent, la tumeur offre une fluctuation partielle , la peau , devenue rouge, s'amincit, éclate, et il sort un pus clair mêlé de flocons caséeux. La sonde indique des cariosités , et la fièvre hectique s'établit.

Si la maladie ne fait encore que commencer, on trouve le derme épaissi , plus blanc que de coutume , le tissu cellulaire qu'il recouvre altéré diversement, selon sa situation : la couche supérieure est blanche, infiltrée de sérum ; l'inférieure d'un jaune-safran, avec des taches noires ressemblant à des tubercules. Au fond le tissu cellulaire a une consistance stéatomateuse. Autour de la couche jaune, le réseau vasculaire est plus fort que de coutume. Les ligamens latéraux sont ramollis , noirâtres , et contiennent une matière plastique. La capsule articulaire est épaissie et phlogosée. La membrane synoviale , épaissie aussi , est rougeâtre , ramollie, et pleine de sérum ; le cartilage a dégénéré en une masse rouge , spongieuse. Quand la tumeur dure déjà depuis un certain temps , les tissus se détruisent et se convertissent en une masse stéatomateuse, souvent molle ; la cavité articulaire se remplit d'un liquide brunâtre , floconneux , qui se fait jour à travers la peau devenue rouge ; les surfaces cartilagineuses sont détruites, absorbées, et la carie est formée.

Presque toujours on trouve la portion inférieure des os qui forment l'articulation , plus attaquée que les portions supérieures ; ainsi, dans la tumeur du genou, c'est la tête du tibia ; au coude , c'est celle du cubitus ; au carpe, ce sont les os de la main , etc.

Les causes occasionnelles sont , ou traumatiques , comme contusions, compressions ou luxation ; ou symptomatiques, reflets d'une affection générale, notamment de scrofules, de rhumatismes et de goutte. Toutefois la maladie peut être primaire, suite d'un refroissement intense. Elle a beaucoup d'analogie avec le squirrhe des glandes, tant dans sa formation que dans son cours.

§ 132.

Il résulte du cours de la maladie, que tant que la diathèse inflammatoire prédomine, il ne peut point être question de traitement thermal irritant, mais que toute la cure doit se borner à la boisson de l'eau, aux fomentations tièdes, tout au plus à des bains courts et frais, et par intervalles à des saignées locales. Quand la douleur, l'ardeur, et par conséquent aussi l'état inflammatoire sont dissipés, on retire souvent de grands avantages d'une douche dont le jet est dirigé obliquement sur la tumeur et ne fait qu'y glisser en passant; mais dès qu'il reparaît de la douleur, il faut l'interrompre. Durant toute la cure, l'articulation malade doit rester couchée ou appuyée, sans changer de position; souvent on a vu un mieux commençant arrêté par des tentatives de marche ou autres mouvemens brusques. Comme le mal a germé dans un sol cachectique, on conçoit aisément qu'une cure thermale de longue durée, et même sa répétition à plusieurs reprises est nécessaire pour le dompter.

Je me souviens d'un cas où une personne affectée de ce mal au plus haut degré, et à qui, quelques années auparavant, on avait amputé l'un des genoux, fut guérie de l'autre genou à la troisième cure. Chez une autre malade, jeune fille, qui avait une tumeur blanche très-développée à l'articulation du poignet, tumeur dont j'avais pu arrêter les progrès pendant l'hiver au moyen de l'iode et de l'onguent de tartre émétique, l'eau thermale, en fomentations et en douches légères, enleva les restes du mal par résorption dans l'espace de trois semaines.

§ 133.

Quand la *carie de l'os* n'est que superficielle, accessible à l'action locale de l'eau thermale, nos thermes montrent alors beaucoup d'efficacité. Ici l'eau agit de deux manières : comme détersif local, en enlevant les matières corrompues, le pus, etc., et comme altérant, en corrigeant les humeurs ; ce second résultat s'obtient par les bains et la boisson de l'eau. L'usage de l'eau thermale très-chaude est toujours nuisible.

§ 134.

Dans les cas d'*exubérance osseuse*, nos thermes agissent avec une promptitude étonnante, surtout quand elle est la suite d'une fracture. Leur action ne se borne pas au cal déjà tout formé, mais elle empêche qu'il ne s'en forme de nouveaux. La masse calleuse commence par s'amollir, devient même flexible, et alors a lieu sa résorption ; nouvelle preuve combien notre eau thermale s'insinue profondément, puisqu'elle pénètre jusques dans la sphère de reproduction, aussi bien que dans l'organisation des os.

Ce fut ainsi qu'une fracture du fémur mal réduite et où l'os replacé obliquement chevauchait, avec un cal volumineux qui existait déjà depuis neuf mois, fut, par l'action de nos thermes et à l'aide d'un appareil convenable, ramenée à sa position normale dans l'espace de quatre semaines.

D'après le même principe, je déconseillerais l'usage des thermes aussitôt après la guérison d'une fracture, quand tout est en ordre ; attendu qu'alors la masse entière du calus risquerait trop de se ramollir de part en part.

Plus la production calleuse exubérante est ancienne, plus fortement faut-il agir localement, et cela par des douches, même très-chaudes, et par des affusions faites à la source même ; les bains locaux servent aussi à favoriser l'absorption.

Pour ce qui concerne les exostoses à la suite de la goutte, de la syphilis et d'autres maladies, nous en avons suffisamment parlé plus haut, en même temps que nous en avons rapporté des cas.

CACHEXIES AVEC AFFECTION DU SYSTÈME CUTANÉ.

§ 135.

SYPHILIS *(maladie vénérienne)*.

Dans la syphilis pure, le traitement par l'eau thermale serait contraire au but et nuisible.

Les formes de cette maladie pour lesquelles il convient d'employer ce traitement, sont d'abord celles qui se trouvent unies à des maladies contre lesquelles notre thermes montrent de l'efficacité : par exemple, la goutte, le rhumatisme, etc., où alors, par la répression de cette dernière maladie, la syphilis reprend sa pureté et devient plus accessible à un traitement simple et spécifique. Il ne faut pas oublier que, dans ce cas aussi, l'organisme cachectique recouvre le ton perdu, et peut ainsi réagir avec plus de vigueur.

Ou bien, la syphilis a perdu son caractère propre, et ses produits se sont transformés en une autre maladie ; c'est ce qui arrive si fréquemment par l'usage immodéré et irrationnel des préparations mercurielles, ou quand, pendant la cure, on n'observe pas un régime convenable ; alors souvent les désorganisations syphilitiques se transforment en *maladie mercurielle*, en *ulcères mercuriels*. L'eau thermale détruit en peu de temps l'influence du mercure ; et les affections antérieurement syphilitiques, et maintenant modifiées, se guérissent très-promptement par son usage, tandis qu'elles résistent à tous les autres remèdes.

Quand la syphilis n'est pas anéantie, bien guérie, elle reparaît pendant la cure thermale ; elle semble alors reprendre le caractère d'affection primaire, tandis qu'alors aussi les symptômes des formes secondaires et tertiaires se guérissent facilement.

Les thermes sont la vraie pierre de touche de la syphilis et du traitement qui lui a été opposé.

§ 136.

ÉXANTHÈMES CUTANÉS.

Dans le traitement des exanthèmes cutanés, nos thermes ne jouent proprement qu'un rôle secondaire. Le nombre de ceux qui viennent ici chercher la guérison de ces affections, n'est pas grand, les bains sulfureux proprement dits ayant dans ces cas la préférence sur les nôtres. Dans beaucoup de formes d'exanthèmes, nos eaux montrent peu d'efficacité ; mais il en est d'autres, cependant, où elles rendent de grands services, de bien plus grands même que les eaux sulfureuses.

C'est dans les métastases exanthématiques, ou quand la maladie cutanée est un reflet de désordres qui ont lieu dans le bas-ventre, que les eaux de Baden l'emportent en efficacité sur les autres eaux. Nous avons donné plusieurs preuves en faveur du premier de ces allégués, à l'article de la poussée thermale et des observations qui s'y rapportent. Nous avons en faveur du second l'expérience si souvent répétée, que des malades qui n'avaient pu être guéris à Louëche et à Schinznach, ont trouvé ici leur guérison. Pour le premier cas, la poussée est le moyen curatif le plus approprié ; pour le second, il faut une cure thermale modifiée suivant l'individualité du malade : bains, douches ascendantes et descendantes, dirigées surtout sur le bas-ventre, boisson des eaux. Sous ce dernier rapport, nous citerons les dartres hémorrhoïdales, l'*intertrigo* vulgaire, le prurit du fondement et de la vulve, le *psoriasis* abdominal, les dartres pseudosyphilitiques (qui peuvent se manifester non-seulement au prépuce, mais aussi à la partie supérieure du pharynx et du voile palatin, et surtout, comme variété, chez les hémorrhoïdaires), les furoncles chroniques, le *chloasma*, etc., affections dans lesquelles il y a désordre, soit dans les organes de la digestion ou dans le système de la veine-porte, soit dans le système urinaire. Nos eaux guérissent aussi d'autres affections dartreuses moins intenses , surtout quand elles peuvent être circonvenues par l'éruption thermale.

Ici appartiennent encore les éruptions miliaires chroniques et la fausse gale , *psydracia* , dont nous avons déjà parlé à l'article de la poussée. De même , il s'est guéri en six semaines, par des bains dont la durée fut augmentée journellement jusqu'à ce qu'elle fût de sept heures , et par la boisson de l'eau portée de même à quinze verres par jour, une ichthyose simple (exanthème à écailles de poisson), qui avait résisté à tous les remèdes , ainsi qu'aux bains sulfureux. La poussée n'eut point lieu. — L'*eczema* mercuriel se guérit promptement aussi , par l'anéantissement de sa cause occasionnelle. Il en est de même des gales légères, surtout quand elles ne sont pas invétérées ; mais leur guérison a lieu plus lentement que par les bains sulfureux. Dans les éruptions psoriques , en général, une addition de foie de soufre est recommandable, ainsi qu'une plus longue durée du bain. Le foie de soufre ne provoque nullement la poussée.

MALADIES DE LA SPHÈRE SEXUELLE CHEZ LES FEMMES.

§ 137.

ANOMALIES DE LA MENSTRUATION.

Les diverses formes de menstruation anormale sont très-souvent l'objet du traitement thermal. Elles peuvent se présenter, ou comme causes elles-mêmes de perturbation de la santé, ou associées à certaines maladies préexistantes. Nous mentionnerons ici :

l'*Aménorrhée*, ou *suppression des règles*.

L'âge de la puberté arrivé , la menstruation ne s'établit pas ; souvent même le développement sexuel reste en arrière sous d'autres rapports. Cet état, comme nous l'avons exposé plus haut, peut occasionner un prompt et intense développement de la goutte, ou des congestions vers d'autres parties, et par là des maux de tête, des tintemens d'oreille, vertiges, palpitations de cœur, anxiété, oppression de poitrine; et si la faiblesse prédomine, désordres dans les digestions, abattement de l'esprit, pertes blanches, affections du foie, hémorrhoïdes, crachemens et vomissemens de sang, phthisie pulmonaire, scrofules, scorbut, etc.

La cause prochaine est ordinairement une torpidité des vaisseaux utérins, ou aussi leur état spasmodique, surtout quand il est dû à un genre de vie sédentaire, au mauvais air et à la mauvaise nourriture, à la constriction du ventre par des corsets, à un développement trop précoce de l'esprit aux dépens du corps, à des humeurs viciées. En un mot: tout ce qui arrête le développement physique, peut devenir cause occasionnelle de cette affection.

A ces mêmes causes est due la *menstruation incomplète,* trop peu abondante, avec les mêmes suites et les mêmes symptômes que ci-dessus. Ici, cependant, une diminution prématurée de l'irritabilité et une exaltation morbide de la sensibilité, ainsi que les passions déprimantes, l'onanisme, le mariage précoce, et l'abus des fonctions sexuelles, exercent une grande influence. Une leucorrhée débilitante accompagne presque toujours le mal, et l'aggrave. Les pâles couleurs, l'affaissement des forces digestives, l'aridité de la peau, une ardeur brûlante à la plante des pieds, une constipation alternant avec la diarrhée, une toux sèche, — tous ces symptômes se manifestent peu-à-peu; et à la fin le mal prend une forme déterminée, ordinairement celle de consomption, de phthisie pulmonaire, ou même d'hydropisie; ou aussi de névralgie des organes digestifs, de la tête, de la moëlle épinière, etc.

Quand il y a *suppresion subite des règles,* comme, par exemple, après un accès de colère ou telle autre affection violente de l'âme, ou par suite de refroidissement subit, le corps étant échauffé, par des excès de danse, par des boissons rafraîchissantes ou en fermentation, il survient plutôt alors des congestions, ou même des inflammations aïgues ou chroniques.

Souvent l'apparition des règles est accompagnée de douleurs dans le bas-ventre, de colique, de maux de reins, de difficulté d'uriner, de crampes d'estomac, de vomissement, de céphalalgie violente, de vertige, de syncope, de mouvemens convulsifs. Les causes en sont ordinairement : une pléthore abdominale, une congestion veineuse dans la matrice, ou aussi une exaltation générale de la sensibilité, particulièrement dans le bas-ventre ; et de plus, les autres influences dont nous avons parlé plus haut, entre autres le refroidissement auquel on s'expose en étant vêtu trop légèrement le soir après des jours fort chauds. Les corsets trop serrés et une vie trop sédentaire, doivent aussi être mis au nombre de ces causes.

§ 138.

C'est d'après ces diverses causes que doit se régler le traitement thermal. Quand c'est la sensibilité dont l'affection prédomine, on obtient les meilleurs effets des bains frais, de courte durée, et de légères douches en arrosoir sur tout le corps, mais principalement sur la région lombaire. Quand il n'y a pas de turgescence vers le bas, les demi-bains chauds, les affusions sur la partie inférieure de l'abdomen, sur les reins et sur les extrémités, opèrent salutairement ; quand il y a relâchement du système utérin, ce sont les douches ascendantes, extérieures et intérieures, ainsi que de plus fortes douches sur les reins et sur la partie inférieure du bas-ventre ; — quand il y a congestion veineuse de l'utérus, ce sont les bains tièdes généraux, les douches-clystères et les ventouses scarifiées sur le sacrum et sur l'intérieur des cuisses, ainsi que de faibles et courtes douches utérines fraîches. Dans les cas de pléthore abdominale générale, on opèrera une dérivation intestinale par le moyen de la cure d'eau en

14

boisson, des douches-clystères et des bains frais. Dans ceux de menstruation mal développée, trop parcimonieuse, surtout si l'atonie en est la cause, il faudra employer les bains entiers, même des bains de siége un peu plus chauds, et les continuer pendant toute la durée du flux menstruel. Il faut mettre de côté les douches et en général tout traitement thermal, quand la menstruation se montre assez forte pendant toute sa durée.

Quand les symptômes de ces anomalies se manifestent comme reflets d'autres maladies, de l'arthrite, des hémorrhoïdes, des scrofules, de l'atrophie nerveuse, etc., il faut alors que la cure soit dirigée sur la maladie principale.

La cure doit être secondée par un régime bien réglé, et par un genre de vie convenable, tant au physique qu'au moral.

Elle doit se continuer jusqu'à ce que ses résultats soient bien positifs, ainsi que le recommandait déjà Kottmann.

§ 139.

Une atonie considérable de l'utérus donne lieu souvent aussi à une *menstruation excessive*. Dans ce cas, les douches froides sur les reins et sur la partie inférieure de l'abdomen, sont peut-être de tous les moyens curatifs ceux qui méritent la préférence. Des bains chauds et des douches chaudes seraient nuisibles.

§ 140.

CHLOROSE *(pâles couleurs)*.

Cette affection se manifeste pour l'ordinaire à l'époque de la mâturité sexuelle.

Ses principaux symptômes sont : abattement et langueur générale du corps, surtout du système musculaire, d'où résulte une démarche lente, et une prompte lassitude en marchant ; coloration blême, grisâtre de la face ; pâleur des gencives, de la langue et de la conjonctive ; diminution de chaleur ; pouls faible, palpitations de cœur ; propension au sommeil, baillemens, respiration gênée; malaise et nausées après le repas; peau aride, bas-ventre ballonné, dérangement de la menstruation, avec écoulement d'un sang pâle, mêlé de mucus; découragement, et quelquefois syncopes et spasmes.

Les suites de cette affection sont : stérilité, hystérie, mélancolie, dyspepsie, leucorrhée opiniâtre, obstructions abdominales, hydropisie, phthisie rapide, fièvre hectique.

La maladie attaque les personnes d'un extérieur lâche, phlegmatique, celles qui ont une disposition aux stases abdominales, surtout aux affections hépatiques, aux mauvaises digestions, aux flueurs blanches, à l'indolence, à la torpeur dans les fonctions animales.

Les causes qui la produisent sont principalement : une éducation molle, un genre de vie sédentaire et privé d'exercice, l'empêchement du développement corporel par une mâturité d'esprit factice; l'habitation d'un appartement occupé par trop d'individus, surtout à l'époque du développement sexuel; l'excitation des sens par l'imagination, dans la période de ce développement; les affections déprimantes de l'âme; des maladies antécédentes, qui ont affaibli le corps; des pertes considérables de sang. Ou bien cette affection accompagne d'autres maladies, telles que scrofules, écoulemens muqueux, exanthèmes chroniques, consomption nerveuse, etc.

§ 141.

Il s'agit ici d'exciter l'activité générale, d'accélérer la circulation dans le bas-ventre, de redonner du ton au système musculaire; et cela s'obtient surtout au moyen de douches extérieures, générales et locales, sur le dos et sur l'abdomen. Les désordres abdominaux exigent qu'on prenne en considération tout ce qui s'y rapporte. Le bain et la douche doivent se prendre courts et frais, et jamais jusqu'à la fatigue; des bains trop prolongés et trop chauds, des douches très-chaudes nuisent toujours, tandis que le plus souvent les douches froides sont d'une utilité majeure. L'eau thermale ne doit s'administrer en boisson que quand il y a embarras, obstructions du bas-ventre. L'état individuel du malade doit décider des cas où il convient d'y substituer les eaux ferrugineuses acidules, ou simplement l'eau fraîche, etc., ou aussi des préparations martiales, calculées surtout sur les parties chimiques des eaux. Il n'est pas besoin de dire que pour aider convenablement la cure, il faut faire beaucoup de mouvement en plein air, tant actif que passif, observer un régime régulier, approprié, très-doux, lequel, quand c'est la sensibilité qui prédomine, doit être plus substantiel, et à la viande quand il y a torpeur.

Quand l'affection est accompagnée d'autres maladies, le traitement doit être dirigé principalement sur ces dernières, et seulement en seconde ligne sur les symptômes chlorotiques.

§ 142.

LEUCORRHÉE *(flueurs blanches)*.

Cette affection dépend d'une trop copieuse sécrétion des membranes muqueuses des parties génitales, causée soit par leur relâchement, par une altération de leur tissu, soit par une maladie cutanée siégeant dans ces parties, par une irritation vermineuse, par une inflammation chronique des glandes et des follicules muqueux, ou par quelque affection utérine, comme excroissances, ramollissement, descente de matrice, etc.; soit encore par des âcretés, comme dans les scrofules, l'arthrite, les hémorrhoïdes, etc. Souvent elle accompagne d'autres maladies de la sphère sexuelle, comme cela a lieu dans les cas de menstruation anomale et dans la chlorose. Il n'est pas question ici de la gonorrhée syphilitique, mais tout au plus de quelques-unes de ses suites, quand, ayant déjà perdu sa spécificité, elle n'est plus qu'une affection secondaire, un relâchement, une atonie de la membrane muqueuse.

L'écoulement lui-même est, ou clair, albumineux et légèrement muqueux, ou tirant sur le jaune foncé et sur le
vert, et plus consistant ; il peut aussi être très-ténu, ichoreux,
sanguinolent et âcre. Plus il est clair et peu âcre, et suit une
marche périodique, plus aussi il a de bénignité ; plus il est
coloré, exhalant une odeur particulière de décomposition,
ou plus il est âcre et corrosif, plus il tient à d'autres maladies
coexistantes ; ou, vice versâ, c'est qu'alors il a déjà produit
des désorganisations, et ne repose plus uniquement sur un
affaissement, un relâchement de la vitalité des membranes
muqueuses.

La maladie a son siége, ou simplement dans les parties
génitales externes, ou dans les internes, ou dans les unes et
les autres à 'la fois.

La plus bénigne leucorrhée finit toujours par amener une
débilité musculaire, une langueur et un relâchement notable
des parties génitales. L'orifice de la matrice est pour l'ordinaire ouvert, et descend dans le vagin. Les suites sont :
propension au *prolapsus*, irrégularité de la menstruation,
stérilité, accidens nerveux, spasmes, hystérie, excès d'irritation nerveuse aux parties, etc.; et enfin, émanciation générale, maux de poitrine, consomption, et même hydropisie.

Les causes sont, ou des influences générales, ou de celles
qui agissent localement. Aux premières appartiennent : un
genre de vie mou, sédentaire, une mauvaise nourriture vé-
gétale, fermentante, l'usage immodéré du thé et du café,
une habitation humide, l'humidité prolongée de l'atmosphère, une perte considérable d'humeurs, une trop forte
tension de l'esprit et du corps, des affections déprimantes de
l'âme. Le mal est cependant plus fréquemment causé par
des influences nuisibles locales, telles que des vêtemens trop
chauds, les lits de plume, les chaufferettes, l'onanisme, les
excès dans la vie sexuelle, ou aussi les maladies locales
mentionnées plus haut.

§ 143.

Le traitement thermal, à moins que la leucorrhée ne soit déterminée par des causes qui en nécessitent un autre, doit tendre à exciter la vitalité générale et locale ; il s'agit de redonner aux membranes muqueuses le ton qu'elles ont perdu, et sous ce point de vue la douche, sous ses différentes formes, est un puissant moyen curatif. Nous avons déjà parlé ci-devant de ses effets et de la manière dont elle agit, et montré que, dans ces cas surtout, son efficacité résulte tant de la pression mécanique, du frottement, du lavage et de l'éloignement des dépôts muqueux qui, décomposés, souvent corrosifs, et agissant d'une manière nuisible sur les membranes dans les plis desquelles ils se logent, entretiennent l'écoulement, que de la vertu spécifique par laquelle l'eau thermale vivifie directement l'activité vitale. Ici la douche locale extérieure est indiquée, quand l'affection est restreinte aux parties externes ; et l'intérieure, quand les parties internes sont principalement affectées. J'ai vu des cas, où l'écoulement verdâtre, épais, qui durait depuis plusieurs années et était accompagné d'une notable solution des membranes muqueuses et d'une excessive nervosité locale, après avoir résisté à tous les remèdes, fut guéri radicalement par la cure thermale, et même en très-peu de temps. Dans les cas invétérés, néanmoins, quand la sécrétion est devenue plus ou moins habituelle à l'organisme, il ne faut pas procéder trop brusquement ; et alors, surtout, l'usage général des bains est essentiellement indiqué. Nous avons aussi indiqué plus haut les précautions qu'il est nécessaire d'observer dans l'application de la douche. En tout cas on fera bien, vers la fin de la cure, de ne pas quitter brusquement la douche ascendante, mais de modérer peu-à-peu son action, en diminuant insensiblement sa durée, sa fréquence et sa température.

Quand la maladie est la suite d'une affection prurigineuse, dartreuse, qui le plus souvent n'attaque que les parties externes, le même traitement doit avoir lieu, à cela près qu'ici l'eau thermale en boisson est tout aussi essentiellement indiquée que les bains généraux.

Quand il y a exaltation locale de la sensibilité, il faut commencer par la douche utérine extérieure, mais très-faible, jusqu'à ce que la sensibilité soit émoussée.

Les complications de cette maladie méritent d'être dûment prises en objet ; telles sont : des nichées de petits vers qu'il s'agit de détruire, puis aussi les complications goutteuses, hémorrhoïdales, scrofuleuses, squirrheuses ; excroissances de la matrice, chlorose, affections de la moëlle épinière, etc.

Très-souvent c'est à nos thermes qu'est due l'apparition des flueurs blanches. Elles présentent alors différens caractères :

Ou l'affection se manifeste chez les malades qui ont la goutte ou les hémorrhoïdes, et ordinairement alors il y a augmentation d'activité des autres membranes muqueuses, et sécrétion de matières morbides. Elle se dissipe pendant la cure ; seulement faut-il bien recommander à la malade de ne pas l'interrompre tant que l'écoulement a lieu, sans quoi il se transformerait aisément en un colatoire permanent.

Ou bien elle est la suite de bains trop chauds : la membrane muqueuse s'irrite, il s'écoule une humeur d'abord aqueuse, mais qui bientôt prend plus de consistance. Des bains-frais et de courte durée, des lotions, des bains de son même, et plus tard, quand le prurit a diminué, quelques légères douches utérines fraîches, même simplement extérieures, dissipent promptement le mal.

Ou enfin, la leucorrhée est déterminée par une éruption thermale locale, métastatique, remplaçant la poussée ; et alors une révulsion sur le canal intestinal, et des douches peu-à-peu plus fraîches, sont d'un très-bon effet. Ici il faut bien se garder aussi de ne pas arrêter brusquement le mal, et l'on doit en attendre la guérison aux thermes. Il s'est offert à moi un cas, où une leucorrhée produite de cette manière et qui avait résisté à un traitement d'une autre espèce continué pendant plusieurs mois , céda en très-peu de temps à une simple cure thermale, courte et répétée.

§ 145.

Les *indurations, excroissances* de la matrice (de sa portion vaginale), les productions verruqueuses , qui saignent facilement , à cette partie , se combattent surtout efficacément par la douche utérine intérieure. Nous avons déjà communiqué plus haut un cas de guérison d'une *dégénérescence squirrheuse* de ce viscère ; l'année dernière , il s'en présenta un semblable et d'un résultat tout aussi heureux , obtenu principalement par des injections continues. Les thermes ont aussi un effet salutaire dans les *relâchemens ,* tant des *parties génitales externes (hiatus vulvæ , varices des veines ,* d'un caractère torpide ou hémorrhoïdal), que des *internes (descente de matrice,* générale ou latérale , *hiatus* de son *orifice ,* avec ou sans ramollissement des membranes intérieures et écoulement corrosif.) De même, on les a vus guérir des malades affectées de *névralgies* des organes sexuels extérieurs , lesquelles s'annonçaient par des douleurs périodiques à la face interne de ces parties. Enfin , ils sont très-efficaces dans les cas où, après des *couches* pénibles ou leurs suites affaiblissantes, il reste une *sensibilité* anormale ou un *relâchement* des parties sexuelles.

La différence d'application de la douche , soit intérieure, soit extérieure , quant à la température , à la force et à la durée , les diverses manières de prendre le bain (bain entier, bain de siége , ou bain local), et sa diverse température ainsi que sa diverse durée ; en partie aussi l'emploi simultané des affusions , etc., selon la maladie et l'individualité, et les divers effets qui en résultent, comme de résoudre, d'amollir, d'activer et de stimuler ; — tout cela explique facilement pourquoi, dans les affections même les plus opposées en apparence, la cure thermale a les plus heureux résultats.

§ 146.

OBSERVATIONS.

Une dame avait un polype utérin qui, assis sur une large base, sortait à travers l'orifice de la matrice en le dilatant considérablement, et était accompagné de tous les symptômes ordinaires à cette maladie : écoulement abondant, ichoreux, sensibilité excessive, etc. Il avait été extirpé pour la troisième fois par un des plus habiles opérateurs de France. Les phénomènes consensuels existaient toujours ; l'orifice de la matrice était ouvert, dur, en bourrelet, gibbeux ; la matrice descendait dans le vagin, était extrêmement sensible, et une leucorrhée très-incommode, souvent mêlée de sang, ne discontinuait pas. Une cure thermale à Baden, consistant en douches utérines, secondées par des bains généraux et par une constante position exhaussée du bassin dans le lit (surtout après la douche), fut suffisante pour dissiper complètement ces symptômes consensuels ; et le polype, qui auparavant n'avait besoin que de quelques mois pour recroître, ne s'est plus remontré depuis un an et demi que la cure a eu lieu.

Une Française très-irritable, mère de plusieurs enfans, était atteinte d'une descente de matrice, avec induration et gonflement de la portion vaginale, qui était occupée par trois excroissances assez volumineuses. La malade avait à lutter contre de fortes coliques menstruelles et des convulsions hystériques, dans les intervalles desquelles il s'écoulait une matière leucorrhéique fétide ; et son moral était très-affecté. Depuis long-temps on lui faisait subir des traitemens généraux et locaux ; on avait, entre autres, employé à plusieurs reprises les caustiques et le feu, mais tout cela en vain, et il lui était devenu indispensable de porter un pessaire. Une double cure thermale, avec un intervalle de repos convenable entre deux, opéra une guérison parfaite. La matrice remonta, son orifice reprit sa forme et sa consistance normales, les excroissances et l'induration disparurent, le pessaire fut mis de côté, même pendant le long voyage que la malade avait à faire pour s'en retourner chez elle, et les nouvelles que j'en reçus au bout de plusieurs mois, portaient : que, depuis son retour, Mad. *** n'avait pas eu un seul mauvais jour ; qu'il n'était plus question ni de pessaire, ni d'aucun autre remède, attendu qu'il ne restait plus aucune trace de son ancien mal, et qu'avec lui l'irritabilité morbide avait aussi disparu.

Une dame délicate, svelte, mère de plusieurs enfans, avait depuis long-temps un gonflement palpable et facile à reconnaître, arrondi, sensible à toute pression, de l'ovaire gauche, avec soulèvement latéral de la matrice. On employa en vain les sangsues, les frictions et tout un appareil de moyens curatifs ; la tuméfaction ne faisait qu'augmenter. L'application de la douche-arrosoir, surtout dans le circuit de la partie affectée, et l'usage des bains tièdes pendant quatre semaines, procurèrent la résorption de la tumeur à plus des deux tiers, et la cessation de la sensibilité morbide.

§ 147.

STÉRILITÉ.

Dès les temps les plus reculés, les thermes de Baden ont joui d'une grande réputation contre la stérilité ; et aujourd'hui encore cette réputation leur est restée dans tous les pays, même dans ceux d'outre-mer, et avec raison. Si nous jetons un coup d'œil sur la série de maladies de la vie sexuelle féminine contre lesquelles ils se montrent efficaces, si nous considérons leur puissante action sur le rétablissement de l'irritabilité défaillante, leur vertu pour ramener à l'état normal la sensibilité altérée et troublée, celle qu'ils manifestent dans la curation de tant de maladies abdominales et cachectiques, nous ne nous étonnerons point si tant de femmes, délivrées de ces maladies, cause de stérilité, ou souvent même de la simple disposition qu'elles y avaient, aient atteint, par l'effet préparatoire de nos termes, le but tant désiré d'être mères.

Ordinairement, des pertes blanches de divers caractères sont la cause de la stérilité ; ici, ce n'est pas seulement le relâchement des parties génitales qui est nuisible, mais l'écoulement âcre, corrosif, est, tout aussi bien que l'urine, capable de faire périr instantanément les animalcules spermatiques. Souvent la cause du mal gît simplement dans une aberration du système nerveux abdominal, tel qu'hystérie, spasmes de l'orifice de la matrice ou du vagin, ou, vice versà, atonie nerveuse, soit simplement des parties externes, soit des parties internes ; d'autres fois aussi, il faut la chercher dans une perturbation générale de la sensibilité, ou encore, dans un affaissement extrême de l'irritabilité et dans l'atonie générale ou locale qui en résulte, avec relàchement de tout ou partie du système sexuel, notamment de l'utérus. Cette cause réside fréquemment aussi dans un développement imparfait de la vie sexuelle, par suite de cachexie latente, comme arthrite, scrofules, etc., dans des dérangemens des rapports de la menstruation, surtout quand elle trop peu abondante, ne fût-ce que relativement, en tant que l'expérience nous montre que, toutes circonstances égales d'ailleurs, la grossesse a plutôt lieu après un fort écoulement mensuel. Enfin, la stérilité peut être causée par une surexcitation due à des excès sexuels, et par la débilité nerveuse qui en est la suite, ou par des névralgies, surtout de la moëlle épinière ; sans parler de tant d'autres influences encore.

Il résulte de ce que nous venons d'exposer, qu'il n'y a dans cette vertu de nos thermes rien d'inexplicable ou de merveilleux, mais que les cures de cette espèce qu'ils ont opérées, et qui en effet sont en assez grand nombre, l'ont été par l'éloignement des états de maladie dont dépendait la stérilité ;

opinion qui , aux yeux de toute personne raisonnable , non-seulement n'ôtera rien à l'antique réputation de nos eaux, mais plutôt la confirmera comme parfaitement fondée.

Toute personne exempte de préjugés concevra aisément qu'ici (ainsi que des expériences multipliées l'ont d'ailleurs démontré) ce ne sont pas uniquement les gaz qui agissent, comme le pense Gimbernat, que ce n'est pas non plus uniquement aux bains de siége de la source de Sainte-Vérène que l'on doit attribuer les résultats obtenus , mais que ces résultats sont dus à un traitement thermal approprié aux états de maladie réellement existans. Dans certains cas , à la vérité, l'application de la *force totale* des thermes, par action immédiate sur les parties sexuelles (celle des bains de siége susdits, les seuls disposés dans ce but), constitue un puissant et principal agent , mais qui doit être rejeté partout où un état d'irritation, une surexcitation est à craindre, et jamais ne doit s'employer jusqu'au point d'amener une telle irritation ou même une inflammation de la matrice, comme il n'arrive que trop souvent quand on veut se traiter soi-même , sans prendre conseil de personne. Souvent les bains seuls suffisent pour atteindre le but ; souvent aussi il est nécessaire d'en appuyer l'effet par des douches, extérieures ou intérieures ; d'autres fois, il ne faut que les bains par affusions à la source : le tout suivant ce qu'exige l'état particulier des malades. Que le développement d'électricité produit par les thermes, et qui s'aperçoit distinctement dans certains cas de maladies, exerce ici quelque influence , c'est là une simple hypothèse , mais qui acquiert quelque vraisemblance , quand on réfléchit que les tremblemens de terre et les forts orages peuvent réellement influer de cette manière sur les femmes, (comme il arriva, par exemple, à Oppido, Scilla et Messine, lors du tremblement de terre de 1783, où des femmes stériles et d'autres déjà hors d'âge , devinrent enceintes (1).

(1) Voyages de Stollberg . III , Lettre 84e.

Lorsqu'il existe certains obstacles organiques et mécaniques, l'usage des eaux thermales reste absolument sans effet.

§ 148.

Les *suites* de *lésions violentes* consistent, soit dans les phénomènes produits par la division des parties, soit dans les issues des inflammations qui en sont les résultats.

Parmi les maladies suites des lésions des os, les calus et la carie sont celles que nos thermes guérissent ou amendent. Nous avons déjà parlé plus haut de l'une et de l'autre.

La solution de continuité des parties molles, ou la contusion, ainsi que leur distension excessive, y laissent soit une *laxité* (comme après les luxations, par exemple), soit un *dépérissement* (tel que la consomption musculaire). Quand les nerfs ont été en souffrance, il se manifeste de semblables phénomènes, et de plus, souvent, une *paralysie* de certaines parties à différens degrés, ou des *contractures*.

L'issue la plus ordinaire d'une inflammation traumatique est un écoulement de lymphe plastique, et par suite, *induration, raideur* et *immobilité* des parties affectées.

Quant aux paralysies, nous en avons déjà parlé suffisamment.

§ 149.

Les principales indications sont ici : résorption de la lymphe épanchée et durcie, afin de rappeler l'élasticité des parties molles et de les délivrer de la pression qu'elles subissent ; rétablissement d'une libre circulation dans ces parties, et relèvement de leur vitalité affaissée, afin de les ramener à l'état normal et de régulariser leurs fonctions. C'est ce dont on vient à bout au moyen de fomentations émollientes, résolutives, de bains généraux et locaux, qui favorisent la résorption et stimulent convenablement, mais surtout au moyen des douches locales et des affusions chaudes, et même très-chaudes.

On peut juger de la puissante influence des eaux thermales dans ces cas, par ce fait seul, que des plaies cicatrisées depuis bien des années redeviennent douloureuses par le simple usage des bains pendant la cure thermale.

§ 150.

OBSERVATIONS.

Un homme robuste eut la jambe et le pied écrasés. On parvint, par un traitement bien entendu qui dura plusieurs mois, à conserver le membre ; mais il restait de la raideur dans les parties molles, défaut de circulation et douleurs, et le malade, même à l'aide de béquilles, ne pouvait ni marcher, ni s'appuyer sur ce pied ; il souffrait même quand il le laissait pendre. Les bains, les affusions locales faites à la source même et les douches amenèrent, en trois semaines, une telle amélioration dans son état, qu'il pouvait déjà marcher en chambre, appuyé sur un bâton, quoique toujours en tenant le pied tendu en avant. La guérison ainsi en train, le pied, sans traitement ultérieur, reprit peu-à-peu son état normal ; et au bout de six semaines, le malade, grâce à l'effet subséquent de la cure thermale, marchait de nouveau aussi bien qu'avant son accident.

Une jeune demoiselle ayant été saignée au bras, cette partie enfla. L'enflûre dissipée, il survint, mais sans douleur, une contracture des articulations du coude, du poignet et des doigts ; le bras perdit le sentiment et s'amaigrit considérablement. Après avoir long-temps employé en vain plusieurs moyens curatifs, la malade se décida à essayer d'un traitement thermal, qui consista en bains, affusions chaudes et douches locales ; en même temps on lui appliqua un bandage convenable, dans le but de procurer petit-à-petit l'extension du bras. Le résultat fut favorable : la malade quitta

Baden, au bout de la quatrième semaine, parfaitement gué-rie ; toutes les articulations étaient libres , les mouvemens soumis à la volonté, et le bras avait perdu sa maigreur.

Un jeune paysan, fortement constitué, se démit le coude droit ; la luxation fut suivie d'une atrophie de toute l'articulation et même du bras , qu'il ne pouvait plus lever, le mouvement de l'épaule étant empêché. La cure thermale dura depuis le 22 mai jusqu'au 27 juin. Le malade se baignait tous les jours pendant une demi-heure , recevait deux fois par jour la douche sur l'épaule et sur le bras ; et de plus, on lui appliqua à quatre reprises sur l'articulation scapulo-humérale , des ventouses sèches que l'on tirait jusque sur l'avant-bras, pour faire rougir la peau. Il quitta Baden parfaitement guéri.

Nous avons rapporté plus haut des cas de paralysies par cause traumatique , plus générales et attaquant plus profondément l'activité de fonctions organiques importantes.

§ 151.

ULCÈRES.

Les ulcères exigent un traitement approprié à la cause morbifique dont ils dépendent (goutte , scrofules , maladie cutanée, etc.); quand ils sont dus à un affaissement de la vitalité , il faut activer celle-ci, etc. On a vu plus haut ce qu'il est nécessaire d'observer à cet égard. L'essentiel ici , c'est le repos, l'usage de fomentations chaudes ou froides , selon la nature du mal ; souvent aussi la cure d'eau thermale en boisson. Dans tous les cas , le malade doit bien se garder d'exposer l'ulcère à l'action de l'eau bouillante sortant du robinet, s'il ne veut pas voir le mal empirer à l'instant même, et les suites les plus graves en résulter.

§ 152.

INHALATION DES GAZ THERMAUX.

Avant que d'entrer en matière sur *l'inhalation des gaz thermaux* sous forme plus ou moins concentrée (*cure d'inhalation*), nous devons renvoyer le lecteur à ce qui a été exposé ci-devant aux §§ 11, 14, 63, 67, 71, 72, 73, 78 et 79, tant sur l'action du bain de vapeur et des gaz, que relativement à la composition chimique de ceux-ci.

Depuis long-temps déjà on avait utilisé, comme moyens diététiques, les divers états de l'atmosphère, nommément dans les affections chroniques du poumon.

Une atmosphère chaude agit expansivement sur les parties molles, ainsi que sur les fluides du corps, et modère l'irritabilité exaltée en relâchant la fibre musculaire. On l'employait pour cette raison dans les affections spasmodiques, ainsi que dans les cas d'irritabilité prédominante, surtout des organes de la respiration ; les malades de cette espèce et les phthisiques s'y trouvent mieux, et échangent avec avantage le climat du nord contre celui du sud.

Le développement des tubercules pulmonaires paraît aussi s'arrêter pendant l'été. C'est ce qui fait que les uns envisagent l'augmentation de l'activité de la peau, en été, comme un moyen dérivatif, tandis que les autres ne voient dans sa suppression, en hiver, qu'une action secondaire sur la prompte élaboration de ces tubercules, qui produit une augmentation dans la fonction du poumon. De là, sans doute aussi, la circonstance que sous les tropiques il ne se forme point de tubercules, tandis qu'il sont d'autant plus communs vers le nord.

Une atmosphère humide agit d'une manière analogue : elle relâche et diminue pareillement l'irritabilité, surtout quand elle est en même temps chaude.

Un air pauvre en oxigène et chargé abondamment d'azote, arrête le procédé de l'oxidation et diminue l'irritabilité des organes respiratoires ; c'est ce qui fait que les phthisiques supportent mieux l'air chaud de la mer sur les côtes méridionales , ainsi que l'air des étables à vaches. Il en est de même de l'acide carbonique, dont le développement artificiel, dans les chambres des phthisiques , s'emploie avec avantage pour ces malades (¹).

Nos thermes réunissent tout ce que l'on peut désirer pour une cure d'inhalation ; et il est à espérer que, quand ce moyen curatif sera plus généralement connu, on recourra bien plus fréquemment à son usage ; d'autant plus que notre climat est très-doux, et la situation de nos établissemens très-avantageuse.

On a vu plus haut, que nous avions en notre puissance les rapports quantitatifs de mélange des gaz avec l'air atmosphérique ; j'ajouterai seulement encore, que plusieurs de nos établissemens sont disposés de manière que les malades peuvent rester continuellement exposés à l'action des gaz, dans une atmosphère qui en est imprégnée.

Selon les différentes formes de maladies et l'individualité des malades , on mélange les gaz avec plus ou moins d'air atmosphérique (ou plutôt celui-ci avec plus ou moins de ceux-là) ; on élève aussi plus ou moins la température, et l'on fait développer plus ou moins de vapeur. C'est ainsi que se fait la *cure d'inhalation*.

Plus le malade, dans le cours chronique de la phthisie pulmonaire ou laryngée, est disposé à l'éréthisme ou à l'orgasme vasculaire, moins il faut employer les gaz avec intensité, soit quant à la quantité, soit quant à l'élévation de la température ;

(*) Beddoës faisait respirer, dans la phthisie, le gaz azote mêlé avec trois parties d'air atmosphérique. Ce gaz paraît agir par dépression , respiré à petites doses, et par excitation quand les doses sont plus fortes, sans qu'il en résulte (selon Beddoës) la moindre faiblesse, ni même le moindre malaise après que la première action a cessé. Mais toujours il s'ensuit une augmentation du mouvement musculaire. — On l'emploie avec succès dans les maladies qui ont pour base un défaut d'énergie nerveuse. (*Schreg. Kunstbäder* , I, 146 et 149).

autrement les cellules pulmonaires subiraient une trop forte expansion, et l'afflux du sang y serait trop véhément, si ce n'est à raison de la spécialité des gaz, du moins par suite de leur irritation mécanique et du trop haut degré de température. De même, il faut éviter de favoriser, par leur action trop intense, le procédé colliquatif, tant dans les poumons mêmes que sur la peau ; ce qu'au surplus nous avons déjà fait observer à l'article des indications et des contr'indications.

Il n'est pas douteux que la retraite de l'oxigène et la prédominance de l'azote, dans les phthisies des organes de la poitrine, ne soient déjà d'une certaine importance sous le rapport chimique ; il ne faut, pour s'en convaincre, que considérer la phlogose persistante, quoique légère, des parties affectées, surtout dans l'organe pulmonaire, si riche en vaisseaux et en artères, où l'irritabilité se montre le plus exaltée.

« Ce qui occasionne en premier lieu la suppuration, dit Haase, c'est très-vraisemblablement l'extrême tendance des humeurs, et notamment du sang, à se coaguler, pendant l'état inflammatoire qui précède, vu leur stagnation et leur exsudation dans les vaisseaux capillaires ; c'est ce qui s'observe très-distinctement dans l'inflammation du poumon et dans les phlogoses externes. Ces humeurs exsudées, coagulables fournissent la matière de la suppuration....... Il n'est pas décidé si les vaisseaux résorbans ont plus de part à cette opération que les vaisseaux artériels, et si ceux-ci, peut-être, ne font qu'amener la matière par exsudation et par épanchement ; mais la chose est probable. Au surplus, ce qui prouve que toute suppuration ne suppose pas nécessairement un état inflammatoire, et qu'un simple épanchement sans inflammation et la stagnation d'un sang très-coagulable suffisent pour la déterminer, ce sont ces phthisies pulmonaires, qui se déclarent tout aussi bien à la suite d'hémoptysies pures et non inflammatoires, qu'à la suite de pneumonies. »

Mais quand bien même, d'après cette cette manière de voir, les humeurs stagnantes et exsudées seraient en effet la première cause de la formation du pus, il n'en est pas moins incontestable que la substance qui renferme cette masse subit elle-même une décomposition, et qu'il se forme une membrane muqueuse particulière, qui secrète le pus ; sécrétion qui pourtant est déterminée précisément par l'augmentation d'activité de la vie artérielle dans celle-ci. Quand cette artériellité est trop excessive, comme dans l'inflammation synochale, il ne se forme plus de pus, et la stase gagne toujours plus en intensité et en étendue ; et ce n'est qu'à mesure que l'inflammation baisse jusqu'à un certain degré, que reparaît la sécrétion purulente, qui devient alors, en quelque façon, un procédé excrétoire quant aux substances devenues étrangères au corps.

Il est tout aussi certain que, par la prédominance de l'azote, l'excès d'irritabilité peut être réprimé, qu'il l'est, *vice versâ*, que la prédominance de l'oxigène le favorise. La chaleur humide agit comme dissolvant sur les stases dont nous venons de parler, sur la masse humorale déjà exsudée et qui s'exsude continuellement encore ; c'est ce que prouve la circonstance, que les malades atteints de phthisie pulmonaire s'y trouvent beaucoup mieux, et que l'expectoration y est moins pénible, moins accompagnée de ces accès de toux qui provoquent toujours de nouveaux orgasmes vasculaires, et occasionnent si aisément, dans les membranes délicates qui secrètent le pus, des ruptures de vaisseaux, des lésions locales qui aggravent toujours plus la maladie.

Et si l'on convient généralement que le pus de bonne qualité, tel qu'un baume adoucissant, préserve la surface de la plaie contre l'action de l'air atmosphérique, et surtout contre l'influence irritante de l'oxigène ; en conséquence, et puisque, dans les suppurations des organes respiratoires, l'accès est toujours ouvert à l'atmosphère, il est certain qu'en corrigeant ce que celle-ci a de nuisible (comme le froid, la sécheresse et l'oxigène prédominant), par le mélange des gaz, c'est-à-dire en faisant respirer au malade un air chargé d'azote, et en même temps chaud et humide, on ne peut qu'agir salutairement sur lui.

On ne niera pas, non plus, qu'en évitant une atmosphère irritante, on ne prévienne ces périodes d'inflammation si ordinaires dans les suppurations, bases de la phthisie. L'état inflammatoire produit par le tubercule, comme corps étranger, dans son pourtour (effort salutaire de la nature pour s'en débarrasser), devient souvent lui-même cause morbifique, quand il prend plus d'extension et qu'il fait tomber en suppuration les parties affectées. Ici encore, l'expérience nous apprend que l'inhalation de la vapeur thermale agit d'une manière salutaire ; et nous voyons en effet les grains tuberculeux s'expectorer sous forme arrondie, tantôt mous encore, tantôt entourés d'une écorce solide, et cela sans effort et sans qu'il en résulte d'hémoptysie ou de notable irritation du poumon.

Parmi les moyens curatifs recommandés contre la phthisie, ceux qui désoxident tiennent le premier rang ; combien donc doit-il être plus efficace encore, celui qui, agissant sur l'endroit même où siège le mal, est en état de rabaisser l'irritabilité exaltée, et d'opérer la désoxidation à un souverain degré, et qui, sans affecter les organes chylopoétiques, agit immédiatement sur la masse du sang pendant qu'elle s'oxide par la respiration ! Et comme cette maladie destructive a toujours pour compagne et pour suite naturelle une diminution de la reproduction, l'influence des gaz thermaux est ici d'une bienfaisance incalculable, en tant que, ainsi que le montre l'expérience, ils agissent précisément en ranimant la reproduction, et par leur action fortifiante, ainsi que par cette réparation de la masse, procurent au malade, dans la phthisie même la plus incurable, un repi notable et précieux. Nous avons vu des cas où, par leur seul emploi et sans autres remèdes, les colliquations cutanée et alvine furent arrêtées.

Je n'ose pas décider si le phénomène de la prompte reproduction de la masse animale entière doit être attribué à l'absorption immédiate de l'azote dans la masse du sang par l'acte de la respiration. Néanmoins, dans les conduits même des eaux thermales, il se forme des masses considérables de matière organique épaisse, membraneuse ; et dans les profondeurs des sources, où ni la lumière ni l'atmosphère ne pénètrent, il se produit des êtres organiques, des oscillatoires en quantité, qui ne peuvent devoir leur formation qu'à l'azote.

Il est de fait, aussi, que dans les phthisies des organes respiratoires, les nerfs de ces organes jouent un grand rôle ; et si nous prenons en considération l'influence que les gaz thermaux exercent sur la sensibilité en général, ainsi que sur l'activité excessive de certaines parties isolément (comme nous l'avons démontré dans tout le cours de cet ouvrage à l'occasion de diverses formes de maladies), il est évident que, sous ce rapport aussi, l'inhalation, comme telle, de même que le séjour prolongé dans une atmosphère chargée d'azote et d'acide carbonique, et en même temps humide et chaude, doivent être d'une utilité majeure. C'est un moyen offert par la nature, eu égard à la régularisation de l'intensité des principes agissans, des rapports de mixtion de l'atmosphère et des gaz ; et qui, complètement dépendant de notre volonté, peut se modifier d'après les besoins individuels, sans jamais varier dans son développement homogène. —

Un usage modéré de nos eaux thermales en boisson, combiné avec un régime consistant en alimens de facile assimilation, comme le lait (de vache, de chèvre, ou d'anesse), est d'une utilité essentielle dans les phthisies tuberculeuses des organes respiratoires surtout ; c'est ce que prouvent, d'abord l'expérience, puis cette circonstance, que, comme nous l'enseigne l'anatomie pathologique, les tubercules, dont la résorption ainsi que la reproduction postérieure sont chose des plus rares, n'ont presque jamais une heureuse issue que quand ils passent à l'état calcaire ou crayeux. Or, ce qui fait que le contenu calcaire de nos eaux thermales mérite ici la plus sérieuse considération, c'est que presque toutes les eaux minérales qui sont recommandées dans la maladie tuberculeuse, y compris les bains de mer et de sohle, contiennent les deux sels calcaires les plus solubles, l'hydrochlorate et le bicarbonate de chaux, et qu'en outre l'*eau de chaux* et le *muriate calcaire* se comptent au nombre des plus puissans antiphthisiques [1]. Il ne faut pas oublier, non plus, que nos eaux contiennent du gaz acide carbonique et de l'azote.

Dans la phthisie tuberculeuse arthritique, les dépôts qui ont lieu dans le parenchyme des poumons sont la cause du développement du mal ; c'est ce que démontrent l'apparition métastatique et la composition chimique des tubercules, qui abondent en phosphate et (selon toute apparence) en urate de chaux. Et si dans la maladie tuberculeuse menstruelle, comme le pense Schœnlein, le sang localement extravasé forme le noyau des tubercules pulmonaires, l'action si puissante des eaux thermales sur le mal fondamental s'explique aussi dans cette sphère, en tant que cette action est dirigée, non-seulement contre les produits, mais aussi contre les causes génératrices.

Il est beaucoup de malades pour qui c'est un grand avantage, tant au moral qu'au physique, de pouvoir faire leur cure dans un lieu plus à leur proximité que les côtes de la mer du Sud, et qui leur offre les commodités dont ils jouissent chez eux, ainsi que les mœurs de leur pays ; dans un lieu où ils puissent se rendre sans s'exposer aux inconvéniens du passage des Alpes. Or nos thermes sont peut-être les seuls qui réunissent tout cela. Puisse le public médical accorder à ces considérations toute l'attention qu'elles méritent !

[1] SCHMIDT. *Jahrbücher*. 1843. VIII. 2.

§ 153.

MALADIES DES ORGANES RESPIRATOIRES.

Nous réunissons dans un même article les diverses formes de ces maladies, parce que, dans leur traitement thermal, l'influence des gaz thermaux sur les organes de la respiration se présente comme le principal moyen curatif. Nous avons déjà (§ 71 à 79) donné les détails nécessaires sur l'action des bains de vapeur et des gaz, soit à l'état de concentration, soit atténués et étendus, de même que sur les indications et les contr'indications à leur usage; et quant à leurs rapports de mixtion dans le vaporarium, etc., nous en avons aussi donné l'analyse (§ 11-14); de sorte que, pour éviter les répétitions, nous renvoyons à ces articles.

Les gaz qui se développent librement, et sont à l'état de concentration, trouvent leur application dans les différentes formes d'*asthme* dont la cause dépend, non de l'éréthisme des vaisseaux pulmonaires, mais d'une stagnation, d'une *passivité* de la circulation du sang (s'il m'est permis d'employer cette expression), ou d'une sécrétion anormale des membranes muqueuses, comme dépôt de mucus tenace, etc., qui met obstacle à la libre entrée de l'air, ou encore d'un état spasmodique des muscles des organes respiratoires, surtout des bronches et de leurs ramifications.

La membrane muqueuse de ces organes peut devenir le siége d'une affection métastatique et d'une sécrétion morbide, comme par exemple, dans les hémorrhoïdes, la goutte, le rhumatisme et les maladies cutanées répercutées; et alors se forme l'asthme humide. Ici il s'entend de soi-même, que dans le traitement thermal l'on doit avoir égard à ces caractères essentiels, et faire choix des moyens appropriés, tels que bains, douches ascendantes, boisson de l'eau thermale, etc.

Ou bien, il existe un état spasmodique des nerfs préposés à l'acte de la respiration ; et alors se déclare l'asthme convulsif, dont la coqueluche et la toux convulsive portent aussi le caractère.

Le bain de vapeur, employé dans les formes d'asthme qui dépendent des causes énoncées, agit : 1° par la spécialité des gaz prédominans (azote et gaz acide carbonique), et comme calmant, sur la vie nerveuse du poumon ; et cette action calmante se montre ici à un bien plus haut degré que dans toute autre névralgie ou rhumatalgie, comme nous l'avons fait voir précédemment à plusieurs reprises [1] ; 2° par la vapeur chaude. L'humidité et la chaleur réunies sont aussi dans d'autres maladies un puissant moyen pour calmer les douleurs et les spasmes nerveux, diviser et résoudre les stases, accélérer la circulation , etc.

Ces deux agens, introduits par la respiration, ont une action locale sur les organes affectés.

Il s'y joint encore une troisième et puissante action : la dérivation à la surface extérieure du corps [2]. Ici les bains

---

[1] On objecterait à tort que la cause de l'asthme doit être attribuée à une oxigénation imparfaite du sang, et que par une diminution de l'oxigène et par une augmentation si notable de l'azote et de l'acide carbonique, on ne ferait que favoriser les progrès de l'asthme. S'il en était ainsi , l'inhalation de l'oxigène serait le plus sûr et le plus prompt remède contre cette affection, et il en serait de même de l'air si riche en oxigène que l'on respire sur la montagne, et de celui de l'hiver. Mais le sang est par la même raison moins oxidé que la respiration ne paraît gênée, parce qu'il existe un obstacle mécanique. savoir l'état spasmodique ou l'accumulation excessive de mucus, ou aussi une congestion passive de sang dans les vaisseaux capillaires du poumon et de ses cellules, ou des ramifications bronchiales. En écartant ces causes d'empêchement de la circulation dans les poumons, on fait aussi disparaître le défaut d'oxigénation nécessaire du sang.

[2] Voici comment s'exprime, à cet égard Ramadge, professeur à Londres, dans son ouvrage sur l'asthme : « Ce qui contribue à augmenter la chaleur générale , et en provoquant la transpiration agit comme dérivatif sur la cavité thoracique, cela, dis-je, arrête plus ou moins la sécrétion nuisible, qui par les mouvemens contre nature qu'elle excite dans cette cavité, a l'effet délétère d'une substance étrangère. Tels sont les

de vapeur agissent par antagonisme, peut-être aussi par le changement qu'ils opèrent dans l'électricité. Sous ce dernier rapport, mes observations sont encore très-imparfaites.

Dans l'asthme spasmodique pur et proprement dit, le bain de vapeur agit souvent d'une manière merveilleusement prompte, instantanée; là où il y a plutôt sécrétion pathologique de la membrane muqueuse, il active et facilite promptement l'expectoration et agit directement aussi sur l'affection nerveuse, entraînée sympathiquement dans le cycle par la pertubation de la vie du sang. Il est à croire que, dans le bain de vapeur, les cellules du poumon subissent une expansion; car le thorax, pendant l'inspiration, s'élève et se voûte plus que de coutume, et l'inspiration même est plus profonde, comme le malade s'en aperçoit lui-même par la sensation qu'il éprouve. Ce mécanisme rend aussi l'expectoration moins tenace, et la facilite. C'est ce qui fait vraisemblablement aussi que l'abus des bains de vapeur, sans parler de l'influence d'un air humide et très-chaud, occasionne aisément des hémorrhagies du poumon.

Ce que nous venons d'exposer fait voir pourquoi, dans la *toux chronique* et *convulsive* (lorsqu'elle n'est pas le reflet de quelque autre maladie de poitrine), les bains de vapeur agissent d'une manière bienfaisante; et il en est de même dans

pédiluves, les boissons chaudes, adoucissantes, et une température bien réglée au moyen de poëles, ou de telle autre manière.

» Il n'est aucune forme de maladie pulmonaire, dans laquelle j'aie trouvé plus nécessaire de prendre ce dernier point en sérieuse considération. Dans l'hôpital que je dirige, la température, tant l'hiver que le printemps, la nuit comme le jour, est toujours telle, que l'on se croit transporté au plus chaud de l'été; et l'expérience m'a fait voir combien cette chaleur toujours égale contribue à la guérison.

» Des malades qui m'arrivaient presque immédiatement au sortir d'autres hôpitaux, et qui paraissaient confiqués sans ressource, sont bientôt entrés en convalescence chez moi, et ont été des années sans se ressentir de leur mal; succès dus principalement à l'influence stimulante de l'air chaud sur les vaisseaux capillaires, et à la force quasi-styptique avec laquelle il agit sur la surface muqueuse du poumon. »

le *coryza* et le *catarrhe chronique*, quand il n'y a pas métamorphose de la membrane muqueuse. Ils sont aussi d'un grand secours, comme l'enseigne l'expérience, dans la *coqueluche*, dont ils modèrent les accès et abrègent remarquablement le cours. A ce dernier égard, je connais un cas très-intéressant, où, après la coqueluche, il était resté un spasme persistant du poumon : la jeune personne qui en était atteinte, et qui souffrait en même temps d'une *cyanose*, fut promptement guérie par les bains de vapeur.

§ 154.

OBSERVATIONS.

Un homme d'une constitution délicate, âgé d'une trentaine d'années et qui avait été militaire, était atteint d'un asthme convulsif revenant par accès toujours plus violens et plus fréquens, depuis plusieurs mois qu'il avait commencé à se développer, et menaçant la vie du malade par la perte totale de ses forces.

Tout-à-coup il éprouve une oppression suffocante ; il perd la parole, sa face devient bleue, bouffie ; les yeux lui sortent de la tête, les vaisseaux du cou et de la face se gonflent, les mains et les pieds deviennent froids comme glace ; et le malade, haletant, saute à bas du lit dans son angoisse. Les évacuations de sang n'apportent aucun changement, et les autres moyens thérapeutiques, excitans volatils, etc., ne sont pas davantage en état de modérer l'accès. On transporta le malade dans un bain de vapeur ; aussitôt qu'il y fut entré, les accidens s'appaisèrent au point qu'au bout de deux minutes l'accès était passé, et qu'il put respirer à l'aise. Il resta dans le vaporarium jusqu'à l'arrivée d'une sueur abondante, dont il se trouva complètement soulagé.

Saisi, la nuit suivante, d'un second paroxisme, il se hâta de recourir au même moyen, et l'accès se dissipa aussi promptement que la première fois.

On continua alors les bains de vapeur régulièrement en les faisant alterner tous les deux jours avec un bain tiède, de courte durée, pour procurer une nouvelle absorption de liquide par la peau. Les accès perdirent à vue d'œil de leur véhémence, tout en devenant plus rares ; de telle sorte que le malade, au bout de trois semaines, quitta Baden, sans en avoir eu un seul depuis huit jours, et, ce qui ne lui aurait pas été possible auparavant, après avoir fait de longues excursions, et même gravi lestement des montagnes.

L'année suivante, après plusieurs mois passés sans se ressentir de son mal, il en éprouva de nouveau de légères atteintes ; ce qui fit qu'il se hâta de venir faire une seconde cure, laquelle réussit parfaitement, car trois années se sont écoulées depuis, sans que l'asthme ait le moins du monde reparu.

U. Ackermann, tonnelier, âgé de 32 ans, avait depuis plusieurs années la goutte ; précédemment il avait eu une gale qui était rentrée. Depuis plus d'un an, il s'était déclaré un asthme des plus violens. Le malade entra, le 27 juillet, dans notre établissement pour les pauvres ; on lui fit prendre les bains, à 28° R., celui du matin d'une heure, celui du soir d'une demi-heure. Deux fois par jour il respirait les gaz pendant une demi-heure, à 29 jusqu'à 32° R. ; et en montant peu-à-peu, il finit par prendre quatre bains de vapeur proprement dits, de 36½° R. — Il quitta l'établissement le 12 août. L'affection arthritique était essentiellement amendée, et l'asthme complètement dissipé.

J. D. de Th..., âgé de 24 ans, atteint d'un asthme arthritique des plus violens, se soumit au traitement thermal, qui consista en bains chauds, boisson de l'eau thermale, inhalation des gaz dans l'antichambre du vaporarium, et en quatre bains de vapeur proprement dits. De temps en temps on appliquait des ventouses sèches, comme rubéfiant, sur le thorax, pour opérer une dérivation et stimuler les poumons par consensus. La cure dura du 11 juillet au 10 août ; et le malade n'eut qu'à se louer de son résultat, tant son état s'en trouva amélioré.

Nous avons rapporté des cas analogues, à l'article de l'arthrite et des hémorrhoïdes.

§ 155.

En 1834, il entra dans notre établissement pour les pauvres deux malades soi-disant affectés de rhumatisme, mais chez lesquels l'examen fit reconnaître une phthisie pulmonaire déjà confirmée. Les douleurs prétendues rhumatismales s'étendaient depuis l'articulation de l'épaule gauche jusqu'au fond du coffre thoracique, étaient tantôt plus faibles, tantôt plus fortes et en rapport intime avec la phthisie (nous avons souvent occasion d'observer de ces douleurs consensuelles chez ces sortes de malades). Partant du principe qu'un repos de plusieurs semaines et un régime bien réglé ont toujours un bienfaisant effet sur les pauvres atteints de cette maladie, et considérant surtout que ceux-ci fondaient l'un et l'autre leur unique espoir de soulagement sur la cure thermale, on les admit dans l'établissement, plutôt par des motifs de charité que par confiance dans l'effet des gaz thermaux, dont il n'avait point encore été fait usage dans la phthisie. Mais ce qui me décida à les employer dans ces deux cas, ce fut l'observation que j'avais faite qu'ils agissaient d'une manière salutaire dans l'asthme arthritique, surtout, et dans les catarrhes chroniques des organes respiratoires. En conséquence, je fis tenir les deux malades plusieurs heures par jour dans l'atmosphère gazeuse de la source bouillonnante de Sainte-Vérène. Ce traitement fut couronné du plus heureux succès. Voici en abrégé l'histoire de ces deux cures :

J. W., âgé de 36 ans, journalier à la campagne, de constitution débile et d'habitude scrofuleuse, entra à l'établissement des pauvres le 5 juin, atteint d'une phthisie pituiteuse. Les bains ne lui furent prescrits qu'à la durée d'un quart-d'heure par jour, mais en revanche il lui fut ordonné de se tenir des heures entières aussi près que possible de l'ouverture de la source de Sainte-Vérène, pour respirer les gaz qui s'en dégageaient. A son entrée dans l'établissement, le malade ne respirait qu'avec la plus grande peine, même étant en repos ; chaque inspiration un peu profonde le faisait tousser violemment ; tout mouvement lui était si pénible, qu'il ne pouvait presque plus marcher, et moins encore monter un escalier ; l'expectoration était très-abondante et l'épuisait. A peine la cure en train, son état s'améliora visiblement de jour en jour ; l'expectoration alla en diminuant, et finit par cesser tout-à-fait ; l'inspiration et l'expiration devinrent plus normales ; et au bout de six semaines le malade quitta l'établissement, assez bien remis pour pouvoir reprendre son travail.

L'autre malade, C. L., âgé de 36 ans, tailleur de profession, était atteint d'une phthisie pulmonaire muco-purulente, et fut soumis au même traitement. Encouragé par l'heureux succès de cette cure d'inhalation, il revint l'année suivante à Baden. Son mal, fortement développé l'année précédente, n'avait plus augmenté ; au contraire, l'expectoration était remarquablement moindre et de meilleure apparence, la maigreur avait diminué, et les symptômes fébriles, qui reparaissaient de temps en temps, n'étaient que très-peu de chose. Néanmoins, l'auscultation indiquait une crépitation comprimée, partielle dans le poumon, et une inspiration un peu profonde faisait reconnaître qu'il y existait encore de l'irritation. Les symptômes rheumatiques de l'année précédente n'avaient plus reparu depuis la cure. — On employa de nouveau l'inhalation des gaz, à courts intervalles d'abord, puis insensiblement plus forte et plus longue ; et l'on y joignit, vers la fin de la cure, quelques bains courts, plutôt froids que chauds, afin de ramener à l'état normal la sensibilité de la peau, qui avait été exaltée par l'influence des gaz et de la chaleur humide. Le malade quitta l'établissement au bout de la cinquième semaine, n'éprouvant presque plus aucun désordre dans la fonction pulmonaire, même en faisant des mouvemens vifs, et en général fortifié dans son physique.

Une dame de 35 ans, mère de trois enfans, qui avait eu, plusieurs années auparavant, des crachemens de sang par congestion veineuse, et plus tard un développement hémorrhoïdal, fut atteinte, en 1834, par une épidémie de péripneumonie nerveuse qui régnait dans la contrée. L'inflammation fut dissipée, mais il survint une hépatisation des poumons, et de là une phthisie, qui, rebelle à tous les remèdes, passa bientôt à l'état de colliquation. L'aphonie, l'épuisement en parlant ou en marchant quelques pas, la respiration pénible, accompagnée de fort soulèvement des épaules, l'expectoration muco-purulente, la forte colliquation par les selles et par la peau, alternant avec une chaleur mordicante, l'état d'émaciation complète, etc., tout cela faisait pressentir une mort prochaine. Fondant quelque espérance sur les résultats favorables dont nous avons parlé plus haut, la malade eut recours à la cure d'inhalation : on choisit pour cet effet un cabinet élevé, dans lequel se rassemblaient les gaz de plusieurs bains, et où le thermomètre marquait 24° R., dans une atmosphère humide. Dès qu'elle y fut entrée, la malade respira avec moins de peine. Elle y resta une demi-heure, assise et légèrement vêtue, sans éprouver le moindre épuisement. Il s'établit une légère transpiration. Le lendemain, la malade y passa une heure, et chaque jour elle prolongea d'une demi-heure la séance, jusqu'à ce qu'enfin elle fut arrivée à séjourner quatre heures dans l'atmosphère gazeuse. Dès le quatrième jour, la respiration était devenue beaucoup plus libre, et la toux moins forte ; le cinquième, la malade parvint à monter l'escalier ; et en un mot, l'amélioration de son état si désespéré fit des progrès si rapides, que dès la fin de la seconde semaine toute colliquation avait disparu. Pendant la troisième semaine, la malade fit quelques petites excursions ; les forces revenaient, la reproduction augmentait à vue d'œil ; si bien qu'au bout de cinq semaines de traitement, la malade quitta les thermes en pleine convalescence, pour aller reprendre la direction de ses affaires domestiques. Au printemps suivant, il se manifesta de nouveau de l'irritation, de la toux et de la gêne dans la respiration. Mais il suffit d'une semaine d'inhalation des gaz, pour faire disparaître toute menace de rechute. Depuis, cette dame est devenue mère d'une fille saine et robuste ; et à part la disposition hémorrhoïdale (qui se manifeste tantôt par des congestions, surtout au cœur et à la tête, tantôt par la constipation, par des selles mêlées de sang, etc)., et une difficulté de respirer en montant, suite d'adhérence, elle jouit d'une santé parfaite. Une forte inflammation du poumon, survenue depuis, n'a eu aucune mauvaise suite quelconque.

Un homme de forte constitution, un peu trapu, entrant dans sa quarantième année, sujet aux congestions, et qui ne craignait pas de compromettre sa santé, déjà chancelante, tant par un travail forcé que par des excès de vin et de table, fut enfin atteint d'une hépatisation des poumons, à la suite de laquelle il se déclara une phthisie accompagnée de notable émaciation. On le mit à la cure d'inhalation dans l'antichambre du bain de vapeur. Il se trouvait très-bien dans cette atmosphère gazeuse, et sa guérison avançait à grands pas. Mais, malgré mes avertissemens, il s'opiniâtra à respirer les gaz concentrés dans le vaporarium même, où le thermomètre, à un fort développement de vapeurs, monte jusqu'à 32° R.; et il en résulta une violente hémorrhagie du poumon, qui le retint plusieurs jours au lit, et nécessita de copieuses saignées qui furent administrées avec succès. Mais les forces baissaient considérablement, et la respiration était redevenue très-pénible. L'hémoptysie appaisée, le malade se soumit à une cure bien réglée, plus modérée, qui eut un succès complet :

sa santé ainsi recouvrée s'est soutenue, ainsi que sa robuste constitution, à part quelques affections rhumatismales, suites de sa vocation, contre lesquelles nos bains d'eau thermale se sont chaque fois montrés efficaces.

J. H... de K.., marié, chasseur et forêtier, âgé de 39 ans, de taille haute et mince, la poitrine rentrée, avait eu, environ six mois auparavant, une violente inflammation du poumon, qui avait laissé après elle une débilité générale, une émaciation considérable, une dyspnée telle que le malade ne pouvait presque plus marcher en montant ; faiblesse de poitrine, voix rauque, presque éteinte, toux d'irritation, surtout en marchant ou dans une situation trop horizontale du corps, pouls accéléré, palpitations de cœur et œdème aux malléoles. L'auscultation, tant simple qu'avec le stéthoscope, révéla dans toute la cavité thoracique un bruit très-faible, à peine perceptible ; la poitrine ne se dilatait pas pendant l'acte respiratoire, et la percussion ne produisait aucune résonnance. Il y avait manifestement hépatisation des poumons à un haut degré de développement, résultat de l'inflammation plastique qui avait précédé. Ce fut le 5 juillet, que le malade commença la cure d'inhalation ; on ne lui fit d'abord respirer les gaz que très-peu concentrés et à très-courts intervalles, et seulement à l'ouverture de la source de Sainte-Vérène ; mais bientôt le temps de l'inhalation fut prolongé chaque jour, et enfin elle eut lieu dans l'antichambre des bains de vapeur. De temps en temps on provoquait, au moyen des ventouses sèches, une dérivation sur les tégumens extérieurs de la poitrine. Bientôt il se fit une amélioration notable dans l'état du malade ; l'irritation et la toux se calmèrent, la fonction pulmonaire se régularisa, les palpitations de cœur et l'œdème disparurent, et le malade commença à reprendre sensiblement des chairs. Pendant la quatrième semaine, il fut atteint d'une dysenterie bilieuse opiniâtre, qui prit un caractère nerveux. Je réussis aussi à l'en délivrer, et il quitta les thermes au bout de 59 jours, son affection pulmonaire essentiellement améliorée. J'ai revu ce malade quatre ans après, sans le reconnaître d'abord, tant sa santé était devenue florissante.

Une petite fille de 4 ans, lymphatique et qui avait eu une crue rapide, issue d'une mère de complexion délicate et d'un père atteint d'une goutte anomale, contracta, à la suite d'une coqueluche, une toux convulsive qui revenait fréquemment et durait des mois entiers, sans qu'il parût que l'on pût la combattre avec succès lors de ses retours. Le père, médecin lui-même, se décida à essayer la cure d'inhalation, pour laquelle on se servit d'un cabinet ordinaire de bain. En augmentant graduellement la durée du séjour dans l'atmosphère gazeuse, on la porta à une heure le matin et autant le soir. La cure fut terminée en quatre semaines, à l'approche de l'automne. Dès le quatrième jour il y avait eu du soulagement, et au bout de la seconde semaine la toux avait disparu, pour ne plus revenir.

On ne lira peut-être pas sans intérêt l'observation suivante, concernant un de mes anciens malades, telle qu'elle a été rédigée par son père, médecin lui même.

Th. R... avait été, dès sa naissance, d'une santé florissante; à l'âge de cinq ans il eut le typhus, dont il guérit sans aucune affection secondaire. Dans sa septième année, il devint extrêmement sensible à toute variation de l'atmosphère; il était fréquemment pris d'affections catarrhales et rhumatismales, qui, toutefois, disparaissaient complètement l'été. Mais quand il eut huit ans, l'automne lui amena divers maux, d'abord des incommodités gastriques, puis une toux accompagnée de douleurs de poitrine et d'affection spasmodique du cœur; presque tout l'hiver il dut garder la chambre et le lit. Devenu maigre comme un squelette, par suite de la toux continuelle , et privé de tout appétit , tout effort quelconque lui était devenu impossible. Le printemps et l'été ramenèrent une guérison parfaite , de manière que l'enfant fut en état de faire avec ses parens un voyage en Suisse, pendant lequel des journées entières de marches , tant à pied qu'à cheval , ne lui coûtèrent aucun effort. Mais tout changea au retour de l'automne , et surtout de l'hiver. Les souffrances recommencèrent par des vomissemens qui durèrent plusieurs jours , et à la suite desquels l'appétit fut complètement perdu jusqu'au printemps ; une toux continuelle ôtait tout repos au malade , tant la nuit que le jour ; souvent, et surtout la nuit, il était pris de violens spasmes du cœur et de crampes de poitrine , qui le réveillaient en sursaut et lui faisaient jeter les hauts cris ; il survint de fortes et rapides palpitations de cœur ; la respiration était extrêmement pénible et accélérée, l'inspiration prolongée et l'expiration trèscourte ; et alors les battemens du cœur devenaient presque imperceptibles, et après les accès, restaient encore longtems irréguliers. Le malade se voyait menacé d'une paralysie du cœur et du poumon. Vers le printemps , son état s'améliora peu à-peu , les digestions devinrent plus normales , et le lait d'ânesse fut cette fois encore, comme il l'avait été le printemps précédent , la première nourriture dont il pût user sans inconvénient. Une cure thermale à Baden, et entre autres les bains de vapeur, dans lesquels le malade , alors âgé de neuf ans , restait jusqu'à 30 minutes, amenèrent une guérison si complète , que dès lors il n'a pas été un instant malade. Il passa trois années dans une plaine élevée de la Forêt-Noire ; et aujourd'hui , âgé de 18 ans , il jouit d'une santé parfaite, sans qu'il lui soit resté un vestige de ses anciens maux.

Une dame d'une frêle constitution , âgée de 27 ans , était atteinte , depuis plusieurs années déjà , d'une phthisie trachéale , avec tous ses phénomènes accoutumés. Connaissant la nature de sa maladie , elle inclinait à la mélancolie. Quatre

...emaines durant, elle fit usage des gaz thermaux, qu'elle allait respirer dans les cabinets de bains ; et pendant tout ce temps-là, il lui fut interdit de parler. Le résultat de la cure fut une amélioration sensible dans son état.

S. H..., âgé de 50 ans, marié, charpentier de profession, souffrait depuis des années déjà d'affections arthritiques en général. Plus tard il se développa chez lui des accès d'asthme, jusqu'à ce qu'enfin il devint complètement asthmatique ; bientôt même il s'y joignit des symptômes de phthisie pulmonaire. Il fut admis le 1er juin dans notre établissement pour les pauvres, à raison du fort développement qu'avaient pris ses maux, et prit pendant cinq jours une heure de bain le matin et une demi-heure le soir. La poitrine s'en trouva fortement affectée, et l'asthme augmenta sensiblement. Le bain fut réduit à un quart-d'heure, mais en revanche on fit respirer deux fois par jour au malade les vapeurs, dans l'antichambre du vaporarium, à une température de 28 à 29° R. ; chaque séance était d'une demi heure. De plus, on lui appliqua sur la poitrine des ventouses sèches, que l'on faisait glisser sur la peau jusqu'à ce qu'elle rougît. Pour obvier à une ataxie gastrique, survenue à la suite de la boisson de l'eau thermale, on fit prendre au malade un vomitif. Il quitta l'établissement le 20 juillet, ses fonctions pulmonaires se faisant de nouveau avec aisance et facilité.

§ 156.

DE L'EFFET SUBSÉQUENT DES THERMES.

Nous avons, dans notre exposé des diverses maladies contre lesquelles nos thermes se montrent efficaces, appelé l'attention sur l'atteinte profonde que subissent différens organes, et fait voir en même temps que les maladies ne peuvent être enlevées que par un changement complet, une métamorphose, pour ainsi dire, de leur activité. Or l'on concevra aisément, même sans être médecin, que, dans la plupart des cas , un tel résultat ne peut pas être obtenu pendant la durée même de la cure. Mais cette métamorphose se prépare par un traitement thermal bien approprié, qui stimule l'activité médicatrice de la nature ; et celle-ci, après que la cure est terminée , cherche de son côté à amener à bonne fin l'acte curatif commencé. C'est cette continuation du procédé curatif, opérée par les eaux thermales, que nous appelons *action subséquente* des thermes. Souvent la cure thermale n'est que l'aiguillon qui réveille cette activité médicatrice assoupie ou qui n'agit pas assez puissamment ; souvent aussi, l'action thermale directe mène déjà plus près du but ; la différence résulte de l'individualité et de la maladie même. Il arrive souvent encore que les thermes, pendant qu'on en fait usage , paraissent agir défavorablement ; ce qui n'empêche pas la cure d'avoir plus tard d'heureux résultats , comme nous l'observons fréquemment sur des individus d'une extrême sensibilité , chez qui la vie nerveuse, dans son activité pervertie , résiste à la puissante influence des thermes sur les organes antagonistiques, et s'efforce de maintenir la dissonnance (si j'ose m'exprimer ainsi), jusqu'à ce qu'enfin , par la forte réaction générale ou locale qui a lieu, l'harmonie se rétablisse au degré normal entre la sphère sensible et la sphère irritable. D'autres fois aussi, la force médicatrice long temps assoupie , et réveillée par l'action thermale et par le changement des rapports de la vie , manifeste trop brusquement et avec trop de vivacité sa puissante activité , jusqu'à ce qu'enfin , par sa nature même, elle reprenne de la régularité dans son action et sa réaction ; et alors, l'effet subséquent de la cure thermale est en apparence plus favorable que son résultat direct ; telle une tempête qui , se levant tout-à-coup à l'horizon , déchire par ses violentes secousses et son tourbillonnement les vapeurs lourdes et suffocantes amoncelées dans l'air, pour leur faire céder la place à une atmosphère plus pure qui rafraîchit tout , anime tout d'une nouvelle vie.

L'expérience fournit à ce sujet l'observation suivante : le résultat de la cure est, pour l'ordinaire, d'autant plus favorable, si, pendant sa durée, il y a déjà eu un mieux plus ou moins sensible ; une aggravation *apparente*, si elle est causée par une trop forte réaction (je ne parle pas d'une aggravation *proprement dite*, qui doit sur-le-champ faire interrompre le traitement thermal), n'exclut même point cet heureux résultat de la cure ; mais lorsque, pendant sa durée, même quand son action est intense, il ne se manifeste aucune réaction, il ne faut non plus en espérer aucun effet subséquent. La cure thermale n'a rien produit et ne produira rien.

Cet effet subséquent étant intimément lié à la cure thermale elle-même, il faut bien se garder de le troubler par une autre cure entreprise immédiatement après ; car, de même que celle-ci changerait ou paralyserait à coup sûr l'effet de la première, de même, et *vice versâ*, la première influerait sur la seconde en la modifiant. Qu'on laisse donc à l'activité médicatrice de la nature, aiguillonnée et en train de se régulariser, toute sa force, et qu'on ne la trouble pas en voulant trop l'aider. Je déconseille d'autant plus toute tentative directe de cette nature, qu'elle serait plus énergique ; et j'entends surtout par là toute autre cure d'eau minérale que l'on ferait suivre immédiatement.

Il est *une* espèce de cure, néanmoins, que l'on ne peut trop recommander, même à la suite du traitement thermal, d'autant plus qu'elle est ordinairement négligée, et que d'elle dépend cependant le plus souvent l'heureux effet de la cure thermale : je veux parler du régime *diététique* à suivre après la terminaison de la cure, et qui devrait l'être pendant plusieurs semaines, plus ou moins, selon la durée du traitement et les résultats qui en ont été obtenus. Je crois pouvoir établir la proposition suivante, confirmée par la théorie et par l'expérience : « Aussi long-temps que dure l'action subséquente des thermes, il est nécessaire d'observer rigoureusement le régime, tant physique que moral, qui a été suivi pendant la cure thermale. » Et ici je voudrais aussi appeler l'attention sur la réaction qui se manifeste pendant l'usage des thermes, et qui souvent s'annonce encore de nouveau après la conclusion de la cure, avec plus ou moins de force et à la même époque, par un gastricisme plus ou moins intense (qu'il faut souvent alors combattre par de légers laxatifs).

Evidemment, rien n'est plus mauvais, après une cure thermale et la réceptivité du corps étant exaltée à un si haut degré, que de s'exposer de nouveau immédiatement aux anciennes influences nuisibles ; par où, non-seulement, l'activité critique de la force médicatrice de la nature encore agissante est troublée, et le complément de la cure anéanti, mais encore la porte se trouve ouverte à des récidives multipliées. Ce n'est que trop souvent là qu'il faut chercher la cause de l'effet incomplet de la cure, qui ne répond pas à ce qu'on en attendait.

Mais, d'un autre côté, l'action subséquente la plus favorable n'est pas toujours en état d'écarter complètement des maux profondément enracinés. Nous avons ci-devant parlé plus d'une fois de la répétition de la cure thermale ; qu'il nous suffise ici de citer l'avertissement donné par Haifelder [1], relativement à ces cas où, par l'insuffisance de l'effet subséquent de la cure, la maladie ne se trouve pas guérie : « Plus le mal est ancien, moins il faut s'attendre à ce qu'il cède à *une seule* cure d'eaux ou de bains ; et l'on doit d'autant moins hésiter à en prescrire une seconde, et même une troisième, que vouloir, par une seule cure, obtenir ce que plusieurs peuvent seules opérer, cela exigerait une impétuosité d'action, dont on ne pourrait nullement se promettre des fruits pareils à ceux du jardin des Hespérides. »

[1] *Ueber Bäder und Brunnenkuren*, etc.

§ 157.

RÉGIME DIÉTÉTIQUE.

Il résulte de ce que nous venons d'exposer, qu'un régime bien approprié est le plus sûr moyen d'obtenir un résultat favorable et durable de la cure thermale. Qu'un tel régime soit nécessaire aussi pendant la cure, qu'il fût même à désirer qu'on l'observât déjà auparavant, c'est ce que personne ne contestera ; et à cet égard, je me permettrai quelques observations.

Quand il y a abattement de l'esprit et du corps, il n'est certes pas convenable de se précipiter, pour ainsi dire, dans la cure thermale, immédiatement au sortir des circonstances qui ont produit cet abattement. Un changement subit du genre de vie suffit déjà pour affecter profondément l'organisme malade ; s'il vient encore s'y joindre l'influence d'un changement de climat, de nourriture, etc., toutes ces causes sont souvent capables, surtout dans les maladies qui ont leur foyer dans la série des organes végétatifs, d'agir par altération, et peut-être, si l'on passe trop brusquement de la vie ordinaire à la vie en grande partie *aquatique* de la cure thermale, de modifier l'influence salutaire des thermes, de la renforcer à l'excès ou de la paralyser, et par là de compromettre d'emblée l'intégrité de leur effet. Haifelder dit avec raison : « Quiconque veut aller aux bains, ou faire une cure d'eaux minérales, doit s'y préparer par un genre de vie convenable, long-temps avant le commencement de ce qu'on nomme la saison des eaux ; il faut qu'il cesse de faire du jour la nuit et de la nuit le jour, et que son régime soit bien réglé. Qu'il se garde surtout de monter en voiture au sortir de la salle du bal ou de son bureau d'affaires, pour arriver ventre à terre aux bains, d'où, après un séjour de trois ou quatre semaines, il reviendra soucieux, de mauvaise humeur, et très-mécontent du mince résultat de sa cure. »

A quoi j'ajouterai, moi, que toutes ces causes de maladie, excès de table ou autres, quand elles sont devenues habituelles, ne peuvent point s'écarter tout d'un coup ; que lorsque la lutte morale est trop forte, une rechute n'est que trop à craindre ; et que la persistance de la cause morbifique, et le ver rongeur que tout cela suscite, la mauvaise humeur, ne sont certes pas les moyens les plus propres à rétablir et à régulariser l'organisme, attaqué dans ses fonctions les plus intimes par l'action thermale, et à réveiller sa force médicatrice. Un repos réparateur, tant du corps que de l'esprit, avant la cure thermale, est comme l'aurore qui annonce la clarté du jour dans l'obscurité de la chambre du malade, aussi bien que dans l'atmosphère nébuleuse de l'âme contristée par la maladie. Celui qui arrive aux bains fatigué, doit se reposer, afin que l'organisme acquière la force nécessaire pour supporter l'action des thermes et pour n'y pas succomber ; car le corps qui vient chercher du secours aux bains, est un corps malade, qui s'épuise facilement.

Nous avons fait voir plus haut, que les thermes agissent sur les premières et les secondes voies de la nutrition ; et il importe, pour cette raison, de ne pas commencer la cure le ventre rempli de saburres. Les anciens étaient dans l'usage de le nétoyer avant la cure, et en cela ils étaient plus sages que beaucoup d'entre les modernes ; car plusieurs phénomènes de digestions troublées, avec leurs suites, pendant la cure, [ont pour cause les impuretés des premières voies, mises en mouvement par le bain, et retardent ou interrompent la cure, qui par là peut aisément être arrachée de son type régulier.

A raison de cette même action thermale, et vu qu'elle se porte en premier lieu et surtout sur la sphère végétative, une diète réglée et bien appropriée constitue un facteur très-important pendant la cure elle-même. Elle doit se régler sur la maladie, ainsi que sur la méthode curative à employer. Pussent les malades, dans leur propre intérêt, se conformer

exactement aux prescriptions diététiques du médecin !
Sobriété et *simplicité*, tels sont ici, en général, les deux
points essentiels à observer ; bien des cures, disons même
la plupart de celles qui ne réussissent pas, doivent leur in-
succès à ces tables somptueusement servies, derrière lesquelles le baigneur, assis des heures entières, se charge
l'estomac comme une bête de somme, en y emballant le
chaos de trente mets différens, jusqu'à ce que, haletant et
pouvant à peine respirer, il quitte la table en se traînant,
pour aller attendre, dans un repos de plusieurs heures, la
pénible digestion de l'énorme paquet. Trop souvent les
thermes n'ont à employer leur vivifiante action qu'à maintenir, s'il est possible, la digestion en bon état. De bonnes
soupes, du bœuf, de l'excellent veau, la volaille blanche,
le poisson, les pommes de terre, le ris, les légumes verts
non flatueux, tout cela ne manque jamais sur nos tables, et
suffit de reste pour satisfaire l'appétit sans nuire à la santé ;
mais les viandes noires, les ragoûts épicés, les mets gras,
les légumes flatueux, les pâtisseries indigestes, tous ces plats
soi-disant fins de la cuisine française, farcis d'épices et de
tant d'autres choses, sont plutôt propres à rendre malades
les gens bien portans, qu'à redonner la santé aux malades.
Les fruits crus, surtout ceux qui ont de l'acidité, et en particulier les fraises, ainsi que la salade au vinaigre, causent
très-souvent des diarrhées, et détruisent par là l'heureux effet
de la cure ; du moins la troublent-ils toujours.

Le déjeûner doit se régler, tant pour l'heure à laquelle il
se prend, que pour ce dont il se compose, sur l'individualité
et la maladie, ainsi que sur la nature de la cure (boisson des
eaux, bains, etc.); il faut aussi avoir égard à l'habitude.

L'eau thermale se boit ordinairement à jeun; il est bon aussi que le bain du matin se prenne, autant que possible, avant
le déjeuner. Les malades peu irritables peuvent rester à leur
café, qu'ils doivent cependant toujours prendre léger, avec
du pain bien cuit. On s'abstiendra de toute pâte feuilletée

grasse. Une bonne soupe, néanmoins, mérite toujours la préférence sur le café. Le chocolat contrarie ordinairement l'effet des eaux par bas, surtout quand il est aromatisé et trop épais ; le meilleur est celui de pâte pure, sans aromates.

Le souper doit consister en mets légers et en petit nombre, et ne doit pas avoir lieu trop tard. Il ne faut pas non plus se coucher immédiatement après, et entrer au lit l'estomac plein ; celui qui fait une cure a besoin d'un sommeil tranquille, réparateur ; car c'est pendant le sommeil, lorsqu'aucune perturbation du corps ou de l'esprit n'agit à l'encontre, que l'ensemble de l'organisme s'isole, pour ainsi dire, par un repos uniforme de tous les organes du monde extérieur, et devient plus réceptif pour l'activité intérieure, c'est alors que la force médicatrice travaille avec le plus d'énergie, dans son atelier, à ramener les fonctions en désordre à une activité harmonique, après qu'elle y a été stimulée et excitée pendant le jour par les moyens curatifs employés. « Le sommeil, dit Hufeland, est comme la crise journalière, où toutes les sécrétions se font le plus tranquillement et le plus parfaitement. » C'est pourquoi le temps du sommeil, pendant la cure, ne doit pas être raccourci. « *De bonne heure au lit, de bon matin à la cure !* » — telle est la puissante formule magique au moyen de laquelle on se rendra favorable le génie dispensateur de la santé ; il sera alors un gardien ami, qui ne permettra pas que Morphée, pendant le jour, vienne mettre son pesant bandeau sur les yeux du baigneur, et lui amène pour compagnie la mauvaise humeur et l'ennui ; ce à quoi le séjour si nécessaire au lit, après le bain, ne donne déjà que trop occasion.

Cette même règle d'or : simplicité et sobriété, s'applique aussi à l'usage du vin. Quand on en use *diététiquement*, il fortifie le corps et assérénit l'esprit ; et ce sont-là, dans bien des maladies, deux puissans leviers qui contribuent au recouvrement de la santé. Mais si l'on dépasse cette ligne, ou que le vin ait trop de force, il produit une surirritation suivie de relâchement. Pendant la cure thermale , on est plus accessible à son action ; l'usage , ainsi que le choix des vins, exigent de la circonspection , et se règlent, comme moyen diététique , sur la maladie et l'individualité. Une bière bien fermentée est aussi , dans la plupart des cas , une boisson innocente.

La régularité, dans la cure thermale comme partout, porte les plus heureux fruits. Qu'on n'oublie pas qu'une telle cure n'est point un jeu ; car plus le moyen est puissant, plus ses effets le sont aussi. Et si les sources thermales , si riches en principes curatifs qu'elles tirent du sein de la terre combinés d'une manière si admirable , peuvent souvent encore apporter aide et secours là où la main habile du médecin a échoué, d'un autre côté, leur application irrationnelle et mal entendue fait souvent que la coupe salutaire se change en une coupe empoisonnée.

L'esprit et le corps sont dans une relation si intime , que l'un réagit constamment sur l'autre ; et de même que le corps malade exerce sur l'esprit sain une influence déprimante, de même , *vice versâ* , une disposition d'esprit sereine et normale peut réagir d'une manière vivifiante sur l'organisme abattu ou relâché. Une trop grande tension de l'esprit fatigue non-seulement l'âme , mais le corps, et celui-ci d'autant plus qu'il est rendu plus accessible à toutes les influences , par l'excitation imprimée par la cure thermale même à la sensibilité et à l'irritabilité. C'est pourquoi l'on bannira , d'un côté, tout travail de tête , parce que l'esprit et le corps en seraient bientôt épuisés (comme cela se-reconnaît toujours au dégoût, souvent même à l'impuissance de s'appliquer à quoi que ce soit); tandis que, d'un autre côté, les délassemens de l'esprit contribueront à activer l'efficacité des eaux , en tant qu'ils seconderont leur action vivifiante sur les nerfs , et qu'ils empêcheront le malade de s'occuper constamment de ce qui trouble sa paix , de son mal , auquel le traitement thermal matériel ne doit déjà que trop souvent le faire penser. Des plaisirs purs pour l'esprit, dans une société agréable, se trouvent aisément aux bains, pour peu qu'on veuille les trouver.

Ce que sont pour le corps les récréations de l'esprit, l'exercice modéré, régulier du corps, les promenades faites à propos, etc., le sont de leur côté pour l'esprit, en réagissant sur lui. Le contraste même de l'action de l'atmosphère extérieure, de l'air et de son oxigène, sur la peau stimulée dans son activité, avec la vie aquatique du baigneur et avec les gaz azote et acide carbonique des thermes, constitue un puissant agent. Le mouvement des substances dans la peau et par la peau est rendu plus énergique par la cure thermale, et l'absorption d'un air atmosphérique pur devient certainement nécessaire aussi. Le mouvement en plein air accélère l'excrétion des substances morbides par la transpiration. « L'harmonie du mouvement, dit Hufeland, est la base sur laquelle reposent la santé, la réparation uniforme et la durée du corps ; mais cette harmonie ne peut point avoir lieu, si l'on ne fait autre chose que penser et rester assis »...... ou dormir et se baigner, ajouterai-je. Si le mouvement bien réglé est un puissant moyen de conserver la santé, c'en est un, à plus forte raison, de la rétablir. Des promenades régulières, modérées, qui ne fatiguent ni n'épuisent, proportionnées au besoin individuel, aident puissamment la cure et contribuent à ses bons résultats. Le temps le plus propre à la promenade est l'heure avant le repas ; et pendant la saison des bains au fort de l'été, c'est vers le soir aussi qu'il est bon de se promener, attendu que la promenade du matin se confond le plus souvent avec celle qui a lieu en buvant les eaux. La chaleur de midi, agissant sur le corps saturé d'eau thermale et en mouvement, le met bientôt en nage, le fatigue bien vite, et par là lui est très-nuisible ; car cela donne aisément lieu, vu l'augmentation de sensibilité de la peau, à un dangereux refroidissement, ou à une éruption miliaire. Je ne puis assez le répéter, le baigneur, au fort de la cure, est beaucoup plus sensible que de coutume aux variations de la température et aux influences atmosphériques , surtout à l'électricité de l'air. Et ici je rappellerai ce qui a été exposé plus haut , concernant les mesures de précaution à prendre vers la fin de la cure , par rapport à la durée et à la température des bains. Quand le temps est trop chaud pour faire des excursions lointaines , ou que la distance serait trop forte pour des malades, on a les promenades à l'ombre dans l'allée qui longe la Limmat, près du théâtre, ou dans le *Mœtteli;* si la marche était trop pénible, ou impossible, on fera des excur‑ sions à cheval, sur un âne, ou en voiture, dans les environs si pittoresques et si intéressans sous le rapport historique ; plai‑ sir que l'on peut se procurer à toute heure et à peu de frais. Pour ceux qui ne se soucient pas de marcher, ou qui ne le peuvent , il y a les galeries et les cours spacieuses de quel‑ ques hôtels, les jardins publics , dans quelques-uns desquels on trouve des escarpolètes, etc., lieux où ils peuvent prendre l'air avec agrément , et où la compagnie ne manque pas. Je ne dois pas négliger d'avertir , que des excursions trop fati‑ gantes , au plus fort de la cure , ne peuvent être que très‑ nuisibles , et que le baigneur ne doit pas prendre son bain du soir immédiatement après la promenade ; il faut toujours attendre que la circulation du sang et la température du corps aient repris leur équilibre et soient revenues à leur état normal.

Un des principaux moyens diététiques , pendant la cure thermale, est le repos du corps immédiatement après le bain, ainsi que d'avoir soin que la peau extérieure en particulier, de même que le corps en général , soit maintenue dans une température modérée. Ces deux choses s'obtiennent par un séjour de quelque temps au lit, immédiatement au sortir du bain ; sans cette précaution , l'assimilation paisible de l'eau thermale absorbée dans le bain , et sa circulation à travers la masse des humeurs (ce qui est cependant l'affaire princi‑ pale), ne peuvent absolument point avoir lieu, ou du moins ne se font que d'une manière imparfaite. Toute impression de froid subite et prolongée sur la peau, dont l'activité vient d'être augmentée par le bain, fermerait à l'instant les pores ; la fonction de la peau serait supprimée, et avec elle cette action alternative entre le derme et les organes intérieurs, sur laquelle précisément le bain devait agir en l'exaltant. Le refroidissement a lieu d'autant plus aisément alors, que la peau, immédiatement après le bain, est en général beaucoup plus sensible, qu'elle est imbibée d'eau, et que, en conséquence, elle reste long-temps humide. Or, par l'impression d'un degré de froid plus ou moins intense, l'absorption uniforme de l'eau thermale qui a pénétré la peau se trouve empêchée, l'assimilation si nécessaire de ses principes ne se fait pas convenablement, la transpiration cutanée qu'elle devait procurer devient impossible, et par là le procédé curatif est troublé et ralenti. L'opposé du refroidissement est l'échauffement immédiat au sortir du bain. La quantité de liquide absorbée par le tissu cutané périphérique, fait que le corps est plus enclin à suer ; et alors l'eau thermale qui a pénétré dans la peau est aussitôt rejetée en partie, sans avoir circulé à travers la masse humorale ; ce qui fait que le but du bain est en partie manqué. Nous avons vu qu'aucun mouvement excessif du corps, pendant la cure thermale, ne peut lui être favorable ; et si même il n'est point nécessaire, pour provoquer la sueur, de faire beaucoup de mouvement immédiatement après le bain, il ne faut pas oublier que de quelque manière que le corps soit violemment mis dans un état de forte activité sécrétoire, même par le trop de chaleur du lit, le reflet n'en est pas moins le même. L'absortion d'une quantité considérable de l'eau du bain dans la masse des humeurs, suffit déjà, indépendamment de son influence matérielle chimique, pour accélérer la circulation du sang après le bain ; c'est pour cela que le pouls augmente alors de fréquence comme de force ; le corps est au moment de s'assimiler ce que la peau a absorbé d'hétérogène, les substances dont il a besoin pour se guérir ; il se prépare à excréter celles qui

.qi sont étrangères, soit par une voie, soit par l'autre, selon l'impulsion médicatrice qui domine en ce moment. Et pour cela il lui faut du repos à l'extérieur. Il ne faut donc pas que l'eau thermale soit violemment repoussée vers la peau, évacuée à l'instant par des sueurs copieuses, et que l'activité exalteé du corps reçoive une fausse direction qui troublerait le procédé curatif, soit par trop de mouvement immédiatement après le bain, soit par trop de chaleur dans le repos du lit. Si la transpiration, au sortir du bain, est salutaire, de trop fortes sueurs seraient alors, sinon nuisibles, du moins en obstacle à la cure.

Qu'on évite de s'endormir après le bain, attendu que, surtout quand on est abandonné à soi-même, ce sommeil se prolonge trop, est ordinairement trop profond et nullement restaurant ; ce qui nuit d'ailleurs au sommeil de la nuit et ne fait qu'assombrir l'humeur. De plus, il survient ordinairement, pendant que l'on dort ainsi, une forte sueur, qu'il faut éviter, comme nous venons de le voir. Dans le cas, seulement, où ce ne serait qu'avec de grands efforts que l'on pourrait lutter contre le sommeil, il vaut mieux alors céder à cette impulsion de la nature, qui s'annonce avec tant de force, tout en ayant soin, cependant, que le sommeil ne soit pas de trop longue durée.

Un repos d'une demi-heure ou, au plus, d'une heure au lit, suffit pour remplir le but que nous venons d'exposer.

De tout cela il résulte aussi, que les individus sujets au refroidissement, et dont le système cutané est très-sensible et très-accessible au froid, font bien de s'essuyer au sortir du bain avec un linge chaud ; pour ceux qui ne sont pas dans ce cas, il vaut mieux un linge non chauffé, d'autant plus que ce dernier n'est pas imprégné de vapeurs de charbon.—La camisolle de flanelle est sans contredit le meilleur vêtement après qu'on a pris un bain, parce que, sans même qu'on la chauffe, elle n'est jamais froide, qu'elle entretient, par un doux frottement, l'activité de la peau, et qu'elle en absorbe mieux l'humidité que ne fait la toile.

§ 158.

LES VENTOUSES.

Si nous faisons ici mention des ventouses, c'est uniquement parce qu'on en fait un fréquent usage pendant la cure thermale.

Pour les *ventouses scarifiées,* on commence par appliquer le verre sur une partie humectée de la peau, pour y attirer une plus grande quantité de sang et d'humeurs ; puis, au moyen d'un instrument particulier (le scarificateur), on fait à-la-fois plusieurs petites incisions rapprochées les unes des autres et plus ou moins profondes, selon le besoin ; après quoi, au moyen de cloches de verre munies de soupapes, et desquelles on pompe l'air, on opère les évacuations de sang locales. Avec une seule ventouse, on peut faire sortir jusqu'à une once et demie de sang. Il ne reste, après cette opération, aucune ecchymose, comme après l'application des sangsues ; et de plus, il s'évacue du sang d'un plus grand circuit, et en même temps plus de lymphe, que par les sangsues.

Pour *ventouser à sec,* on se contente de faire tirer le verre, sans pratiquer d'incisions sur la peau. Cette opération a pour but de faire affluer plus d'humeurs et de sang vers une partie déterminée.

Si l'on fait glisser la cloche de la ventouse sur la peau humide, après qu'elle a tiré, ce déplacement douloureux agit en même temps sur la vie des nerfs. On emploie ce moyen comme rubéfiant, et pour exciter l'activité des nerfs de la surface ; il produit de fortes sugillations.

Nous avons indiqué plus haut les cas dans lesquels l'une ou l'autre de ces méthodes trouvent leur application.

L'opération se fait ordinairement dans le bain même, par des aides experts.

Il ne nous reste plus qu'a appeler l'attention sur l'abus qui se fait si souvent des ventouses. L'homme du commun ne croit point avoir fait de cure de bains , si , pendant sa durée, il n'a pas été ventousé au moins deux fois ; et il en vient par centaines à Baden , surtout du canton de Zurich , pour se faire faire cette opération , *au déclin de la lune.* — Quand les ventouses sont indiquées , quand leur application est salutaire , il importe fort peu pour leur effet que la lune soit ou non dans cette phase.

C'est de même un préjugé , que de croire qu'il faut toujours se faire ventouser deux fois de suite. La répétition de l'opération dépend absolument des circonstances : souvent il suffit d'une seule ; d'autres fois il faut la répéter, même jusqu'à trois fois.

Les ventouses scarifiées sont nuisibles aux individus débiles , torpides , qui ont peu de sang ; elles ne conviennent point non plus quand l'éruption thermale s'établit , ou qu'elle est dans sa floraison , et il ne faut jamais en appliquer dans le voisinage d'ulcères chroniques, aux jambes ou aux pieds, là où il y a des varices , non plus qu'aux endroits où il y a eu auparavant des ulcères , ou des exanthèmes humides. Leur application sur des places où il n'y a que peu de tissu cellulaire au dessous , exige beaucoup de circonspection.

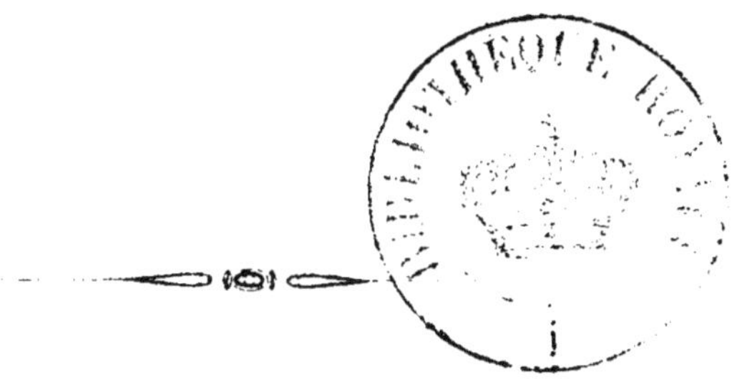

SECONDE PARTIE.

BADEN ET SES ENVIRONS.

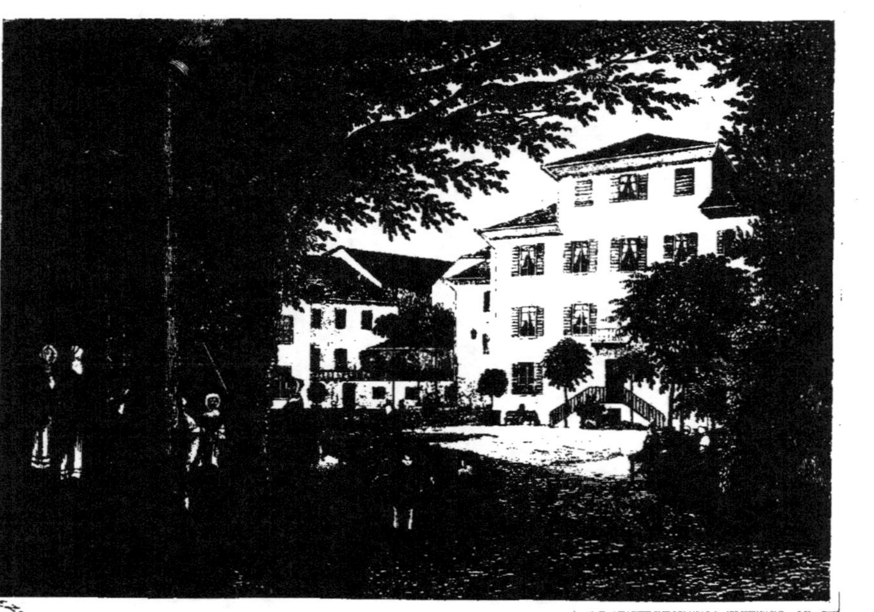

BADEN ET LES BAINS.

La ville de Baden, à 1640 pieds d'élévation (mesure de Paris) au dessus du niveau de la Méditerranée, est bâtie sur la rive gauche de la Limmat, à l'endroit où cette rivière débouche d'une gorge étroite formée par les rochers du Lägernberg et du Schlossberg, pour suivre son cours dans la vallée où bouillonnent à leur sortie du sol les eaux thermales, autour desquelles se trouvent, sur les deux rives, les *bains de Baden.*

Les ruines du Stein, sur la cîme des rochers, les tours en style moyen-âge de la ville, les rocs détachés épars sur le penchant des forêts, la rivière hâtant son cours rapide en rasant de ses ondes de beaux édifices et des treilles bien exposées au soleil ; tout cela donne au paysage, quoique privé d'un horizon étendu, un attrait tout particulier, un charme dont l'âme se sent ravie.

On compte dans la ville 308 maisons d'habitation et 24 bâtimens publics. La population est de 2000 âmes. La bourgeoisie est catholique, mais il y a un assez grand nombre d'habitans protestans. Chaque confession forme une paroisse séparée, qui a son église particulière. La belle église catholique est en même temps la collégiale d'un chapitre de chanoines ; et le service se fait aussi dans trois chapelles filiales, dont une se trouve aux bains mêmes. L'église protestante est aussi dans le voisinage des bains. Le petit couvent de

femmes situé hors de la ville appartient à l'ordre des capu-
cines ; celui des capucins a été aboli en 1841. La ville possède un bâtiment d'administration et un hôpital qui a des revenus considérables. Il y a trois institutrices dans les écoles
de filles, un maître de dessin, un maître de musique, deux
instituteurs primaires pour les garçons, quatre régens et
trois sous-maîtres dans les écoles secondaires. Le théâtre est
situé entre la ville et les bains ; sans être très-vaste, il est
cependant d'une construction bien entendue, et pendant la
saison des eaux il y a spectacle, ordinairement assez bon.
Nous avons aussi une bibliothèque publique, ouverte aux
étrangers, ainsi qu'un cabinet de lecture entretenu par une
société, et où l'on trouve un assez grand nombre de jour-
naux politiques ; tout étranger y est pareillement admis. Il
y a dans la ville plusieurs hôtels très-bien tenus (la Balance,
le Lion d'or, le Tilleul, l'Ange, etc.), outre plusieurs jolis
jardins où l'on traite (le *Hirschli*, le *Kunstgütli*). L'hôtel
du Schlossberg réunit d'élégans salons de compagnie et une
grande salle de bal.

Outre les deux sources d'industrie qu'offrent les bains et
le transit des deux grandes routes de Suisse, le commerce
et la culture de la vigne forment les occupations des habitans
de Baden. Les vins de la Côte d'or (*goldene Wand*) et de
la *Scharte*, sont comptés parmi les meilleurs de la Suisse.

A dix minutes de la ville, et sur la rive gauche de la
Limmat, sont situés les *Grands-Bains*, consistant en un
grand nombre d'hôtels, dont plusieurs sont d'une architec-
ture grandiose et ressemblent à des palais.

Nous allons en faire l'énumération, par ordre alphabé-
tique (1).

A. *Hôtels ayant des bains en propre.*

L'Ours (*Bären*).

Il possède trois sources thermales, à l'hôtel même, et une
plus considérable en commun avec le Soleil ; 30 bains, 3

(1) C'est celui des noms allemands. Le traducteur a cru devoir s'y conformer.

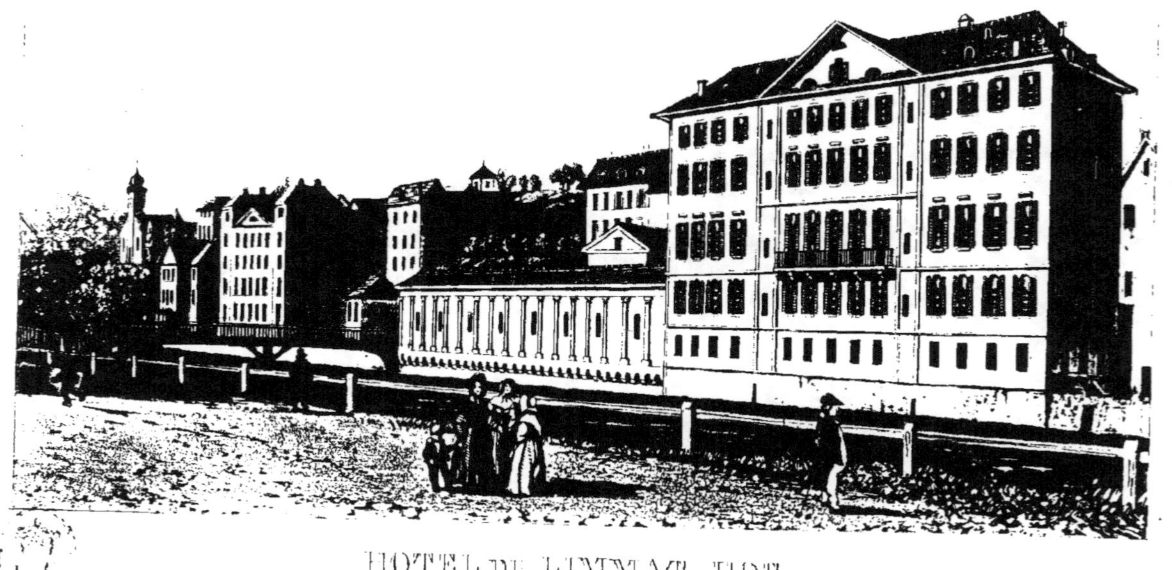

HÔTEL DE LIMMAT-HOF

aux Bains de Baden en Suisse.

douches descendantes, un appareil pour les différentes douches ascendantes, un bain de vapeur ; plus, une salle à manger et 43 chambres à donner, dont plusieurs sont disposées pour l'hiver.

La **Fleur** *(Blume)*.

Cet hôtel tire son eau thermale du *Heisser Stein* ; il a 20 bains, douches descendantes et ascendantes, vaporarium, et 20 chambres à donner,

Le **Freihof.**

Il reçoit l'eau thermale de la source de la Limmat ; 24 bains, vaporarium, 2 douches descendantes et un appareil de douches ascendantes ; 58 chambres à donner, salle à manger, salon de compagnie, etc. Tout le bâtiment est chauffé par des calorifères.

Le **Hinterhof.**

Son eau thermale vient d'une source particulière (le *Heisser Stein* postérieur) ; 40 bains, 2 douches descendantes et un appareil de douches ascendantes, vaporarium, 92 chambres à donner, dont 18 se chauffent et 16 ont leur cuisine particulière. Souvent des familles entières s'y rendent avec leur attirail de ménage, et pourvoient elles-mêmes à leur entretien pendant leur séjour à Baden.

Le **Limmathof.**

Il tire son eau thermale de la source de la Limmat, du *Heisser Stein* et d'une autre source dans le petit bâtiment. 47 bains, deux douches descendantes et ascendantes, vaporarium, fontaine d'eau thermale en propre, 70 chambres, dont plusieurs sont disposées pour l'hiver ; vaste salle à manger et salon de compagnie.

Le **Bœuf** *(Ochsen)*.

Cet hôtel possède quatre sources d'eau thermale en propre (l'une desquelles a été forée cette année) ; 20 bains, des douches descendantes et ascendantes, des bains de vapeur, une fontaine d'eau thermale dans la maison, et 23 chambres, dont 5 se chauffent.

Le **Corbeau** (*Raben*).

Son eau thermale vient de la source du *Heisser Stein*. 28 bains, deux appareils de douches descendantes et ascendantes, 2 bains de vapeur, fontaine dans la maison, 40 chambres, dont plusieurs se chauffent, grande salle à manger et salon de compagnie. La cour est couverte d'un vitrage.

Le **Vaisseau** (*Schiff*).

Il tire son eau thermale de la source de la Limmat et du *Heisser Stein*. 40 bains, deux douches descendantes et deux douches ascendantes, vaporarium, fontaine dans la maison, 70 chambres d'été et d'hiver, vaste salle à manger avec deux autres salles contiguës, et salon de compagnie. Les chambres de l'étage inférieur communiquent avec les bains par des escaliers fermés.

Le **Soleil** (*Sonne*).

Il possède une source thermale en commun avec l'Ours ; 24 bains, douches descendantes et ascendantes, bain de vapeur, fontaine dans la maison, 27 chambres, dont quelques-unes peuvent se chauffer, et salle à manger.

Le **Stadhof.**

Il tire son eau thermale de deux sources particulières, dans l'hôtel même, de celle du *Heisser Stein* et de celle de la Limmat. 86 chambres, dont plusieurs sont disposées pour l'hiver, grande salle à manger avec deux salons de compagnie, 55 bains, deux appareils de douches descendantes et deux de douches ascendantes, bain de vapeur, fontaine d'eau thermale. Les bâtimens entourent une cour spacieuse.

Le **Verenahof.**

Il possède une source thermale considérable, 25 cabinets de bains, bains de vapeurs, douches descendantes et ascendantes, fontaine d'eau thermale dans la maison, 24 chambres et salons.

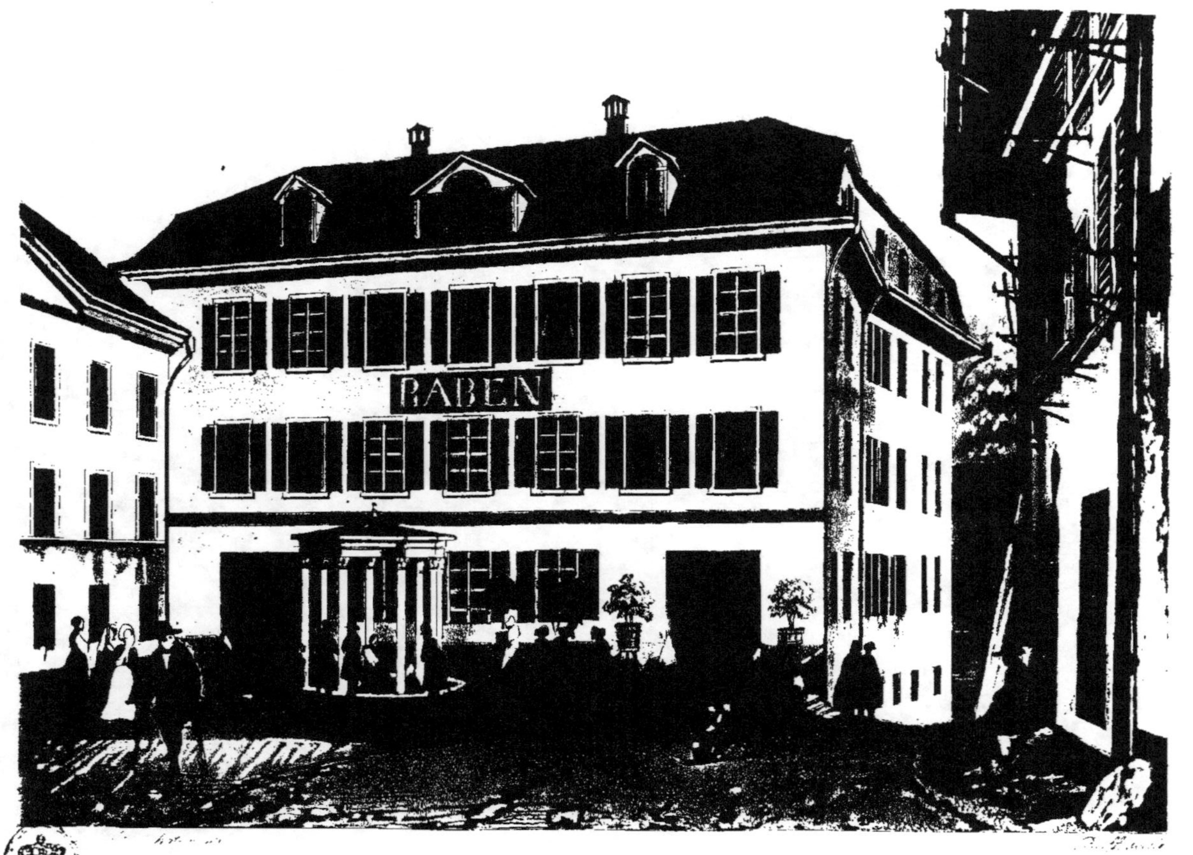

Hôtel du Raben aux eaux thermales de Baden en Suisse.

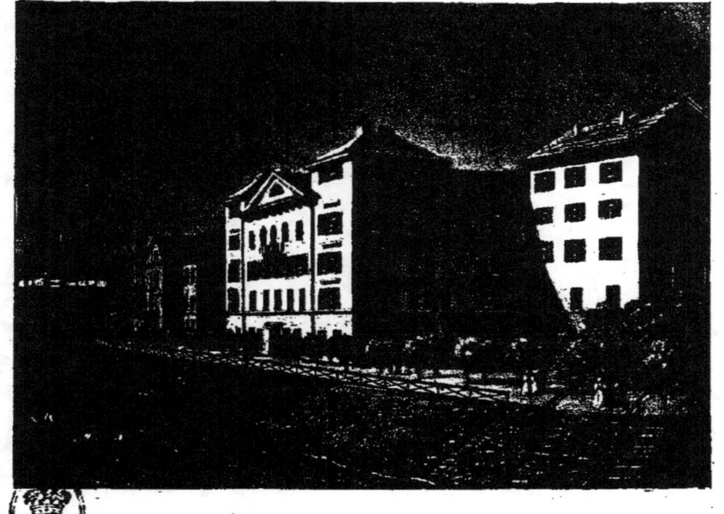

Gasthof zum Schiff in Baden,
C. Aargau.
Hôtel et bains du vaisseau à Baden en Suisse.

B. *Hôtels sans bains particuliers.*

Les **Trois-Confédérés** *(Drei Eidgenossen)*.

Le **Cor-de-Chasse** *(Hœrnli)*.

Le **Cheval-blanc** *(Rœssli)*.

Les **Trois-Etoiles** *(drei Sternen)*.

La **Faux** *(Sense)*.

Le **Sauvage** *(Wildmann)*.

Ils louent des cabinets de bains dans les bains de la ville, ou dans d'autres établissemens particuliers, et de plus le bain de Sainte-Vérène ; et ils sont principalement fréquentés par les gens du pays, outre qu'ils logent aussi les baigneurs indigens.

Ces derniers, les baigneurs pauvres, sont entretenus aux frais d'un *établissement spécial.* Ci-devant ils étaient réduits aux bains publics de Sainte-Vérène et du *Freibad;* mais depuis dix ans, la, ville a fait construire à leur usage une maison de bains très-bien disposée, où l'on amène les eaux du *Heisser Stein*, de la source de la Limmat et de celle de Sainte-Vérène.

Pantaléon écrivait en 1578 : » Quant à ce qui est des pauvres, on les voit souvent arriver par centaines au mois de mai. Il faut d'abord qu'ils cherchent à s'héberger, autrement il leur faudrait coucher sur la rue. Ils reçoivent chaque jour des aumônes des âmes pieuses. Ils placent leurs écuelles sur les murs qui entourent le bain, et ils restent assis dans l'eau, sans qu'aucun ose faire un signe pour montrer quelle est la sienne. Alors on y jette, qui de l'argent, qui du pain, qui du vin, de la soupe, de la viande, ou telle autre nourriture, sans savoir à qui elle appartient. Puis, chaque pauvre vient prendre ce qui se trouve dans son écuelle. »

Après que le duc Frédéric eut doté l'hôpital de Baden, il fut pourvu à ce que les pauvres y reçussent leur nourriture, qu'ils venaient chercher dans leurs gamelles.

Plus tard , les autorités aidées de sociétés particulières , apportèrent des changemens à cette institution : l'on substitua aux gamelles des contributions en pain et des collectes qui se faisaient dans les hôtels les dimanches et jours de fête. Le premier legs qui fut fait à cet établissement de charité , date de l'an 1754 ; ce fut celui de M. de Grafenried , baillif de Baden , qui donna L. 480. En 1785 , Jean-George Lüscher, de Mörikon , en fit un de L. 9000. Toutes les autres donations sont de ce siècle ; leur total se monte actuellement à près de 48,000 francs. Les noms des bienfaiteurs sont gravés sur un monument de pierre placé dans la halle des buveurs.

Une commission directrice et deux médecins sont à la tête de cet établissement. Les pauvres sont logés et soignés dans les hôtels des Trois-Etoiles , des Trois-Confédérés , de la Faux , du Cor-de-Chasse , du Cheval-blanc et du Croissant.

Tout pauvre muni d'un certificat d'indigence est admis dans l'établissement , de quelque pays et de quelque religion qu'il soit. Il paie environ huit batz par jour, tant pour le logement , que pour les soins du médecin , et pour les médicamens et la cure thermale. On lui donne le matin pour son déjeûner de la soupe , ou , quand il le faut , du lait ; pour son dîner, de la soupe , des légumes et une demi-livre de viande , outre une chopine de vin pour tout le jour ; le soir de la soupe et des légumes , et trois fois la semaine de la viande. Le pain , en suffisante quantité , est fourni gratuitement par l'établissement.

Le nombre des pauvres infirmes qui viennent chercher du soulagement dans nos thermes, est, depuis quinze ans, de 800 par année , terme moyen ; dans ce nombre se trouvent pour l'ordinaire 80 étrangers , ou environ. Les frais, qui se couvrent de la manière indiquée , se montent environ à 16,000 francs par saison.

Les bains des pauvres sont deux grands bassins , un pour chaque sexe ; outre cela il y a des bains particuliers pour les cas d'ulcères et de maladies de la peau, ainsi que des bains de vapeur et des douches.

Il faut aussi compter au nombre des bains publics la *piscine de Sainte-Vérène*, dont la source autrefois jaillissait directement dans le bain ; on l'a encaissée à neuf le printemps dernier, et l'on se prépare à l'entourer d'une balustrade plus élégante que l'ancienne. Ce bain n'est guère fréquenté que par les gens du pays ; les dames font néanmoins usage de la source dans certains cas particuliers.

Le bain public *(Freibad)* qui était devant l'hôtel du Corbeau, a été aboli, et on l'a remplacé par la nouvelle fontaine d'eau thermale. Une autre fontaine publique se trouve dans la halle au bord de la Limmat.

Cette halle, ou buvette, a 175 pieds de longueur ; et quoiqu'elle ne soit pas construite avec luxe, elle n'en remplit pas moins son but, qui est d'abriter sous son couvert les buveurs d'eau thermale, quand il fait mauvais temps ou qu'il pleut. —

N'oublions pas non plus de mentionner la piscine pour les chevaux, qui appartient à l'hôtel de l'Ours.

Les *Petits-Bains*, situés dans le hameau d'Ennetbaden, communiquent avec les Grands-Bains par un pont franc de péage pour les piétons. Ce hameau forme une commune à part. Il possède aussi une fontaine d'eau thermale publique, un bain public avec appareil de bains de vapeur, et les hôtels suivans, qui tirent leur eau thermale d'une source commune.

L'Aigle *(Adler)*. — 24 chambres, 13 bains, appareil de douches. On y a aussi nouvellement foré une source thermale.

L'Ange *(Engel)*. — Fontaine en propre, 42 chambres, dont 8 sont disposées pour l'hiver, 16 bains, douches ascendantes et descendantes. Nouvelle source récemment forée.

Le **Cerf** *(Hirschen)*. — 28 chambres, 10 bains, douches descendantes.

Le **Cep** *(Rebstock)*. — 15 chambres et 7 bains.

L'**Etoile** *(Sternen)*. — 18 chambres et 10 bains.

Par les diverses dispositions et la diverse tenue des hôtels de bains et autres, il est pourvu à ce que toutes les classes de baigneurs soient convenablement servies et soignées. Le pauvre, comme le riche habitué à toutes les commodités de la vie, l'homme du pays comme l'étranger, trouvent à se loger et à se faire servir comme ils l'entendent; et si, d'un côté, le style grandiose de quelques hôtels, ou le grand nombre de leurs bâtimens, entourant des cours spacieuses et ornées de fleurs, font deviner le luxe qui règne dans l'intérieur, et annoncent qu'ils sont visités par le grand monde, il ne manque pas, d'un autre côté, d'hôtels plus modestes, mais tout aussi bien disposés, où la classe moyenne trouve le même accueil cordial et les mêmes soins empressés; ni, enfin, de logemens très-propres aussi, où l'indigent trouve un entretien salubre et confortant. Dans un pays comme la Suisse, visité par tant d'étrangers de toutes les nations, on est au fait du genre de service qui plaît à chacun; et il est naturel qu'aux bains les plus fréquentés de la Suisse, l'on sache se conformer aux usages et aux habitudes de tous les pays.

Un aperçu du nombre d'étrangers qui fréquentent nos bains pendant la saison des eaux, ne sera pas sans intérêt. Les listes ont donné, à dater du 7 juin jusqu'au 20 septembre :

en 1840, 1841, 1842, 1843,
19,530, 19,539, 18,858, 19,362 étrangers.

L'année dernière, nous avons eu, du 5 juin au 19 septembre :

Aux Grands-Bains, 7908,
Aux Petits-Bains, 3853,
En ville, 7629 visiteurs du dehors.

Cette proportion a été la même les années précédentes.

La disposition des bains, ainsi que celle de l'intérieur des maisons, répond aux exigences du temps ; il en est de même des appareils de douches et des cabinets de bains à vapeurs. Les baignoires se distinguent par leur grandeur : elles ont la plupart six pieds de longueur sur quatre pieds de largeur, de manière que plusieurs personnes peuvent commodément s'y baigner ensemble. Bien qu'elles soient presque toutes doublées de bois, on les préfère cependant à celles de faïence, parce que celles-ci sont rendues trop glissantes par la barégine de l'eau thermale, et qu'elles ne prennent pas le même degré de chaleur partout ; ce qui est désagréable dans la saison froide. On a soin chaque fois de les bien nétoyer avec des brosses, comme aussi de donner à chaque bain la température qu'il doit avoir. Ces baignoires sont placées dans des cabinets fermés, spacieux et bien éclairés, qui sont chauffés convenablement par les réservoirs de l'eau thermale et par les gaz. Plusieurs bains communiquent immédiatement avec les chambres des baigneurs ; ce qui est d'un grand avantage pour les impotens ; et dans la plupart des hôtels, les corridors entre les chambres les plus reculées et les cabinets de bains, sont à l'abri de tout courant d'air.

Cette dernière disposition, jointe à ce que l'eau thermale a plus de chaleur qu'il n'en faut pour les bains, fait que la cure thermale peut avoir lieu dans chaque saison de l'année ; et l'expérience a constaté que les cures d'hiver ont un résultat tout aussi salutaire que celles du gros de l'été.

Le climat de Baden, et des bains en particulier, favorisé par la forme de bassin qu'a la vallée, est fort doux, beaucoup plus doux même que celui des environs ; et le thermomètre marque aux bains un et même deux degrés de plus que dans la ville, située un peu plus haut. En hiver, il se maintient ordinairement entre — 2° et + 2° R. ; il ne descend guère à — 5° que dans les hivers rudes, et il est très-rare que le froid devienne plus intense. En été, la chaleur moyenne pendant le jour est de + 20 à 22° R. ; elle s'élève même quelquefois à 28°, et en 1834 nous eûmes une fois + 32°. Aussi, des plantes des climats chauds croissent chez nous en pleine terre, et le catalpa y atteint la hauteur d'un grand arbre. Il est encore à remarquer qu'il ne se forme ici, surtout dans le fond de la vallée, que très-peu de brouillards ; ceux qui viennent du lac de Zurich en longeant la Limmat, suivent le courant d'air, qui ordinairement les chasse sans interruption en les faisant passer au dessus de la ville haute et du Schlossberg, sans que, empêchés par le coude que fait la vallée, ils pénètrent dans son bassin. Ainsi, depuis l'automne de 1843 jusqu'à la fin d'avril 1844, nous n'avons eu que huit fois des brouillards aux bains. Si l'on ajoute ce fait à l'action thérapeutique de nos gaz thermaux dans les maladies de poitrine, on concevra que le séjour de nos bains, même en hiver, est des plus recommandables aux personnes qui en sont affectées.

On se procure aisément du lait de chèvre, de vache et d'ânesse ; et l'on peut aussi avoir du petit-lait des chalets voisins.

Baden se trouvant précisément au point de réunion des deux grandes routes commerciales de la Suisse, on a toutes les facilités de communiquer journellement avec Bâle, Zurich, Berne, etc., par les diligences et malle-postes, ou par les voitures des entreprises particulières, qui partent et arrivent régulièrement à heures fixes. Il y a aussi des voitures de louage à un ou à plusieurs chevaux ; et des ânes tout sellés sont toujours à la disposition des baigneurs qui veulent faire des excursions dans le voisinage.

LES ENVIRONS DE BADEN.

—

Nous mentionnons comme les plus dignes d'être cités :

La *grande allée*, entre les Grands-Bains et la ville basse, sur la rive gauche de la rivière ; elle conduit par une montée insensible au théâtre.

Le *Matteli*, derrière l'hôtel du Hinterhof, le long de la rivière. Un sentier conduit de là au bac du hameau de Rieden, habité par des pêcheurs ; un autre, avec des reposoirs de distance en distance, se dirige à gauche à travers un petit bois vers les hauteurs, et va aboutir à la route de Bâle au pied du Martinsberg.

La *nouvelle allée*, au-dessus des bains, le long du chemin de Brougg.

La *promenade près du théâtre*.

Le chemin de promenade qui descend des *Sonnenreben*, sur le bord de la colline, le long de la route entre les bains et la ville.

Le *Bauerngut*, vaste campagne appartenant à M. Baldinger, et dont l'entrée est ouverte aux étrangers. Plusieurs chemins y conduisent. Sur le haut du rocher est un belvédère, auquel on arrive depuis la ferme par une allée bordée d'arbres fruitiers et garnie de bancs ; on peut aussi y monter depuis la grande route par un sentier escarpé qui longe la crête du rocher. On y jouit d'une très-belle vue, qui s'étend au-dessus du vallon et de la ville, du côté de Zurich, jusqu'au

Hütliberg et aux Alpes d'Appenzell et de Glaris qui élèvent derrière lui leurs cîmes de glace ; et en aval de la vallée étroite de la Limmat, jusqu'à celle de l'Aar et du Rhin du côté de la Forêt-Noire. L'on a à ses pieds le charmant et rustique vallon du Siggenthal, avec ses hameaux entourés d'arbres fruitiers et de bouquets de bois.

Des hauteurs du Bauerngut, une allée conduit à l'*Oester-liwald*, petite forêt de chênes bien ombragée, et de là sur les hauteurs du Martinsberg, ou plus loin aux ruines du Stein.

Pour monter au *Stein*, ruines de l'ancien château fort, il y a, ontre un escalier qui y conduit depuis la ville, deux sentiers partant des deux extrêmités de la ville, et un chemin à chars depuis le moulin extérieur. La vue étendue dont on y jouit sur la vallée de Baden et sur celle de la Limmat en amont du côté de Zurich et des Alpes, dédommage amplement de la peine qu'on a eue en y grimpant.

Du Stein, on monte doucement à gauche, par la forêt, sur le *Baldegg,* où l'on peut aussi se faire conduire en char par le Segelhof. On y jouit d'une des vues les plus belles et les plus étendues de la Suisse ; un panorama de Fuessli la représente. Elle embrasse toute la chaîne des Alpes, depuis la Savoie jusqu'au Tyrol ; et quand le temps est clair, on découvre même à l'horison le Mont-Blanc dans une atmosphère vaporeuse. Derrière vous s'élève la chaîne du Jura, jusque bien en delà de Soleure ; et sur le côté se montrent les montagnes de la Forêt-Noire. On distingue facilement Zurich, le couvent de Zug, toute la vallée de la Limmat et de la Reuss, Muri, Bremgarten, les environs du lac de Hallwyl, les châteaux de Bellikon, Bruneck, Lenzbourg, Habsbourg, l'église de Staufberg. L'auberge construite depuis peu est confortable, et elle a une tour du haut de laquelle on jouit encore mieux de la vue. Le dimanche, les paysans viennent y danser. On peut aussi y faire des cures de petit-lait.

Au dessus d'Ennet-Baden, le long de la *Côte d'or,* on arrive, en passant au dessous d'un rocher à pic, au *Herten-*

stein et au *Russenschanz ,* (lieu où les Russes de Durasof avaient établi un retranchement). La vue s'étend de là sur le bassin de la vallée, sur les bains, la ville, le Schlossberg et le Martinsberg, derrière lequel s'élèvent les cîmes des Alpes de l'Oberland. Le chemin qui est à droite conduit par une pente douce à Nussbaumen et à Rieden, ou, en traversant la forêt, à celui d'Ehrendingen.

On arrive aussi par Ennetbaden à plusieurs saillies de la crête escarpée du Lägerberg, où il existait anciennement deux châteaux, *Hohenlägern* et *Schrennen,* dont il ne reste plus que les noms. Plus on monte, plus la vue s'étend sur les Alpes et sur le canton de Zurich ; le château de Kybourg s'aperçoit même à l'horizon.

En sortant de la ville par la porte d'en-haut, l'œil s'arrête sur un monticule boisé, le *Kreuzliberg,* qui tient à la chaîne des Alpes antérieures, et que l'on gravit par un chemin à gauche du moulin, ou par un sentier sur la droite, à quelques cent pas de distance de la route de Zurich. De ce point, la vue s'étend jusqu'à Zurich, que l'on découvre en entier ; de là le nom de *Züricheiche* (chêne de Zurich), qu'on a donné à cette sommité. Au pied de la colline, dans le fond obscur de la vallée, gît un chaos de gros blocs de roc, colosses de nagelflue ressemblant à des ruines de châteaux gigantesques, entourés d'énormes plantes grimpantes et de sapins, et du milieu desquels s'élève un rocher en cône de soixante pieds de haut. C'est là le *Teufelskeller* (cave du diable), lieu d'un aspect sinistre et en même temps des plus pittoresques, dû à l'affaissement et à l'écroulement de la paroi de rochers voisine. Plusieurs sentiers partant à droite de la route de Zurich, conduisent à ce labyrinthe de rocs ; on y descend aussi du haut du Kreuzliberg par un sentier rapide. Les caravanes de dames chevauchant sur des ânes, et les groupes d'hommes gravissant au péril de leur vie le rocher escarpé, forment un bien singulier contraste avec cette contrée sauvage et déserte, où l'on se croirait transporté au milieu des forêts inhabitées de l'Amérique.

Non loin de là est le *Liebenfels,* ferme où l'on trouve du laitage, et où l'on peut se reposer des fatigues de l'excursion au Teufelskeller.

Le *couvent de Wettingen,* abbaye de Bernardins, que la Limmat entoure de ses eaux en demi-cercle, fut fondé en 1227 par le comte Henri de Rapperswyl, le Pèlerin, à la suite d'un vœu qu'il avait fait durant une violente tempête sur la Méditerranée, les matelots eux-mêmes ayant perdu tout espoir de salut. La tempête s'apaisa, et une étoile brilla à travers les nuages ; ce qui fit qu'il donna à sa fondation le nom de *Maris Stella.* Il la dota richement. Ce fut là que vécut le savant abbé Silbereisen. Ce qu'on y voit de plus remarquable, ce sont les vitraux peints de l'église, dont les uns datent de l'enfance de l'art, et les autres de toutes ses époques jusqu'à celle où il se perdit ; puis les belles sculptures du chœur, et les jardins. Dans l'église, surchargée d'ornemens, se voit encore le sarcophage en pierre où fut déposé le corps de l'empereur Albert, assassiné près de Windisch, jusqu'à ce qu'il fut transporté à Spire. Six ans après la mort d'Albert, on y plaça le corps du comte Rodolphe de Habsbourg-Laufenbourg, dépouillé par l'empereur Henri de sa charge de baillif impérial de Thurgovie, d'Argovie, des Waldstätten, etc. ; et soixante-cinq des gentilshommes tués, en 1352, près de Tättwyl, comme aussi un grand nombre de comtes et de nobles du voisinage, bienfaiteurs du couvent, sont enterrés dans les chapelles. En 1841, ce couvent, riche de plusieurs millions, a été aboli par décret du gouvernement.

Une des plus charmantes promenades du soir, est celle aux *trois rivières.* Dans l'étroit vallon de la rive gauche de la Limmat, à l'endroit où elle creuse profondément son lit au pied des hauteurs boisées du Martinsberg, on arrive par la route de Bâle à Wyl, où il y a une chapelle et une ferme, puis aux hameaux d'Unterwyl et de Gebenstorf. Ici la vallée s'élargit, et le paysage le plus riant et le plus pittoresque s'offre tout d'un coup à la vue : les châteaux de Bruneck et de Habsbourg, l'église et le village de Windisch, bâtis sur l'emplacement de l'ancienne Vindonissa, Königsfelden, Brougg ; sur l'arrière-plan le Jura, le Bözberg ; à vos pieds les belles fabriques de Windisch, la Reuss, l'Aar et la Limmat, et leurs confluens ; en aval de la vallée, les ruines de Freudenau sur la rive droite de l'Aar, l'église de Rain sur sa rive gauche ; à l'horizon la Forêt-Noire. Le chemin conduit ensuite, par le beau pont de la Reuss, au village de Windisch et à son église, d'où la vue est très-belle et très-étendue. Il s'y trouve encore nombre d'antiquités romaines ; dans l'église, des inscriptions ; sur la hauteur voisine, au hameau d'Oberburg, des aqueducs ; plus bas, les restes d'un amphithéâtre, etc. A *Königsfelden*, le chœur de l'ancienne église, avec ses beaux vitraux peints, est digne d'être visité ; on y voit le tombeau du duc Léopold d'Autriche, et plusieurs sarcophages de familles nobles des environs et de la Forêt-Noire ; la cellule qu'habita la reine de Hongrie, fille de l'empereur Albert et fondatrice de ce couvent, après qu'elle eut pris le voile, et des peintures à fresque représentant les nobles tombés à Sempach et autres sujets. Les bâtimens en ruine ont été transformés en hospice cantonal et en maison d'aliénés. Rien ne témoigne ici de la riche fondation d'autrefois, non plus que de la culture si vantée du canton. — Bientôt l'on se trouve arrivé à la petite ville de *Brougg*, et à son pont d'une seule arche sur l'Aar, resserrée ici entre deux rochers. A gauche, la route conduit sur le Bözberg ; à droite, elle mène à *Rain*, où, de la colline sur laquelle est située l'église, on découvre le *confluent des trois rivières*, et dans le lointain les Alpes. Non loin de là est le pont volant de *Stilli*, fixé à une chaîne que supportent onze batelets, et sur lequel on traverse d'une rive à l'autre sans aucun danger quelconque. L'on revient à Baden par la plaine riante et champêtre du Siggenthal, en passant par les villages du bas et du haut *Siggingen*, par la cure de *Kirchdorf*, et par *Nussbaumen* et *Rieden*, sur la rive droite de la Limmat.

A une lieue de Brougg sont situés les thermes sulfureux de Schinznach, d'où l'on monte en peu de temps au château de *Habsbourg*. La vue étendue dont on jouit de ce point, vaut bien la peine de faire cette excursion aux ruines du berceau de la maison impériale d'Autriche.

Au delà de l'ancien château de Stein, le chemin à droite conduit à travers la forêt à Gebenstorf.

En suivant la route de Berne jusqu'au pied de l'escarpement du Sommerhalde, on trouve un chemin qui ramène à Baden par *Birmenstorf* et *Gebenstorf*, en contournant le pied du Schlossberg et du Martinsberg.

On peut aussi, de cet endroit, pousser encore, par Fislisbach, à une centaine de pas plus loin sur la gauche, jusqu'au village de *Rohrdorf*, au sortir duquel (près de l'arbre) la vue s'étend au loin sur les Alpes, sur la vallée de la Reuss et de l'Aar, sur Bruneck, Arau, Bremgarten, Muri et les points intermédiaires. Si l'on est bon marcheur, on reviendra par le revers du *Heitersberg*, d'où l'on aperçoit distinctement Zurich et ses édifices, ainsi qu'un vaste horizon. On trouve à se rafraîchir dans le châlet situé plus haut; ou bien l'on prend le bois, en passant par *Skaretschwyl*, et en une petite heure on est de retour à Baden.

Il ne faut guère qu'une après-dînée pour faire la course à *Burg* et à la petite ville de *Regensberg*, et de là monter au *signal* qui est sur le plus haut point du *Lägern* (2460 pieds), dont la vue s'étend au loin sur les plaines de l'Allemagne, en planant sur les vallons et les chaînes de collines du nord et de l'est de la Suisse. En arrière, l'horizon est borné par la chaîne des Alpes suisses, qui s'étend sans interruption depuis la Savoie jusqu'en Tyrol. On trouve à Regensberg un panorama très-bien dessiné de cette vue;

il est fait à la main, et on le prête volontiers au guide pour monter au signal.

Une autre excursion moins fatigante et qui n'est pas plus longue, est celle au delà de Schinznach, en remontant l'Aar, le long des ruines de Wildenstein, Kastelen, Schenkenberg et du château de Wildegg, jusqu'à *Lenzbourg,* jolie petite ville avec son château d'un aspect imposant, bâti sur le rocher abrupte qui domine la ville. De là, reprenant la route de Berne, on arrive en passant au pied des ruines de Bruneck, à la petite ville de *Mellingen,* avec son beau pont construit par Grubenmann ; puis on revient par le Sommerhalden à Baden.

Une promenade très-agréable encore, est celle que l'on peut faire en société sur l'eau dans ces légères nacelles, appelées ici *weidling,* qui sont conduites par des bateliers expérimentés ; on descend ainsi la Limmat et l'Aar jusqu'à leur confluent avec le Rhin. Des chars tout prêts vous attendent à Coblenz ; et en deux heures on est de retour, en passant par Klingnau et par le Siggenthal.

Nous ne dirons rien des excursions à faire à Zurich et plus loin, à Muri, au lac de Hallwyl, etc.

SUR LA FORMATION DES THERMES.

Les sources minérales, à l'opposé des sources ordinaires, contiennent une quantité de combinaisons terreuses et salines, qui offrent une grande analogie avec celles d'origine volcanique, surtout sous la forme de gaz. Elles se trouvent le plus fréquemment dans les contrées de formation volcanique, ou qui ont subi de fortes commotions par des soulèvemens ou des déchiremens de montagnes ; et là, jaillissant à travers de profondes fissures ou crevasses, elles forment comme des puits artésiens naturels. C'est ce qui se voit notamment dans les thermes. Une observation qui n'est pas sans intérêt, c'est que ces sources se rencontrent principalement dans les contrées sujettes encore aujourd'hui à des tremblemens de terre.

Hartmann (¹) fait cette remarque au sujet de leur apparition à la surface : « Dans plusieurs contrées volcaniques, il s'échappe par des crevasses des torrens de vapeurs d'une température qui excède de beaucoup celle de l'eau bouillante ; développement qui a lieu depuis des siècles sans interruption. Lors donc que ces colonnes de vapeurs, souvent mêlées d'autres gaz, viennent à se condenser avant d'avoir atteint la surface du sol, attendu qu'elles entrent en contact avec des couches qui contiennent de l'eau froide, il en résulte des sources chaudes et minérales de tous les degrés de température. C'est seulement ainsi, et nullement par une pression hydrostatique, que nous pouvons expliquer l'ascension de telles masses d'eau depuis de grandes profondeurs ; et nous ne devons pas non plus hésiter à admettre, que l'expansion de ces mêmes fluides élastiques suffit pour faire monter des colonnes de laves jusqu'au sommet des montagnes volcaniques. Plusieurs gaz, surtout l'acide carbonique, se dégagent à l'état libre du sol de certaines contrées, là principalement où des volcans, brûlans ou éteints, exercent leur action ; et on les trouve de même combinés plus ou moins avec les eaux de toutes les sources minérales, chaudes ou froides.

» Le peu d'étendue des contrées volcaniques semble, au premier coup-d'œil, contredire cette théorie ; mais il n'en est plus de même, si nous rangeons les tremblemens de terre au nombre des effets des causes ignées. Une grande partie des terrains explorés jusqu'ici par les géologues, ont été, depuis la formation des plus anciennes couches tertiaires, déchirés et ébranlés par des mouvemens souterrains. De

(¹) *Wunder der Erdrinde*, p. 111.

nouvelles sources ont surgi après des tremblemens de terre ; dans d'autres, le volume d'eau a été augmenté, ou bien leur température s'est élevée tout d'un coup (¹) ».

Cette opinion est partagée par Walther : « Nous pourrions, dit-il, considérer les sources comme des puits artésiens naturels, qui, d'après une loi intérieure de l'organisation de la terre, se sont eux-mêmes ouvert une voie et procuré une issue, et portent en eux-mêmes la cause de la continuité et de l'abondance de leur jet, ainsi que de leur durée. En cela seul consiste le mystère de leur origine, et nous pensons qu'on ne peut mieux l'expliquer qu'en disant : que ce que nous faisons, nous, pour nous procurer des puits artésiens, la nature sait également le faire d'elle-même. — Jusqu'à quel point le procédé volcanique y a-t-il contribué et y contribue-t-il encore, c'est là une question très-importante, dont la réponse se trouve dans plusieurs grands phénomènes terrestres, tels, par exemple, ces changemens arrivés dans des rivières long-temps avant les éruptions volcaniques ; comme M. de Buch le raconte du fleuve Tschikumir, dont les eaux, cinq mois avant celles de la montagne où il prend sa source, devinrent acidules, déposèrent une poudre blanche, et, chauffées à un haut degré de température, exhalèrent une odeur de soufre. Pendant l'éruption même, il sortit de la montagne une telle quantité d'eau bouillante, que tout en fut détruit dans les environs, et qu'aujourd'hui encore il existe en ce lieu un lac d'eau chaude. Ces faits et tant d'autres (sans parler des nombreuses sources chaudes de même origine que l'on rencontre aux îles Aleutiennes et aux Mariannes), prouvent évidemment que les rivières et

---

(¹) Les sources chaudes de Sainte-Euphémie, dans la *Terra di Amato*, qui jaillirent pour la première fois lors du tremblement de terre de 1638, se renforcèrent et prirent un plus haut degré de chaleur en février 1783. Ce fait semblerait prouver une liaison entre la chaleur intérieure et les fissures produites par les tremblemens de terre de la Calabre ; bien que, dans cette contrée, *il n'existe ni anciennes ni nouvelles montagnes volcaniques*.

les sources ont une autre origine que celle qu'on leur attribue communément, et qu'elles prennent naissance à une profondeur de la terre où le procédé volcanique peut les atteindre, mais où ne peuvent guère pénétrer les eaux pluviales, quelque peine que l'on se donne pour trouver des possibilités et des probabilités à la chose. Quant aux thermes, nous avons déjà fait voir plus haut qu'ils sont aussi en rapport plus ou moins direct avec ce procédé souterrain qui n'est jamais en repos, et qu'ils témoignent en faveur d'une action volcanique embrassant toute la terre dans ses mouvemens silencieux, par où leur température se trouve assurée ; et que c'est ainsi que, conducteurs en petit, ils reçoivent leur chaleur et la conservent toujours en même quantité. »

En appliquant ce système à nos thermes, on parvient à expliquer leur température, et en partie aussi les rapports de leurs parties constituantes chimiques.

Nos sources thermales prennent naissance au point d'affaissement le plus profond de la chaîne de montagnes calcaires renversées et bouleversées, sur la ligne où les couches redressées de gypse et de lias se touchent, et dans la direction du groupe keupérien qui se trouve au centre de ces bouleversemens.

Mousson remarque avec raison (dans son *Esquisse géologique de Baden*) : « que dans le voisinage des sources on arrive à une couche grise d'argile et de marne, de 8 à 10 pieds d'épaisseur (¹), entièrement décomposée, et recouvrant

(¹) D'après les observations les plus récentes, cette couche se trouve avoir, dans le voisinage de la source de Sainte-Vérène, plus de 30 pieds de puissance ; elle est entremêlée de cailloux roulés et de brèches calcaires, dont on voit par places, près des sources, des fragmens, avec des blocs de keuper, d'oolithe, de lias et de muschelkalk, amoncelés confusément et agglomérés en masse solide par une marne grise qui les lie ; tandis qu'ailleurs cette marne est presque réduite en bouillie par l'eau qui suinte en arrière. Lorsqu'on fait sauter ces brèches calcaires solides tout près d'une source jaillissante, on arrive à la couche redressée de gypse, et l'on trouve des masses de granite enfoncées dans la fente d'où sort la source.

immédiatement un lit de marne, de dolomie et de gypse ; d'où il résulte que l'eau sort des formations triasiques, après avoir peut-être été long-temps en contact avec les couches redressées, et s'être approprié une partie de leurs substances. » (Et bien que l'on n'aperçoive point ici le *muschelkalk*, il n'en faut pas moins admettre que ses couches ont aussi été comprises dans la catastrophe, comme le prouvent sa présence près de Gebenstorf et surtout les fragmens de brèche dans le voisinage de la fissure naturelle des sources ; car c'est au dessous d'elles que se trouvent les couches salines de Kayseraugst et de Baselaugst). On peut expliquer en partie par ce passage des eaux thermales entre des surfaces qu'elles lavent peut-être par leur contact immédiat et continu, leur contenu en parties solides, surtout en combinaisons calcaires, en sulfate et carbonate de chaux, en sulfate de soude (que nous trouvons abondamment, cristallisé dans les carrières de gypse de Birmenstorf), et en sulfate de magnésie ; ainsi que la présence, dans ces eaux, de la strontiane (éparse dans le gypse en combinaison avec l'acide sulfurique), et leur notable contenu en chlorures de sodium et de calcium. Quant au gaz hydrogène sulfuré, il est douteux qu'il ait la même origine [1] ; du moins peut-on lui en attribuer une autre, comme nous le verrons plus bas. Et quant au contenu salin, il se lie à celui d'iode et de brôme. On concevra d'autant mieux la présence de ces diverses substances dans nos eaux thermales, surtout dans celles qui viennent des couches gypseuses, si l'on considère qu'à Birmenstorf, qui est à très-peu de distance, l'eau minérale, avec ses parties salines analogues, sort de ce même dépôt

---

[1] Une source que l'on a encaissée dernièrement près de Langenbrücken, à 48 pieds de profondeur, est, à la vérité, franche de sels, mais contient du gaz hydrogène sulfuré ; phénomène qui est évidemment la suite du bitume et du minérai de fer contenus dans le schiste liasique, d'où la source sort.

Il ne faut pas oublier, non plus, que l'eau sulfureuse de Schinznach tire son origine des mêmes montagnes que nos thermes.

gypseux qui s'étend de Baden jusque-là. Nous n'examinerons pas si le phosphate d'alumine , qui se trouve en si petite quantité dans l'eau thermale , provient des pétrifications d'animaux d'une création antérieure qui sont contenues dans les couches calcaires ; mais c'est à cette cause que Lœwig attribue la matière organique des eaux.

C'est ainsi encore que se trouverait confirmé en partie ce principe admis par plusieurs : « Tels les lieux par où passent les eaux , telles les eaux. »

La *chaleur des thermes* et leurs *gaz* , ces deux puissans facteurs, appartiennent à un autre foyer de production ; et en poursuivant l'analogie , nous trouvons des thermes de même nature dans les montagnes de formation primitive , dans le granite , par exemple [1] , qui est d'origine plutonique (c'est-à-dire , produit par le feu) , et qui appartient à la portion la plus profonde de la croûte terrestre. Si, comme nous l'avons fait observer, il se rencontre dans les contrées volcaniques surtout , et dans les formations granitiques , des thermes proprement dits, des eaux très-chaudes , du nombre desquelles sont aussi nos sources thermales, on doit , certes , supposer de même à nos thermes une origine plus profonde que celle de la formation calcaire , peut-être même les faire provenir de celle du granite ; d'autant plus que dans les fissures des couches calcaires redressées , et notamment là où

---

[1] Nous citerons Carlsbad , dont l'eau thermale, analogue à celle de Baden , sort d'une cavité spacieuse remplie d'eau et de vapeurs, que recouvre une voûte calcaire *(sprudeldecke)*, déposée par l'eau elle-même, et cela au milieu des rocs de granite et de porphyre environnans. Un autre exemple, que les thermes qui contiennent des parties calcaires ne sont pas restreints uniquement aux formations calcaires, nous est fourni, dans le midi de la France , par une série de sources dont la haute température (du moins en partie) est une preuve évidente de l'ardente chaleur volcanique qui règne dans les régions inférieures. Au pied des hauteurs de Clermont, sort d'un tuf volcanique qui repose sur du granite, la source thermale de Sainte-Alyre, contenant une notable quantité de terre calcaire. Sa formation granitique prédomine aussi autour des thermes de Bade-Bade.

les eaux thermales jaillissent, on y trouve enclavés, avec des brèches calcaires, des morceaux détachés de granite, plus ou moins considérables, lesquels sont arrondis aux endroits où ils sont lavés par les eaux, mais ont encore leur cassure naturelle et caractéristique là où ils ne le sont pas.

Voici ce que dit à ce sujet Vetter, naturaliste très-entendu dans cette partie : « La doctrine bien établie de la généralité des causes des phénomènes volcaniques, qui se traduisent en groupes de volcans, tremblemens de terre, solfatares et productions de moffètes, ainsi qu'en formations thermales, vient aussi à l'appui de l'admission de ce qu'on appelle *fissures thermales*, admission qui a bien d'autres preuves en sa faveur. De telles fissures, caractérisées par des sources thermales descendantes, se voient dans les contrées du Minho, de l'Adour, de l'Arno, du Rhin, etc.; partout, dans ces lieux, il est de la plus haute vraisemblance que ces fissures, dans lesquelles *l'eau peut se chauffer jusqu'au degré de température des thermes,* ont été produites par une violente rupture en direction linéaire, quelquefois même rayonnante. »

Mousson dit pareillement : « Dans un sol brisé et crevassé par des bouleversemens antérieurs, l'obstacle qu'opposerait la cohérence de ses parties n'existe plus; et si même tous les vides ont été de nouveau comblés par des masses soulevées, par des débris ou par une clôture immédiate, il n'en reste pas moins la possibilité d'une communication avec l'intérieur de la terre, en vertu de l'hétérogénéité des surfaces apposées les unes aux autres. Ce n'est que dans de telles contrées que l'on peut s'attendre à trouver des sources d'une température égale à celle qui a lieu à une profondeur de plusieurs mille pieds; et c'est là que les eaux, par suite de ce chauffage et de la diminution de pesanteur qui en résulte, remontent de nouveau à la surface par d'autres crevasses. »

Nous sommes fondés à attribuer la chaleur des thermes à la chaleur intérieure des profondeurs de la terre, qui, en

moyenne , va en augmentant à-peu-près d'un degré par chaque cent pieds (¹).

On peut donc avec raison admettre que l'eau thermale ,
immédiatement à son plus haut degré de température , est
élevée des profondeurs de la terre à sa surface par la pression
de la vapeur et des gaz qui se développent *par secousses* avec
celle-ci ; et que dans son passage à travers la fissure thermale de la formation calcaire , elle entraîne les parties solides
que nous avons indiquées plus haut , en les dissolvant ; ce
qui a lieu surtout par la puissante action de l'acide carbonique sur la chaux (²). Ou bien il se fait qu'une source minérale analogue à celle de Birmenstorf , appartenant originairement à la formation calcaire , pénètre dans les profondeurs
de la croûte intérieure de la terre , et de là , chauffée par les
gaz , remonte de nouveau à la surface. Peut-être aussi les
deux procédés ont-ils lieu en même temps : ne voyons-nous
pas ailleurs des sources inférieures , bouillantes , auxquelles
des sources plus élevées viennent se mêler , arriver avec elles,
quoique refroidies , à la surface ? A l'appui de la première

(¹) Température de divers puits artésiens.

Lieux d'observation.	Profond. des forages.	Températ. (Celsius).
Rüdersdorf, près Berlin .	. 880 pieds	. 23,5 degrés.
Saint-Venaut	. 500 »	. 14,0 »
Tours.	. 420 »	. 18,5 »
Scheerness	. 530 »	. 15,5 »
Saint-Ouen, près de Paris	. 198 »	. 12,9 »
Ecole militaire, id.	. 519 »	. 16,4 »
Grenelle, id.	. 894 »	. 22,2 »
id. id.	. 774 seulement .	. 20,0 »

(²) La dalle en pierre calcaire compacte qui a servi de couvercle , depuis l'année 1699 jusqu'en 1822 , à la source du *Heisser Stein*, avait été
creusée en ondulations , à plus de 10 pouces , par les gaz qui s'en dégagent. On la conserve à l'hôtel du Stadhof. Les morceaux de calcaire qui se
trouvent avec d'autres pierres dans la fissure même , offrent des stries qui
sont les rigoles , formées par décomposition , par lesquelles des filets d'eau
isolés montaient à la surface.

hypothèse, on peut citer aussi la présence du gaz hydrogène sulfuré, tant comme produit d'une décomposition de sulfates en contact avec des substances organiques, que comme résultat, ainsi que les sulfures métalliques, des vapeurs aqueuses et de l'acide carbonique qui pénètrent à cette profondeur ; de même encore, la démonstration de Fontan, que toutes les vraies sources sulfureuses des Pyrénées ont leur origine dans les montagnes primitives, ou à leur point de contact avec les terrains de transition, tandis que toutes celles qui ne sont pas sulfureuses proviennent des montagnes secondaires et de transition.

Les parties sulfureuses de nos thermes ont donc la même origine que leur chaleur et que leurs gaz ; et par là aussi s'explique leur sublimation instantanée lors de l'action de l'air atmosphérique.

Il faut aussi rapporter ici le contenu siliceux des sources.

Ce mode de formation donne aussi l'explication de ce phénomène : que les gaz qui se dégagent de l'eau thermale paraissent beaucoup plus chauds que l'eau elle-même ; à moins que, comme nous l'avons montré ci-devant, ce ne soit là un simple reflet de l'influence stimulante sur la sensibilité.

Ici appartiennent vraisemblablement aussi les réactions de l'eau thermale sous l'influence des changemens de rapports de l'électricité extérieure.

De plus, cette manière d'envisager l'origine des thermes explique leur diverse manière d'agir sur l'organisme, cette action dépendant, d'un côté, des parties chimiques de l'eau thermale, de l'autre, de ses rapports électriques ; et c'est d'après ces deux dimensions, que les eaux minérales, en géneral, manifestent leur puissante action curative, mais toujours selon que l'une ou l'autre prévaut.

D'après cela, nous considérons *toutes les sources thermales de Baden comme provenant d'un seul et même foyer, et comme produites d'une seule et même manière ;* et leur légère différence de chaleur résulte probablement de ce que les unes perdent un peu plus que les autres, en passant à travers les couches supérieures froides de la formation calcaire, ou de ce que, à une profondeur peu considérable, l'eau thermale de sources situées plus haut, refluant en arrière, se mêle en petite quantité avec elles. *Quant aux rapports chimiques, ils sont les mêmes dans toutes.*

Les essais de forage les plus récens ont aussi démontré avec certitude, que les diverses sources, soit en général, soit par groupes isolés, sont toutes en communication plus ou moins intime les unes avec les autres.

On ne peut pas douter qu'il n'existe encore un grand nombre de sources au dessous de la croûte d'alluvion, dans la direction de la fissure thermale ; ce qui le prouve, c'est que l'on en a effectivement trouvé dernièrement aux Grands-Bains, à environ 20 pieds au dessous du sol, et qu'en suivant la direction de la fissure thermale, plus on creuse, plus la terre est chaude ; ce qui fait que dans cette direction aucune cave n'est fraîche, tandis qu'à côté et tout près de la fissure, la température du sol n'est presque point élevée. La source nouvellement forée de l'Ange, à Ennetbaden, se trouve en dehors de la fissure thermale *naturelle*. Il a fallu, à 26 pieds de profondeur, traverser une marne bigarrée et un gypse schisteux, marneux, avant d'atteindre le gypse compacte redressé. Le trou de forage à travers ce dernier a encore 40 pieds environ, et au dessous on a trouvé un roc dur qui a fait rebondir en arrière le foret et sa tige de fer. Et ce n'est qu'après avoir percé ce roc, et avoir pénétré par le côté dans la fissure thermale naturelle, que la source a jailli, tout en influant sur les sources de l'autre côté de la rivière, dont elle a diminué la masse d'eau. Tout autour de la colline d'alluvion de la rive gauche de la Limmat, et à sa base, refluent des veines plus ou moins considérables d'eau thermale, qui déposent leur marne grise dans l'alluvion et le transforment en partie en masses compactes. Ces eaux qui remontent en arrière au dessus des sources thermales jaillissantes, possèdent les mêmes parties chimiques que celles-ci ; mais elles ont déposé leurs gaz libres et la plus grande partie de leur chaleur aux places par où elles coulent, et n'ont plus, selon leur plus ou moins de volume, qu'une température de $+18$ à $29°$ R. — On n'observe rien de pareil sur la rive droite de la Limmat, aux Petits-Bains.

SUR LA FORMATION DU BASSIN DANS LEQUEL SE TROUVENT LES THERMES.

Les plus grandes époques de la configuration actuelle de l'écorce du globe, et les révolutions les plus considérables de la terre, ont eu lieu, la plupart, dans des périodes qui remontent bien au delà de nos temps et de nos traditions. La physique, la minéralogie et la géologie nous fournissent aujourd'hui, après des milliers d'années, les moyens d'expliquer ces évènemens, d'approfondir les causes et les forces qui les ont produits, ainsi que les changemens qu'ont subis dès lors les différentes parties, les diverses contrées de la surface de la terre. La pierre de touche de ces théories, ce sont en partie les expériences qui appartiennent aux temps modernes, en partie les faits observés soit avant, soit après les révolutions du globe.

Il ne sera pas sans intérêt de jeter aussi un coup-d'œil sur cette partie de la croûte terrestre qui entoure nos thermes, et qui, comme telle, mérite en première ligne notre attention. Peut-être serons-nous en état de nous former une image distincte du bouleversement local qui a eu lieu dans cette contrée, image dans laquelle la cause et la raison de la configuration actuelle des environs, aussi bien que du bassin proprement dit où se trouvent nos thermes, peut-être même la cause de l'apparition de ceux-ci, nous seront rendues intelligibles.

Si l'on trouve par hasard l'explication que nous allons donner trop hypothétique, ou trop peu hypothétique pour pouvoir tenir contre d'autres hypothèses, nous ne nous opposons point à ce qu'on l'envisage comme une œuvre de l'imagination, pourvu seulement qu'elle offre une vraisemblance basée sur l'analogie.

En jetant un coup-d'œil sur les rapports géognostiques de Baden et de ses environs, nous y découvrons aussi une quantité de phénomènes intéressans, entr'autres : le soulèvement du Lägern et du Kreuzberg, ainsi que leurs excavations ; l'affaissement des flancs de ces montagnes, qui a ouvert un passage à la Limmat, la forme du bassin à bords escarpés de la vallée dans laquelle les thermes jaillissent hors de terre et que traversent les diverses formations calcaires, en couches *juxtaposées* et circonscrites à un espace étroit ; la direction centrifuge des dépôts et les bords centripètes du bassin ; comme aussi, en portant la vue plus loin, le soulèvement et la réunion en groupe des différentes formations calcaires de Regensberg à Schinznach, et l'adossement de diverses couches de molasse les unes contre les autres.

M. le professeur Mousson, de Zurich, a consigné dans son ouvrage [1] de savantes et curieuses observations sur les divers rapports géognostiques, auxquelles nous renvoyons le lecteur. Nous nous bornerons à citer les principaux résultats, en tant qu'ils concernent nos environs les plus rapprochés.

Voici ce que dit Leonhard [2] au sujet des *soulèvemens jurassiques :* » La surface du fond sur lequel les agglomérations calcaires ont été déposées, se trouvait, dans les anciens temps, au-dessous du niveau de la mer à d'inégales profondeurs. Ces profondeurs subirent des changemens par les mouvemens de la croûte solide de la terre, en même temps

---

[1] *Geologische Skizze der Umgebungen von Baden.* Zürich 1843.

[2] *Geologie, oder Naturgeschichte der Erde,* T. III, p. 169.

que s'opéraient les dépôts. A quelques endroits, la nature des pétrifications nous ferait juger qu'il y avait une terre ferme dans le voisinage ; d'autres semblent en avoir été à une grande distance. La terre et les fleuves, les baies et les golfes étaient, sans aucun doute, peuplés d'animaux qui trouvaient leur nourriture dans ces divers endroits. On ne voit des débris végétaux accumulés que sur certains points, où ils peuvent avoir été amenés par des circonstances particulières. — Les terrains jurassiques ont été déposés à-peu-près de niveau, et leurs lits, leurs couches, là où les rapports primitifs n'ont point subi d'extension, se prolongent jusqu'au pied des montagnes les plus rapprochées ; ils entourent les escarpemens des masses de montagnes plus anciennes ; on reconnaît les anciennes côtes qui enfermaient autrefois la mer. C'est ainsi qu'en Angleterre et en France, il se trouve des couches jurassiques horizontales, ou peu inclinées. De même, dans plusieurs contrées de l'Allemagne, à l'exception de la dolomie, on n'aperçoit aucune trace de fort bouleversement. De simples fissures, quand elles arrivaient très-fréquemment, firent disparaître par places toute stratification distincte ; et dans d'autres contrées, des catastrophes bien plus violentes déchirèrent la chaîne du Jura. Il y eut, et notamment en Suisse, des *soulèvemens,* des *redressemens,* des *renversemens ;* les couches paraissent avoir été abîmées et renversées pêle-mêle ; on en voit même qui sont placées en éventail. Ces évènemens ont principalement eu lieu, comme le constatent d'exactes observations, entre les dépôts du keuper et la naissance du grès liasique inférieur. Le mouvement paraît avoir été violent, mais de courte durée. Les crêtes de montagnes aiguës, les roches abruptes, les vallées crevassées, les défilés étroits, les ruptures transverses, sont des preuves parlantes de l'énorme force qu'il a fallu jadis pour séparer des masses aussi cohérentes. On trouve les versans et le pied des montagnes couverts de monceaux de blocs et de débris de rochers. »

Thurmann, de Porrentrui, a fait voir comment les couches supérieures, poussées de bas en haut et formées en voûtes, furent pour la plupart brisées et renversées sur le côté, après quoi de nouvelles couches furent soulevées par de semblables mouvemens, jusqu'à ce qu'enfin l'intérieur fut mis à découvert (1).

En opposition aux soulèvemens, il s'est fait aussi des *crevasses* et des *affaissemens* de montagnes. Nous en avons eu des exemples dans les temps récens, lors de tremblemens de terre violens. Nous rappellerons aussi les nombreuses et énormes crevasses auxquelles notre Jura est particulièrement sujet, et les évènemens des Diablerets en 1714 et 1749. Plusieurs lacs doivent leur existence à des affaissemens ; celui de Lugano, qui date des temps modernes, en est un exemple chez nous. C'est ainsi encore que s'est formé le *Teufels-keller*, de même que le lac voisin *(Egelsee)* sur le Heitersberg. Le naturaliste suédois Nilsson dit : « Je crois avoir trouvé des preuves irréfragables en faveur de cette proposition géologique : que la pointe méridionale de la Suède *s'affaisse,* tandis que le reste du pays s'élève. »

Si nous demandons quelles sont les causes de ces violentes catastrophes de la nature, on nous apprendra qu'elles sont dues, la plupart, à l'action du feu de l'intérieur du globe ; et comme preuves de l'existence de ce foyer ardent, on citera entr'autres : l'augmentation de température, en gradation déterminée, que l'on observe partout dans les profondeurs de la terre, à mesure que l'on y pénètre plus avant (2) ; les matières ignées qui, dans différens temps ont été vomies du sein de la terre ; les roches de la première période, et entre

(1) Les soulèvemens remarquables les plus récens, sont : celui de la côte du Chili, en 1822, où, dans la nuit dn 19 au 20 novembre, immédiatement après de violentes secousses de tremblement de terre, le rivage entier, du nord au sud, s'éleva de quatre pieds sur une étendue d'environ 100 milles anglais ; puis, celui de Santa-Maria, en 1835, aussi après un tremblement de terre ; cette ile et le fond de la mer qui l'entoure s'élevèrent de dix pieds.

(2) Voir la note de la page 284, sur la température des puits artésiens.

autres le granite, le gneiss, etc., qui sont de formation plutonique (produits par le feu); et même les thermes et les déga-
gemens de gaz chauds qui ont lieu tout autour de notre globe.

« Les volcans, dit Leonhard, fournissent la preuve de
ces ascensions de masses de roches plutoniques, comme il
s'en est fait dans les anciennes régions du globe. Plusieurs
même ont eu lieu depuis les temps historiques. De même,
les tremblemens de terre font voir que le sol sur lequel nous
vivons n'est pas inébranlable ; le feu des profondeurs de la
terre soulève la surface de pays entiers. » —Et plus loin il
ajoute : « Admettre que tous les phénomènes géologiques ont
été produits par des causes semblables à celles qui agissent
encore de nos jours, et que ces causes n'ont dans aucun temps
montré plus de force agissante que depuis que l'ordre de
choses actuel existe, c'est une prétention souverainement gratuite. La nature n'opère plus comme jadis, car les circonstances ne sont plus les mêmes. Nous voyons la grande série
des dépôts neptuniens (produits par l'eau) séparée en un
grand nombre de groupes. A cela s'associe l'idée d'une suite
de catastrophes subites, violentes, dont chacune a été capable de changer, sur de grandes étendues, la forme des mers
et le cours des rivières ; catastrophes entre lequelles, dans
chaque contrée, il y a eu des périodes de repos relatif. »

Notre bassin et ses alentours nous offrent une image de
tous ces évènemens ; nous y observons divers soulèvemens
des formations de calcaire jurassique qui le traversent, tant
en longues suites de monts, qu'en petits groupes séparés,
qui ne peuvent pas s'être formés dans la même période.

Le plus ancien est sans doute celui du Lägern, qui s'é-
tend jusqu'au delà du Schlossberg, direction qui doit se considérer comme datant de la première période. Il en est de
même des monts qui se prolongent du Hundsbuck au delà
du Hertenstein et du Martinsberg ; ce qui devient d'autant
plus certain, si nous considérons l'analogie des rapports géognostiques qui ont lieu dans d'autres parties du Jura.

Si nous nous représentons ces deux groupes de montagnes comme les restes d'une voûte soulevée tout d'une fois
et rompue en deux par le milieu, nous pourrons nous expliquer la formation des deux bords opposés, celui qui regarde
le nord (Lägern) et celui qui regarde le midi (Martinsberg),
de même que l'apparition du groupe keupérien formant une
ligne moyenne et superposé au muschelkalk qui existe par
places dans les environs (mais point dans le bassin des sources) ; à droite et à gauche les formations intermédiaires de
lias, d'oolite et de calcaire oxfordien, à-peu-près également
réparties des deux côtés ; et enfin la présence du calcaire
corallien plus récent hors du bassin de la vallée et du champ
de l'écroulement.

Ce fait, qui paraît s'être répété dans d'autres parties du
Jura, attendu que les mêmes phénomènes s'y présentent,
nous explique la fissure longitudinale de tout le groupe de
montagnes du Lägern depuis Regensberg jusqu'à Schinznach, mais non la formation en bassin de la vallée des thermes de Baden. Ici il est encore intervenu une autre cause,
soit qu'elle ait été liée à ce soulèvement général et à l'écroulement qui l'a suivi, soit qu'elle ait agi plus tard. Nous avons
cité des exemples qui démontrent qu'après de telles commotions, qui ont été simplement l'effet de l'activité de l'intérieur
de l'écorce terrestre, il a pu rester des communications permanentes avec cet intérieur. Ici appartiennent les sources
de gaz chauds et les thermes.

Immédiatement au bord du bassin, du côté du nord vers
le Siggenthal, les stratifications sont restées horizontales,
inébranlées et non déchirées ; il en est de même du dernier
et plus récent dépôt calcaire du groupe corallien, et de celui
qui se trouve au delà du château, dans une direction opposée.
Dans le bassin même, les talus se dirigent en rond du côté
des thermes, et les couches sont inclinées en sens contraire ;
le bord en vive arête du bassin forme une ligne circulaire
presque complète ; son côté extérieur est crevassé, déchiré,

disloqué, et entre les grandes couches, comme aussi en dessous, se sont introduits des débris de calcaire grossier. Plus on se rapproche du point où sont les sources, plus le redressement est vertical ; de sorte que les divers talus du bassin inclinent, tout autour, de la phériphérie vers les thermes; ce qui lui donne un caractère particulier.

Si nous admettons que les thermes, avec leur formation si considérable de gaz, sont un produit de l'écorce inférieure, primitive, du globe ; si nous considérons quelle doit être la tension de cette quantité de gaz retenue sous les couches calcaires, il ne nous paraîtra plus extraordinaire que leur si puissante force d'expansion ait pu aisément occasionner une rupture des masses superposées, avec éruption au dehors et affaissement vers le point d'où l'effet a été produit, et qu'elle ait même pu ébranler profondément les environs les plus rapprochés (1).

Nous pourrons aussi expliquer par là la forme caractéristique du bassin, tant en dehors qu'en dedans (2), l'écroulement

---

(1) La quantité de gaz *libres* qui se dégage en 24 heures des thermes, est de plus de 1780 pieds cubes.

« Les gaz, dit Leonhard, se portent sans cesse de côté et d'autre dans les espaces souterrains, d'où ils pénètrent en partie jusqu'à la surface...... Le plus souvent il ne résulte de ce phénomène aucune catastrophe quelconque ; mais d'autres fois nous voyons ces émanations de gaz en produire de terribles. » Hartmann dit aussi à ce sujet : « Les déchiremens et les soulèvemens de contrées tout entières ne sont point difficiles à expliquer, si l'on est bien convaincu qu'il y a dans l'intérieur de la terre une chaleur d'une force suffisante, non-seulement pour mettre en fusion une grande quantité de matières, mais même pour les convertir en gaz..... Quand nous voyons ces fluides gazeux s'échapper sans interruption pendant des mois et des années de certains cratères, quelle force ne devons-nous pas leur supposer lorsqu'ils sont enfermés sous l'énorme pression des masses de rochers ! »

(2) « Une violente éruption paraît ici avoir redressé toutes les couches des parois du bassin autour d'un torrent d'eau ou de gaz qui a jailli au centre. Elles surgissent dans diverses directions, sous des angles de 60 à 70 degrés ; mais les unes, celles du Lägerberg, s'inclinent vers le sud, celles du Kreuzberg vers le nord, celles du Schlossberg vers le nord-est, et celles du Martinsberg vers l'est. C'est là un indice certain, qu'un jet

du Lägerberg et sa séparation d'avec le Schlossberg, celle du Kreuzliberg d'avec le bord opposé du bassin, la formation de la fissure thermale pénétrant dans l'intérieur de la terre, et tout autour d'elle ces brèches confusément éparses. Nous y trouverons encore l'explication du cours de la Limmat à travers la gorge étroite de la vallée, du coude qu'elle décrit subitement pour se diriger vers le point où sont les thermes, et de sa sortie du bassin en faisant un nouveau coude à angle aigu à travers les rochers escarpés. A ces mêmes faits se rattachent le rejet des débris roulés de calcaire par dessus les bords du bassin, et l'accumulation d'alluvions mêlées de terre calcaire sur le point rétréci au dessus d'Ennetbaden, s'appuyant en talus au flanc abrupte du Lägern, ainsi que la projection de cette même masse de l'autre côté du Lägern, et la présence de blocs diluviens isolés, sur des graviers roulés, à une place circonscrite près du pressoir de Wanger. C'est encore cette violente commotion sur ce point de la croûte terrestre, qui aura occasionné la rupture et l'écroulement de la masse colossale des rochers de formation diluvienne du Teufelskeller, dans le voisinage. Enfin, ce sera à l'apparition de la source chaude et gazeuse qui a procuré à la Limmat un passage à travers ces montagnes et la possibilité de se creuser un lit plus profond, tel qu'il est maintenant, qu'est due la circonstance que le lac, qui antérieurement (selon Ebel) s'étendait depuis les Alpes de Glaris jusqu'aux montagnes formant l'enceinte du Jura, est descendu plus bas, laissant à sec la belle et fertile plaine du côté de Zurich, et la riante vallée dans laquelle cette ville est située.

puissant d'eau ou de gaz a jeté les couches calcaires dans cette direction. L'éruption ne peut pas avoir été brûlante, volcanique, car on ne découvre aucun vestige de laves ou de produits volcaniques ; il faut donc que ç'ait été simplement une éruption de gaz ou d'eau bouillante, mais cependant d'une extrême violence, surpassant même celle du Geiser en Islande. Par là aussi fut préparée pour la suite aux eaux thermales, une ouverture à travers les fissures intérieures. » (BRONNER. *Der Kanton Aargau*, I, 1844.)

RAPPORTS GÉOGNOSTIQUES.

La direction du Lägerberg, dans sa continuation jusqu'au bord de l'Aar, est de l'est à l'ouest, et ce groupe de montagnes doit être envisagé comme un prolongement particulier, latéral, du Jura (¹) dans la Suisse occidentale. Une autre extrémité du Jura, dans cette même direction, et qui communique directement avec la série de monts du Gisulafluh, du Wasserfluh, etc., c'est la croupe du Bruneckerberg, tandis que du centre de ces groupes, la chaîne du Jura suisse se prolonge au nord-est jusqu'au Jura allemand. Le plus haut point du Lägern, près de ce qu'on appelle la *Hohwacht,* est de 856,6ᵐ au dessus de la Méditerranée.

Mousson caractérise comme suit la chaîne du Jura en partant de Baden : « A travers la large vallée transversale dans laquelle l'Aar empiète sur le domaine du Jura depuis Holderbank jusqu'à Brougg, cette chaîne, se détachant du corps principal de la montagne, continue à s'étendre vers l'est comme une large digue, tantôt isolée, tantôt entourée de collines peu escarpées ; et après avoir parcouru une distance d'un peu plus de quatre lieues, elle s'abaisse avec sa dernière sommité rocheuse jusqu'au dessous du sol près de Regensberg. Quant à sa structure, cette digue consiste en une

---

(¹) Les Celtes nommaient le Jura *Jou-ray,* ce qui signifie : *le gouvernemement de Dieu.* Le géographe grec Strabon l'appelle *Joras,* et les Romains le nommaient *Jurassus.*

voûte brisée et ouverte à sa partie supérieure , mais dont le bord méridional, qui est le plus saillant, forme un pic sauvage et rocheux , trop étroit à plusieurs places pour qu'un sentier pût y être pratiqué. Le Mühligerberg, la croupe du Pétersberg , le Hundsbuck (455,5^m), le Schlossberg, la longue crête du Lägern, signalent l'arête supérieure de cette montagne , qui s'abaisse vers le midi en un plateau régulier. La solidité et l'homogénéité du roc , qui est un calcaire compacte et clair, a fait qu'il s'est conservé intact sous la forme d'une croûte épaisse , brisée seulement à deux endroits pour donner passage à la Limmat et à la Reuss.

« Le bord nord de l'ouverture de la chaîne ne présente d'escarpement considérable que sur une partie de son étendue, savoir, à Steinbuck près d'Ehrendingen, et à la crête de roc près de Hertenstein. Déjà à ce dernier endroit, il est dominé par un plateau de formation plus récente. Il disparaît complètement derrière le Martinsberg, au dessous de son niveau, après avoir formé pendant quelques momens le revêtement extérieur de la montagne ; et ce n'est que derrière Gebenstorf, qu'il reparaît, avec son calcaire clair et facile à reconnaître , faisant saillie dans la vallée de la Reuss. Plus loin, on en reconnaît des parties au-dessous de Lindhof, et non loin des bains de Schinznach sur la route de Brougg. »

Le bord sud est plus constant dans sa forme ; ses couches s'abaissent régulièrement vers le midi sous un angle de 50 à 70 degrés, tandis que le bord nord, renversé à plusieurs places, présente une stratification contournée ou verticale. Il paraît avoir été plus déplacé et plus ébranlé par la catastrophe du soulèvement, car ses couches inférieures se montrent à l'extérieur amoncelées et redressées les unes à côté des autres. C'est aussi là qu'il faut chercher la cause qui a fait qu'à Birmenstorf, c'est au côté sud de l'oolithe, et à Baden au côté nord, que le gypse se montre ; tandis que là le muschelkalk s'appuie au gypse du côté du nord, et qu'ici la dolomie marneuse s'y adosse du côté du midi.

Mousson fait encore la remarque suivante : « Il paraît qu'entre les masses des couches des deux côtés, il n'existe actuellement plus aucune connexion *intérieure*. Si l'on embrasse d'un coup-d'œil général ces trois faits empruntés à l'observation, le relief de la chaîne elle-même, le bouleversement des couches, et l'indépendance des deux bords l'un à l'égard de l'autre, relativement à leurs couches les plus profondes, on ne pourra plus guère envisager comme hypothétique l'opinion, qu'il s'est formé dans toute l'étendue de la chaîne, mais principalement le long du bord nord, une fissure irrégulière dont le bord méridional, par suite d'une pression en sens oblique, a fait fléchir en arrière le bord septentrional, en le comprimant ou en le recouvrant en partie. »

Les diverses formations calcaires qui se présentent à la surface, sont les suivantes :

Muschelkalk (Wellenkalk), sur la route de Birmenstorf à Gebenstorf, et à gauche de la source du ruisseau de Gebenstorf.

Dolomie compacte, à la surface des carrières de gypse d'Ehrendingen.

Dolomie marneuse, au même endroit, et près du ruisseau derrière Ennetbaden ; au Bauerngut.

Grès keupérien supérieur, au fond des carrières de gypse de Birmenstorf, et en brèches dans la masse creusée sous le niveau des sources.

Marne keupérienne, à la Malzhalde, à Ennetbaden près de l'hôtel du Bœuf, et dans le petit vallon au dessus d'Ehrendingen.

Gypse, à Ehrendingen, à Ennetbaden derrière l'Ange ; sous les Grands-Bains, surtout entre le Stadhof et le Hinterhof, où il sort de terre ; au Bauerngut et à Birmenstorf.

Calcaire à gryphites, à Münzlishausen, au Bauerngut, dans le voisinage de la chapelle, dans les vignes de l'hôpital et dans le petit vallon au dessus d'Ehrendingen.

Calcaire liasique, dans ce même vallon, à Ennetbaden et dans le lit de la Limmat vers le Hinterhof ; sous le petit pont à côté de la buvette, en traversant obliquement le lit de la rivière, et au Sutersberg.

Schiste liasique, au dessus du Bauerngut et au Stoffelsberg.

Oolithe à petits grains (calcaire jurassique inférieur compacte), adossée aux calcaires liasiques du bord septentrional, dans la Limmat ; superposée au lias dans la partie la plus élevée de la route au dessous d'Ennetbaden, et de là s'étendant à travers la Côte-d'or et Geissberg, et au delà des vignes de l'hôpital, par la route de Kaiserstuhl, jusqu'au Lägern, au Bauerngut, à Münzlishausen et Birmenstorf.

Argile d'Oxford, sur le flanc nord du Schlossberg et du Lägern ; sur le chemin de Müseck dans le voisinage du pressoir, et au monticule derrière Birmenstorf.

Calcaire jurassique supérieur, blanc ; il constitue la principale formation du Lägern, du Schlossberg, du Kreuzliberg et du Hertenstein, en couches presque horizontales, hors du bassin vers Nussbaumen.

Calcaire corallien, calcaire jurassique récent, superposé au précédent, vers Nussbaumen et en deçà du Schlossberg au chemin du château, en dehors du nouvel hôpital.

Argile pisoolitique (Bohneisenthon), en masses plus ou moins volumineuses éparses, à l'ermitage, près de Rieden, au Hertenstein, au bord de la Reuss entre Gebenstorf et Birmenstorf ; mais en général on n'en trouve guère qu'au bord septentrional.

Les *pétrifications* des formations calcaires des environs de Baden ont été indiquées d'une manière assez exacte par Mousson, ainsi que leurs gisemens. Nous nous bornons à les citer simplement d'après les principaux groupes, mais d'une manière un peu plus complète.

Calcaire jurassique supérieur et calcaire corallien.

AMMONITES *alternans* de Buch; *annularis; annulatus colubrinus* Ziet.; *annulatus ellypticus* Ziet.; *complanatus* Ziet.; *binus; Catena; dentatus* Ziet.; *flexuosus; giganteus; gracilis; Nautilus; planatus nodosus; triplicatus.*

APIOCRINITES *mespiliformis.*

APTYCHUS *lœvis* de Meyer.

ASTARTE *minima.*

ASTERIAS *scutata.*

BELEMNITES *cylindricus; striatus; semihastatus.*

CNEMIDIUM *Rotula* Goldf.

CIDARITES *Blumenbachii; coronata; nobilis.*

CYATHOPHYLLUM . . . . . .

EUGENIACRINITES *Hoferi* Goldf.

EUOMPHALUS *nodosus* Sow.

HIPPURITES *Cornu vaccinum; rectus; obtusus.*

ISOCARDIA *striata; Cor.*

MYTILUS *jurensis.*

OSTREA *nodosa.*

PECTEN *subtentorius* Goldf.; *vagans.*

PHOLADOMYA *clathrata.*

SCYPHIA *empleura* Goldf.

TEREBRATULA *bisuffarcinata* Ziet.; *concinna; gallina, globata* Sow.; *insignis; lacunosa; lagenalis* de Buch; *nucleata* Ziet.; *Pectunculus* de Buch; *perovalis* Sow.; *tegulata.*

TROCHUS *imbricatus.*

Tiges et feuilles palmées, surtout dans les couches près de Mellingen; dents de poissons ou de sauriens, grandes et petites.

Groupe oxfordien.

ACHILLEUM *fungiforme,* et autres.

AMMONITES *anguineus ; annularis ; annulatus vulgaris ; binus; bispinosus; communis; constrictus; cordatus; cristatus ; Leachii ; planulatus ; subradiatus.*

APTYCHUS *lamellosus.*

ARCA . . . .

ASTERIAS *jurensis.*

BELEMNITES *semihastatus*; *Pistillum.*

CARDIUM *Cor.*

CIDARITES *coronata; propinqua; subangularis.*

EUGENIACRINITES *nutans.*

ISOCARDIA *truncata.*

NUCULA *Hammeri.*

NUCLEOLITES *granulosus.*

PENTACRINITES *subteres.*

SCYPHIA . . . . .

TEREBRATULA *nucleata; media; obliqua; 4plicata; reticularis; triplicata.*

TROCHUS *reticulatus.*

TURBO . . . . .

Groupe oolithique.

AMMONITES *annulatus; binus; contractus; hecticus ; Humphresianus; Nautilus giganteus.*

ISOCARDIA *Cor.*

LIMA *proboscidea.*

MYA *5scripta* SOW.

NUCULA *Hammeri.*

OSTREA *Morchii.*

PECTEN *similis*; *Lens.*

PHOLADOMYA *Murchisonœ.*

TEREBRATULA *biplicata; obtusa; varians.*

Groupe liasique.

AMMONITES *Catena; Capricornus; communis; hecticus; Murchisonæ; primordialis; solaris.*

BELEMNITES *gracilis; cylindricus.*

DELTHYRIS *Walcotti.*

GRYPHÆA *armata; Cymbium; incurva; lata.*

PECTEN ?

ORTHOCERATITES *regularis.*

PENTACRINITES *cingulatus.*

POSIDONIA *Bacheri.*

TROCHUS *reticulatus.*

TEREBRATULA *reticularis; orbicularis;* et une quantité de Térébratules microscopiques.

MOLASSE ET SES PÉTRIFICATIONS.

Tout à l'entour de Baden, la molasse abonde sous la forme d'un grès tendre, jaunâtre, en partie mêlé de rognons (*Knauermolasse*), et adossé immédiatement au calcaire jurassique. Elle forme presque partout un banc intermédiaire entre la formation calcaire et la nagelflue. On la trouve au pied du Kreuzliberg, du côté de Wettingen, au dessus d'Ehrendingen et de Rieden, au Hertenstein, à Nussbaumen, au Kappelerhof, au Martinsberg, à Wyl, Gebenstorf, Esch, près de Tättwyll; de sorte qu'elle forme un cercle qui n'est interrompu que par le Jura qui la traverse; et à quelques places elle est recouverte par la nagelflue.

La molasse passe en partie à l'état de *grès coquiller*, grès quartzeux, en plaques feuilletées, dans lesquelles on trouve des fossiles des genres *Cardium, Pecten, Buccinum, Turbo, Pyrula, Natica, Ampullaria, Ostrea, Conus, Pleuroto-*

ma, des dents de sauriens, des côtes, des os longs, de très-grosses dents de *Carcharias* et de *Lamma,* ainsi que l'*Auricula buccinea* et le *Corbula revoluta ,* si caractéristiques dans la formation marine supérieure de l'époque tertiaire [1]. Cette molasse prend à quelques endroits une consistance très-solide, comme, par exemple, à l'extrémité orientale du Steinbuck au-dessus d'Ehrendingen, et, dans la même direction, en delà du Lägern près de Würenlos, au dessus de Neuenhof, puis de nouveau en delà du Heitersberg, à Buslingen, d'où elle se prolonge par Tägerig, Wohlenschwyl, Othmarsingen, jusqu'à Lenzbourg, en formant des collines arrondies. Le bord du côté de l'est est toujours accompagné de molasse en rognons. Ce grès coquiller s'emploie beaucoup dans la bâtisse ; et l'on en fait de grands bassins de fontaines, attendu qu'il est de très-longue durée. Celui d'Unterwyl est plus poreux et renferme des fossiles bien conservés, principalement des espèces des genres *Unio, Melania, Chamœrops,* etc.

Toutes ces formations suivent dans leur stratification le soulèvement de la formation calcaire voisine.

Une autre formation de molasse est celle qu'on appelle *nagelflue,* qui se présente sous deux formes différentes : l'une, en fragmens incohérens, se voit au côté nord de la formation jurassique, comme, par exemple, derrière Nussbaumen et le Hertenstein, et le conglomérat est lié principalement par un sable calcaire ; l'autre se trouve au côté sud, et doit être considérée comme un prolongement des Alpes antérieures ; le Kreuzliberg et le Heitersberg en sont formés, ainsi que plus loin le Hütliberg et l'Albis, par lesquels elle s'étend jusqu'aux Alpes. Ce que l'on voit de curieux ici, c'est le *Teufelskeller ,* avec ses rochers gigantesques qui, détachés de la cîme à pic du Kreuzliberg, sont restés debout en tombant. Il paraît que c'est par la base que l'affaissement a eu lieu.

[1] Mousson. p. 64.

BLOCS ERRATIQUES.

Notre contrée est riche aussi en blocs erratiques. Ils portent le caractère des espèces de roches des Hautes-Alpes dont ils proviennent. Ainsi, ceux que l'on trouve dans la vallée de la Reuss, déjà même près de Tättwyl et surtout dans les environs de Rohrdorf, Mellingen, sont de granite à gros grains, de syénite, de gneiss, de fin granite avec du quartz rouge, et proviennent des montagnes du St-Gotthard, etc. Dans la vallée de la Limmat, ce sont des conglomérats siliceux et du schiste argileux rouge, et ceux-ci viennent des montagnes de Glaris ; et dans les deux vallées on voit du calcaire alpin, des grès tachetés et mêlés de quartz, semblables à de la grauwacke, et des masses de nagelflue des Basses-Alpes. Ce n'est que près de Neuenhof, que l'on trouve, le long de la Limmat, des blocs isolés de granite, mais qui, probablement, sont venus de la vallée de la Reuss, d'où ils auront été transportés lors de l'affaissement du Heitersberg, qui a été plus considérable en ce lieu ; car on en voit aussi beaucoup au dessus de cette montagne. Il y en a deux près du Hinterhof, au bord de la Limmat.

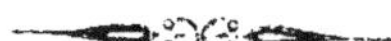

FLORE DES ENVIRONS DE BADEN.

Première Classe.

ORDRE I.

Hippuris *vulgaris*, dans le Höhthal.

ORDRE II.

Callitriche *autumnalis*, dans l'étang près de Tättwyl.

Deuxième Classe.

ORDRE I.

Veronica *officinalis, Chamœdrys*, sur le Stein; *Beccabunga*,
à la source du petit ruisseau sur le Lägern ; *Teucrium,
urticæfolia*, sur le Lägern ; *montana*, sur le Martinsberg;
saxatilis, près du Teufelskeller.

Pinguicula *vulgaris*, dans le petit vallon au dessus d'Ehrendingen ; *alpina*, sur le flanc nord du Lägern.

Ligustrum *vulgare*, sur le Lägern et le Martinsberg.

Utricularia *minor*, dans la tourbière de Nieder-Rohrdorf.

Salvia *glutinosa*, au Bauerngut, sur le chemin de Nieder-
Rohrdorf ; *pratensis*, dans les prés d'alentour ; *glutinosa
flore albo*, au bord du lac d'Egel, sur le chemin de Nieder-Rohrdorf.

ORDRE II.

Anthoxatum *odoratum*, dans les prés humides.

Troisième Classe.

ORDRE I.

VALERIANA *officinalis, tripteris,* sur le Lägern ; *montana,* dans le petit vallon au dessus d'Ehrendingen.

VALERIANELLA *olitoria,* dans les champs.

IRIS *Pseudacorus,* dans le ruisseau du côté de Tättwyl.

SCIRPUS *palustris,* dans l'étang.

ERIOPHORUM *vaginatum,* dans le pré marécageux près de Tättwyl.

ORDRE II.

PHALARIS *arundinacea,* près de Spreitenbach dans les prés sablonneux.

CYNOSURUS *cœruleus,* sur le Lägern ; *elongatus,* sur l'arête du Lägern.

SESLERIA *cœrulea,* sur l'arête du Lägern.

PHLEUM *asperum,* sur le Stein.

AVENA *elatior* var. *bulbosa,* dans les champs ; *fatua,* sur le Hertenstein.

MELICA *nutans,* dans les bois; *ciliata,* sur le flanc méridional du Lägern.

BROMUS *montanus,* sur le Lägern ; *erectus, asper, sterilis,* etc.

TRITICUM *repens,* dans les champs arides ; *caninum,* dans les haies.

ELYMUS *europœus,* sur le Lägern.

AIRA *prœcox,* sur le Kreuzliberg ; *cœspitosa,* au Teufelskeller.

HOLCUS *bulbosus,* dans les champs ; *mollis,* au Teufelskeller.

LOLIUM *perenne,* près du Kunstgütchen.

BRIZA *media,* au Teufelskeller.

20

Quatrième Classe.

ORDRE I.

GLOBULARIA *vulgaris*, sur le Martinsberg, du côté de Gebenstorf.

SCABIOSA *sylvatica*, au dessus d'Ennetbaden; *longifolia*, dans les prés; *suaveolens* (?).

GALIUM *Mollugo, verum*, sur le Martinsberg.

SANGUISORBA *officinalis*, sur le Martinsberg.

MAJANTHEMUM *bifolium*, sur le Martinsberg.

PLANTAGO *media*, sur le Baldegg.

ORDRE III.

ILEX *aquifolium*, dans les bois. (Près d'une maison d'Untersiggingen, il y en a deux d'au moins 30 pieds de haut.)

POTAMOGETON *natans*, dans les étangs; *oblongus*, de même; *crispus*, près de Nieder-Rohrdorf.

Cinquième Classe.

ORDRE I.

ECHIUM *vulgare*, le long des chemins et dans les champs.

PULMONARIA *officinalis*, dans les buissons et les haies.

LITHOSPERMUM *officinale*, sur les collines cultivées.

MYOSOTIS *scorpioides*, dans les ruisseaux; *strigulosa*, près de Nieder-Rohrdorf; *arvensis*, dans les prés.

PRIMULA *officinalis*, dans les prés en colline; *elatior*, au bord de la forêt en dessus d'Ennetbaden; *odorata* (?) sur le Martinsberg; *farinosa*, sur le Lägern.

MENYANTHES *trifoliata*, près du lac Egel.

LYSIMACHIA *nummularia*, au Teufelskeller.

CONVOLVULUS *Sepium*, le long des haies; *arvensis*, dans les champs.

DATURA *Stramonium*, çà et là sur les monceaux de décombres.

HYOSCYAMUS *niger*, de même.

Verbascum *Thapsus*, près du théâtre, au Teufelskeller ; *nigrum*, aux endroits déboisés, au Teufelskeller.

Atropa *Belladonna*, au bord de la forêt du côté de Tättwyl.

Vinca *minor* (à fleurs violettes), sur le Stein.

Campanula *rotundifolia*, sur le Lägern ; *rhomboidalis*, au dessus de Birmenstorf ; *Speculum*, dans les champs de froment ; *glomerata*, près du Bauerngut ; *Trachelium*, au Teufelskeller ; *rapunculoides*, sur les vieux murs du fossé des Capucins.

Anagallis *arvensis*, dans les champs.

Phyteuma *spicatum*, sur le Martinsberg.

Lonicera *alpigena*, *nigra*? sur le Lägern ; *xylosteum*, le long des haies.

Hedera *Helix*, sur les rochers, au Teufelskeller, sur le Schlossberg, le Martinsberg et le Lägern.

Viola *odorata*, sur le penchant des collines, à fleurs blanches entre Birmenstorf et Gebenstorf ; *hirta*, *canina*, le long des chemins et des haies ; *arvensis*, dans les champs ; *mirabilis*, au signal.

Evonymus *europœus*, dans les haies.

Rhamnus *catharticus*, dans les haies ; *alpinus*, sur le Lägern ; *saxatilis*? de même.

Ribes *alpinum*, sur le Lägern ; *grossularia*, dans les haies.

ORDRE II.

Asclepias *Vincetoxicum*, sur le Martinsberg.

Gentiana *asclepioides*, sur le Lägern ; *acaulis*, de même ; *ciliata*, sur le Baldegg ; *Centaurium*, au Teufelskeller ; *cruciata*, sur le Martinsberg.

Chenopodium *hybridum*.

Ulmus *montana*, sur le Lägern.

OMBELLIFÈRES.

Oenanthe *fistulosa*, dans le petit bois du Hinterhof au bord de la rivière.

Daucus *Carota,* près de Remetschwyl.

Laserpitium *latifolium,* sur le Lägern ; *siler,* sur les rochers
du Lägern.

Chærophyllum *sylvestre,* dans les prés ; *hirsutum,* dans les
prés humides du Siggenthal.

Bupleurum *longifolium,* dans les broussailles du Lägern.

Ægopodium *Podagraria,* le long des haies.

Pimpinella *magna,* dans les prés du Lägern ; *saxifraga,* sur
le Lägern.

Atriplex *vulgaris,* dans le petit bois du Hinterhof.

Carum *Carvi,* dans les prés humides.

Cicuta *virosa,* dans les fossés près de Nieder-Rohrdorf.

Libanotis *montana,* sur le Lägern au dessus de Baden.

ORDRE III.

Viburnum *Lantana,* au Teufelskeller ; *Opulus,* dans les haies.

Sambucus *nigra,* au Oehlrain ; *racemosa,* au bord de la forêt du côté de Tättwyl ; *Ebulus,* dans le Hohthal.

ORDRE V.

Drosera *rotundifolia,* dans les tourbières de Nieder-Rohrdorf.

Linum *catharticum,* sur le Kreuzliberg, près du lac Egel.

ORDRE VI.

Myosurus *minimus,* sur le Kreuzliberg.

Sixième Classe.

ORDRE I.

Berberis *vulgaris,* dans les haies.

Narcissus *pseudo-narcissus,* dans le Siggenthal.

Galanthus *nivalis,* dans la petite vallée gypseuse au dessus
d'Ehrendingen.

Convallaria *Polygonatum,* sur le Lägern, au Bauerngut ;
multiflora, dans le petit bois du Hinterhof ; *verticillata,*
sur le Lägern ; *majalis,* au Teufelskeller ; *bifolia,* au dessus d'Ehrendingen.

Tulipa *sylvestris;* elle se trouve, dit-on, à fleurs blanches, au *Dorfbach* au dessus d'Ennetbaden.

Lilium *bulbiferum,* sur le Lägern, au signal, au Oehlrain ; *Martagon,* sur le Lägern.

Anthericum *ramosum,* sur le Lägern et le Martinsberg ; *Liliago,* commun dans le Jura.

Scilla *bifolia,* au dessus d'Ennetbaden ; *verna* ?

Allium *ursinum,* au dessus d'Ennetbaden ; *fallax,* sur le Stein et sur le Lägern au dessus d'Otelfingen.

Hyacinthus *racemosus,* dans les vignes; *botryoides,* de même.

Colchicum *autumnale,* commun dans les prés humides.

Hemerocallis *fulva,* au Oehlrain.

ORDRE III.

Rumex *crispus, obtusifolius, Acetosa, Acetosella, scutatus* (?), sur les murs près du nouvel hôpital.

Alisma *Plantago,* dans le fossé de l'étang.

Septième Classe.

ORDRE I.

Aesculus *Hippocastanum, Pavia,* comme arbres d'agrément près du théâtre et de l'allée supérieure.

Huitième Classe.

ORDRE I.

Epilobium *angustifolium,* dans le petit bois du Hinterhof.

Œnanthera *biennis,* près d'Unterwyl.

Vaccinium *Myrtillus,* dans les bois ; *Vitis idœa,* au dessus de Steinbühl.

Erica *vulgaris,* dans les bois.

Daphne *Mezereum, Laureola,* sur le Lägern.

ORDRE III.

Polygonum *Dumetorum,* au vieux château.

ORDRE IV.

Paris *quadrifolia,* dans le petit bois du Hinterhof.

Dixième Classe.

ORDRE I.

Pyrola *secunda,* près de Kindhausen au lac Egel.

Andromeda *polifolia,* dans le marais à tourbe près de Nieder-Rohrdorf.

Monotropa *hypopithys,* au bord du lac Egel.

ORDRE II.

Saxifraga *Aizoon,* sur la crête du Lägern ; *mutata,* sur le Lägern ; *granulata,* près de Gebenstorf et de Windisch ; *tridactylites,* sur les murailles du vieux château.

Dianthus *Armeria,* au Bauerngut, au dessus de Rieden ; *cæsius,* près de Regensberg ; *prolifer,* sur le Martinsberg.

Saponaria *officinalis,* près de Birmenstorf.

ORDRE III.

Cucubalus *Behen,* au Oehlrain.

Stellaria *media,* sur le Kreuzliberg.

ORDRE V.

Agrostemma *Githago,* dans les champs.

Oxalis *Acetosella,* dans les bois.

Sedum *acre,* sur les murailles ; *album,* de même ; *Telephium, dasyphyllum,* sur le Lägern ; *reflexum,* près d'Ennet-baden.

Lychnis *dioica, diurna,* sur le Lägern ; *Flos cuculi,* près du couvent de Wettingen.

Onzième Classe.

ORDRE I.

Lythrum *Salicaria,* près de Tättwyl.

ORDRE II.

Agrimonia *Eupatorium,* le long des haies.

ORDRE III.

Reseda *lutea,* dans le Siggenthal aux endroits sablonneux.
Euphorbia *Lathyris,* sur le Stein ; *Peplus,* dans les champs ; *Cyparissias,* sur le Baldegg ; *esula,* dans le Höhthal ; *dulcis,* près d'Ennetbaden; *exigua, sylvatica,* au bord des champs.

Douzième Classe.

ORDRE I.

Prunus *Padus,* dans les haies près d'Ehrendingen ; *spinosa,* dans les haies.

ORDRE II.

Cratægus *oxyacantha,* le long des haies.
Sorbus *Aria,* près du Bauerngut, commun sur le Lägern ; *aucuparia, torminalis,* sur le Lägern.
Mespilus *Amelanchier,* sur les rochers du vieux château et du Lägern.
Spiræa *ulmaria,* dans le petit bois près du Hinterhof ; *Aruncus,* de même.

ORDRE III.

Rosa *canina,* dans les haies et les buissons ; *glauca,* sur le Hertenstein ; *arvensis,* près du Bauerngut ; *cinnamomea, villosa,* sur le Lägern.
Rubus *fruticosus, plicatus, rudis, villicaulis, Dumetorum, cœsius, idœus.*
Potentilla *reptans,* au vieux château.
Geum *urbanum,* derrière les bains ; *rivale,* près du lac Egel.

Treizième Classe.

ORDRE I.

Papaver *Rhœas,* dans les vergers ; *Argemone,* près de Regensberg.

Actæa *spicata*, sur le Lägern.

Tilia *grandifolia, parvifolia,* sur le Lägern.

Nymphæa *alba*, dans l'étang près de Tättwyl ; *lutea.*

Chelidonium *majus*, au Oehlrain.

ORDRE III.

Delphinium *Consolida,* parmi le froment.

Aconitum *lycoctonum*, sur le Lägern.

ORDRE IV.

Aquilegia *vulgaris*, au Oehlrain.

Anemone *Pulsatilla,* au dessus d'Ehrendingen ; *nemorosa.*

Thalictrum *minus*, au dessus de Baden.

Trollius *europœus*, sur le Hohelägern :

Ranunculus *aquatilis* , dans l'étang de Nieder - Rohrdorf ;
fluitans, dans la Limmat derrière le Hinterhorf ; *Lingua,
Flammula, reptans, palustris*, dans le marais de Nieder-
Rohrdorf ; *acris , Ficaria , bulbosus* , dans les prés et le
long des haies ; *repens,* dans les champs.

Helleborus *viridis*, près d'Unterwyl ; *fœtidus*, au bas de
la montagne du côté de Würenlingen.

Caltha *palustris*, au bord des fossés.

Quatorzième Classe.

ORDRE I.

Ajuga *reptans*, tout autour de Baden.

Teucrium *Chamædrys*, sur le Hertenstein ; *Scorodonia*, sur
le Lägern.

Melittis *Melissophyllum*, près du Bauerngut, au Höhthal.

Lamium *amplexicaule* , sur le Martinsberg ; *purpureum* , le
long des haies ; *maculatum,* au Oehlrain ; *luteum*, au Kunstgütchen, au Höhthal.

Origanum *vulgare*, sur le penchant des collines.

Thymus *Serpyllum*, sur le penchant des collines exposées au
solcil ; *Chamædrys*, de même.

CALAMINTHA *Acinos*, sur les rochers calcaires du Lägern ;
officinalis, de même.

MENTHA *nivea, nemorosa, crispa, hirsuta, agrestis, arvensis*.

GLECHOMA *hederacea*, sur le Schossberg et le Martinsberg.

ORDRE II.

PEDICULARIS *palustris*, près de Tättwyl ; *sylvatica*, dans le
petit vallon au dessus d'Ehrendingen.

EUPHRASIA *lutea*, sur le Lägern au dessus d'Ennetbaden ;
odontites, au-dessus de Rieden.

SCROPHULARIA *nodosa, aquatica*, dans le petit bois du Hinterhof ; *canina*, au Hohthal.

DIGITALIS *lutea*, sur le Lägern ; *grandiflora*, près du Bauerngut ; *ochroleuca*, sur le Martinsberg.

ANTIRRHINUM *Cymbalaria*, au mur du fossé de la ville ; *Li-
naria*, au Teufelskeller ; *Elatine* et *Orontium*, dans les
champs de froment.

MELAMPYRUM *pratense*, au Teufelskeller.

Quinzième Classe.

ORDRE I.

SILICULEUSES.

DRABA *aizoides*, sur le Lägern ; *verna (minima)*, sur l'a-
rête du Lägern.

ALYSSUM *montanum*, sur le Lägern en dessus d'Otelfingen.

THLASPI *montanum*, sur le Lägern en dessus de Baden.

SILIQUEUSES.

DENTARIA *digitata* et *pinnata*, dans le Jura.

ARABIS *alpina*, dans les lieux pierreux du Lägern ; *turrita*,
de même.

TURRITIS *glabra*, sur le Lägern.

CARDAMINE *pratensis*, le long des collines.

Seizième Classe.

GERANIUM *sanguineum*, sur le Lägern ; *sylvaticum, pratense,*
dans les bois et les prés ; *pusillum*, au dessous du théâtre ;
columbinum, au vieux château, etc.

MALVA *alcœa, sylvestris, rotundifolia*, ici et là autour de
la ville et du Bauerngut.

Dix-septième Classe.

FUMARIA *bulbosa*, près d'Ennetbaden ; *officinalis*, dans les
champs ; *parviflora*, au dessus de Herteinstein.

POLYGALA *amara*, sur le Martinsberg ; *vulgaris*, dans la carrière au dessus de Nussbaumen ; *Chamœbuxus*, au bord
de la forêt près de Mellingen.

LOTUS *corniculatus*, sur le Schlossberg.

GENISTA tinctoria, sur le Hertenstein ; *germanica*, sur la
colline près de Wettingen ; *sagittalis*, sur le Kreuzliberg.

ANTHYLLIS *vulneraria*, sur le Stein.

ONONIS *spinosa*, au dessous de Rieden sur la route, au Sommerhalde ; *arvensis*, dans les champs.

MELILOTUS *officinalis, vulgaris, arvensis.*

TRIFOLIUM *montanum*, sur le Lägern ; *ochroleucum*, sur le
Stein.

ASTRAGALUS *glycyphyllus*, sur le Lägern, au Sommerhalde.

CORONILLA *Emerus*, au dessus des vignes de Mellingen ; *va-
ginalis*, à un seul endroit à gauche du Höhthal.

OROBUS *vernus*, sur le Martinsberg ; *niger*, sur le Lägern.

VICIA *Dumetorum, sylvatica, sativa (intermedia* Köll.*)*,
sur le Lägern ; *Cracca, Sepium*, dans les haies, etc.

LATHYRUS *Aphaca*, du côté de Kaiserstuhl et de Zurzach ;
sylvestris, sur le Lägern.

Dix-huitième Classe.

HYPERICUM *montanum*, sur les hauteurs de Birmenstorf; *per-
foratum*, sur le Schlossberg ; *pulchrum*, sur le Schlossberg et le Martinsberg.

Dix-neuvième Classe.

Cichorium *Intybus*, le long des chemins.

Leontodon *autumnale, Taraxacum, hastile*, dans les prés et le long des chemins.

Lactuca *scariola*, ici et là dans les ruines et sur le Jura ; *muralis*, de même.

Barkhausia *fœtida (Crepis fœtida)* au Badhalde.

Prenanthes *purpurea*, dans les forêts abattues près de Birmenstorf, sur le Lägern ; *Murorum*, sur le Lägern.

Cacalia *albifrons*, sur le Lägern.

Hieracium *Auricula*, sur le Lägern ; *fallax*, près de Regensberg ; *umbellatum*, sur le Lägern ; *Murorum*, le long des murs ; *amplexicaule*, dans le Jura ; *graminifolium*, de même (rare) ; *sylvaticum*, dans les broussailles.

ORDRE II.

Matricaria *Chamomilla*, commune dans les champs de froment.

Chrysanthemum *Parthenium*, au vieux château ; *corymbosum*, sur le Martinsberg.

Arnica *montana*, sur le Martinsberg.

Aster *Amellus*, sur le rocher près de Würenlingen.

Bellis *perennis*, dans les prés.

Tussilago *Petasites*, au bord de l'étang et le long du ruisseau de la ville.

Senecio *sylvaticus*, sur le Lägern.

Achillea *ptarmica, Millefolium, setacea.*

Gnaphalium *dioicum*, sur le Lägern.

Petasites *albus*, sur le flanc nord du Lägern, à Gebenstorf.

ORDRE III.

Centaurea *scabiosa*, sur le Baldegg, au Bauerngut ; *tenuifolia*, sur le Lägern.

Vingtième Classe.

ORDRE I.

ORCHIS *militaris*, au dessus de Nussbaumen ; *ustulata*, de même et sur le Heitersberg ; *globosa*, dans les prés du Lägern ; *mascula (albiflora)*, sur le Lägern ; *fusca*, sur le Lägern au dessus de Wettingen ; *pyramidalis*, de même; *variegata*, sur le Hertenstein ; *maculata*, au Teufelskeller; *conopsea* et *odoratissima*, au dessus de Wettingen.

SATYRIUM *nigrum*, sur le Lägern.

OPHRYS *myodes, arachnites*, au dessus de Birmenstorf ; *apifera*, près de Birmenstorf ; *monorchis*, au dessus de Brand près de Mellingen.

NEOTTIA *Nidus avis*, au Baldegg.

CEPHALANTHERA *rubra*, sur le Lägern en dessus de Wettingen ; *pallens*, sur le Martinsberg.

CYPRIPEDIUM *Calceolus*, sur le Lägern et vers l'ancien ermitage.

HIMANTOGLOSSUM *hircinum*, au dessus de la carrière près de Nussbaumen, et sur le Martinsberg.

PLATANTHERA *bifolia*, sur le Lägern en dessus de Wettingen.

LISTERA *ovata*, près du lac Egel.

Vingt-unième Classe.

ARUM *maculatum*, dans les haies humides près de Freienwyl.

CAREX *ornithopoda*, sur le Lägern ; *maxima*, au signal ; et quantité d'autres espèces.

CORYLUS *Avellana*, commun sur le Schlossberg et le Martinsberg.

CARPINUS *Betulus*, sur l'arête du Lägern.

BRYONIA *alba, dioica*, dans les haies.

Vingt-deuxième Classe.

Salix *capræa, fragilis,* sur le Schlossberg ; *pendula,* près du couvent de Wettingen.

Viscum *album,* sur les arbres.

Tamus *communis,* sur le Lägern.

Mercurialis *perennis,* dans le petit bois ; *annua,* sur les décombres.

Juniperus *communis,* sur le Lägern et le Martinsberg.

Vingt-troisième Classe.

ORDRE I.

Veratrum *album,* sur le Stoffelsberg, dans les pâturages, et sur les hauteurs de Bruneck.

Acer *pseudo-platanus,* sur le Lägern ; *platanoides,* au dessus d'Ennetbaden ; *campestre,* dans les buissons.

Fraxinus *excelsior,* sur les bords humides des ruisseaux.

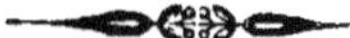

ESQUISSES HISTORIQUES.

L'histoire ni la tradition ne nous disent absolument rien de l'époque reculée à laquelle les *Celtes* habitaient Baden et la contrée environnante ; seulement reste-t-il çà et là quelques éminences tumulaires, témoins muets de ces anciens temps, où l'on retrouve des débris d'armures, de colliers et de bracelets de métal, d'agrafes, de vases informes, rongés par la dent des siècles, et qui ne nous donnent que bien peu de lumière sur ces habitans d'autrefois. Ces restes, ainsi que la forme et la structure des tombes, et les ossemens carbonisés d'animaux qu'on y trouve à côté des ossemens humains ; puis, les couteaux de sacrifices, les pierres druidiques, etc., ne laissent aucun doute sur l'origine celtique de ces monumens. Ce sont comme des hiéroglyphes usés et à-demi effacés, que nous ne pouvons déchiffrer que de cette manière : « Ces lieux aussi furent habités par les Celtes. »

Ces tombes, en partie ouvertes, se voient dans le Siggenthal, dans la forêt de chênes près Tättwyl, du côté de Mellingen, Würenlos et Kempfhof, ainsi qu'à Kilwangen et à Hägglingeu.

Nous avons des témoins plus explicites de l'époque des *Romains*. On sait que les Helvétiens, peuple guerrier qui vivait de la chasse et du produit de ses troupeaux, se partageaient en trois souches : les Tugènes, les Ambrons et les Tiguriens. La contrée de Baden appartenait à ces derniers.

Plus tard, il s'y joignit, du temps de César (¹), une quatrième souche, celle des Verbigènes, séparés des Tiguriens par la Reuss. Ils n'ignoraient pas que dans leur voisinage, du côté du sud, il existait des contrées plus fertiles et d'un climat plus doux ; ce qui les engagea à y passer, en choisissant principalement les Gaules. Arrivés au Rhône, l'an 646 de la fondation de Rome, ils rencontrèrent le consul romain Lucius Cassius, qui marchait contre eux ; les Tiguriens, sous la conduite de leur chef Diviko, le battirent et taillèrent en pièces l'élite de son armée ; il fut réduit, après avoir perdu la moitié de ses bagages, à faire une paix honteuse et à livrer des ôtages.

Plus tard, lorsque les Cimbres et les Helvétiens qui s'étaient joints à eux, furent vaincus par Marius, qui les refoula jusqu'à leurs dernières frontières, ce qui restait des Cimbres vint, suivant Tschudi, s'établir dans les montagnes auprès des Tugènes et des Tiguriens, et prit le nom de Suisses *(Schwyzer)*, d'après leur chef nommé Suiter.

Après quelque temps de calme et de repos, la population s'étant de nouveau accrue dans ces contrées, de fréquentes rencontres avec les Teutons réveillèrent bientôt l'ardeur guerrière de ces peuplades ; et à la voix d'Orgetorix *(Horderich)*, qui, néanmoins, cherchait bien plûtôt une couronne pour lui-même, qu'il ne voulait leur bien, mais qui périt d'une mort violente dans les fers, la nation entière, et avec elle ses voisins les Rauraques, les Boies et les Tulinges, se levèrent pour aller chercher de nouveaux foyers dans les Gaules, pays déjà en partie subjugué par les Romains, et dont le reste était menacé du même sort. Puis, pour s'ôter toute envie de retourner sur leurs pas, ils brûlèrent leurs habitations : 12 villes, parmi lesquelles d'anciens chroniqueurs comptent Baden, et 400 bourgs ou villages, furent la proie

---

(¹) César ne mentionne que deux tribus: les *Tiguriens* et les *Verbigènes ;* mais Strabon parle des *Tugènes*, et Eutrope des *Ambrons*.

des flammes ; et vers la fin de mars (50 ans avant l'ère chrétienne), on vit une armée de 92,000 combattans, le quart
de la population émigrante, se diriger vers les Gaules. Le
nombre total des Helvétiens seuls se montait à 263,000.
Sourds à la voix du général romain, Jules-César, qui les
engageait à retourner dans leurs foyers, ils ne tardèrent pas
à essuyer de terribles revers. Ce général battit d'abord les
Tiguriens, qui, restés en arrière, n'avaient pas encore passé
l'Araris (Saône), puis, le gros de l'armée à Bibrakte (dans la
contrée où est aujourd'hui Autun). La déroute fut complète ;
des 368,000 émigrans, il n'en resta que 110,000, qui, contraints de regagner leurs demeures dévastées, devinrent alliés
plutôt que sujets de Rome, et conservèrent la liberté de se
gouverner eux-mêmes, le pays, cependant, étant administré,
comme province romaine, par des préfets et des questeurs
romains. On y construisit quelques forts, celui de Baden,
entre autres, qui sans doute était destiné à couvrir Vindonissa, et fut confié à la garde des Helvétiens eux-mêmes.

Fidèles à leur serment, les Helvétiens restèrent attachés
à Sergius Galba, dont ils ignoraient la mort, cet empereur
ayant été assassiné l'an 71 de l'ère chrétienne ; et comme
ils ne savaient rien non plus du règne éphémère de M. Sal-
vius Othon, ils ne voulurent pas reconnaître Vitellius, pour
qui les Rhétiens s'étaient déclarés. Ce fut à cette époque
que Baden fut détruit une seconde fois par Cécinna, un des
lieutenans de Vitellius. « Il fallait à ce barbare de l'or et
du sang, dit Tacite ; il était exaspéré contre les Helvétiens,
ce peuple d'origine gauloise, célèbre autrefois par la valeur
de ses guerriers, et connu maintenant encore par la renommée qu'il s'était acquise, parce que, ignorant le meurtre
de Galba, ils ne voulaient pas reconnaître Vitellius pour empereur. Ce qui fit éclater la guerre, ce fut l'avidité et l'in-
discipline de la deuxième légion, qui enleva une somme
d'argent envoyée pour solder la garnison du fort, que les
Helvétiens occupaient et gardaient à leurs frais. Irrités de

cet attentat, ils interceptèrent des lettres de l'armée germaine aux légions pannoniennes, et retinrent prisonniers un centurion et quelques soldats. Cecinna, qui ne respirait que la guerre, accourut pour tirer vengeance de ce fait; et avant que les coupables eussent pu venir implorer sa clémence, il se hâta de ravager la contrée et de *livrer au pillage un endroit si vanté et si fréquenté à cause de ses eaux salutaires, et qui, grâce à une longue paix, était devenu une véritable ville*. Des messages furent envoyés aux troupes auxiliaires de Rhétie, pour qu'elles vinssent prendre à dos les Helvétiens qui s'étaient tournés contre la légion. Ceux-ci, pleins d'ardeur avant l'action, mais timides à la vue du danger, s'étaient choisi, à la vérité, pour chef Claude Sévère; mais, ignorans dans l'art de la guerre, peu habitués à la discipline, ainsi qu'à suivre un plan en commun, il leur parut que ce serait folie à eux de vouloir tenir tête à de vieilles troupes aguerries, ou de s'exposer à un siége enfermés dans des murailles qui tombaient en ruines (celles du fort). D'un côté se trouvait Cécinna, avec une forte armée; de l'autre, la cavalerie et les cohortes des Rhétiens, jeune et belliqueuse milice, faite au métier des armes, et d'une discipline parfaite. De toutes parts la désolation et la mort. Cernés entre deux armées, ils jetèrent leurs armes; beaucoup furent blessés, les autres se dispersèrent de côté et d'autre, et se rallièrent enfin sur le mont Vogetius (¹). Mais débusqués de là par une

(¹) *Bözberg.* Est-il ici question du Bözberg proprement dit, ou de la chaîne qui en est la continuation depuis Baden? On peut également admettre l'une ou l'autre de ces deux suppositions, puisque, d'après ce récit, la première rencontre eut lieu *près de Baden.*

La quantité d'ossemens que l'on trouve tout autour de Kempfhof, enterrés comme à la hâte à très-peu de profondeur, et le nom même du lieu (qui veut dire *champ du combat*), sembleraient avoir ici une signification historique. Toutes ces collines escarpées, tous ces petits vallons étroits étaient des lieux de défense et de refuge créés, pour ainsi dire, par la nature. Cette contrée est à peu de distance de l'ancienne route de Zurich et de Winterthour, qui longeait la partie sud du Lägern derrière Wettingen.

cohorte de Thraces envoyée à leur poursuite, et traqués par
les Germains et les Rhétiens dans les forêts et dans tous les
coins où ils se réfugièrent, rien ne put les soustraire à la
fureur des vainqueurs; des milliers furent égorgés, des milliers vendus comme esclaves. Puis, quand tout le pays eut
été pillé et dévasté, l'armée romaine se dirigea sur Avenches,
chef-lieu de cette tribu, qui fut sommée de se rendre et dont
la soumission fut agréée. Mais Cécinna fit mettre à mort Ju-
lius Alpinus, l'un des principaux de la ville, accusé d'avoir
été le premier instigateur de la guerre. Quant aux autres,
il les abandonna à la clémence ou à la cupidité de Vitellius. »

Il est probable que ce fut sous Vespasien, ou sous son
fils et successeur Titus, que l'on se mit à rebâtir la ville, le
fort et les bains de Baden; car les Romains venaient souvent
en Helvétie, et l'on trouve encore à Kirchdorf, Vogelsang,
Tättwyl, et autres lieux du voisinage, de nombreuses ruines
de demeures et de colonies romaines, des fragmens de tui-
les, par exemple, marquées des lettres L. XXI. G. (*Legio
XXI germanica*), ou G. R. (*germanica rapax*), ou S. C. V.
(*severiana, constans, victrix*); L. XI. C. P. F. (*Legio XI
claudia, pia, fidelis*), etc. D'ailleurs, *Vindonissa*, Zurzach
(*Tenedone*) et Kaiserstuhl (*Forum Tiberii*) n'étaient pas
à une grande distance, et les Romains faisaient grand cas
des bains en général, et surtout des thermes, qu'ils construi-
saient et entretenaient somptueusement. La preuve qu'il y
avait aux bains mêmes une colonie romaine, se tire des monnaies (¹), pierres précieuses, anneaux et autres bijoux, vases,
pans de murs et colonnes que l'on y trouve partout, ainsi
que d'un pavé en marbre blanc qui a été découvert à quelques pieds au dessous du pavé de la place des Grands-Bains,
et notamment des inscriptions suivantes :

(¹) MM. Brunner, au Vaisseau, et Baldinger, ancien conseiller en cour
d'appel, possèdent une petite collection de médailles trouvées dans les environs. Mais la plupart de celles qu'on a découvertes ont été transportées à
Zurich, ou vendues à des étrangers.

En 1564 , on déterra au Hinterhof une pierre d'autel en marbre blanc, que le comte Ulric de Montfort fit transporter à Tetnang, et sur laquelle on lisait :

DEO INVICTO
TIB. CASSIUS
SANCTUS
ET TIB. SaNCTE
IVS VaLENS
IOVI . . . L

(Au Dieu invincible, Tib. Cassius Sanctus et Tib. Sanctejus Valens, affranchis de Jupiter.)

Dans le *Plantin. Helvet.* p. 283 , il est fait mention de l'inscription suivante , qui se lisait sur le mur de l'église de la ville et qui y avait encore été vue par le curé Stamm :

M. AURELIO ANTONINO CAES.
IMP. DESIGNATO M. L. SEPTIMI
SEVERI PERTINACIS AUG. FILIO
RESP. AQU.

Elle n'existe plus aujourd'hui.

Dans le château supérieur était murée une pierre, qui fut plus tard transportée à Zurich , et qui portait cette inscription :

MERCURIO
MARUNO
. . . NS
PM . . PP
. . . . . .
. . . . . .
. . . . . NR

En 1535, on déterra près d'Unterwyl une colonne milliaire, que le baillif de Baden, Eg. Tschudi, fit placer devant

le château sur le pont, et qui, en 1712, fut transportée à
Zurich. Elle portait cette inscription :

IMP. CAESARI
DIVI NERVAE F
NERVAE TRAIA
NO AUG. GERM.
PONT. MAX. TRIB.
POT. COS. II. P.P. DES
III. M.P. LXXXV.

(A l'empereur Nerva Trajan, fils de Nerva, défenseur de
l'empire, vainqueur des Germains, grand-pontife, l'an 1er
de son règne, consul pour la seconde fois, désigné pour
la troisième ; au père de la patrie, qui a fait construire cette
route, longue de 85 milles. — *Trad. de Tschudi.*)

Dans la tour de l'église de Wettingen, on lit cette inscription :

DEAE ISIDI TEMPLUM A SOLE
L. ANNUSIUS MAGIANUS
DE SUO POSUIT VIR AQUENS. B.
AD CUJUS TEMPLI ORNAMENTA
ALPINIA ALPINULA CONIUNX
ET PEREGRINA FIL. XC. DEDE
RUNT L.·. D.·. D.·. VICANORUM.

(A la déesse Isis L. Annusius Magianus, bourgeois de Baden,
a fait élever ce temple à ses frais ; Alpinia Alpinula son
épouse, et Peregrina sa fille, ont donné XC. pour son
embellissement. Le local a été donné par décision des gens
du village *(locus datus decreto).*

Dans un petit bois près du village de Wettingen, on déterra, en 1633, deux grands plats, quatre patères, une coupe
et un vase pourvu d'une anse, sur lequel se voyaient sculptées
et dorées les sept planètes : Saturne, Vénus, Jupiter, Mer-

cure, Mars, la Lune et le Soleil ; sur l'anse était un Mercure surmonté d'un génie ailé. L'on trouva dans le même endroit un pot de terre cuite rempli de monnaies d'argent romaines. Ces différens objets furent partagés entre les sept anciens cantons qui gouvernaient alors le pays ; mais les plus précieux passèrent au cabinet d'antiquités de Vienne.

C'est dans le *Gestühl*, ou ancien chantier, que l'on a trouvé tous ces dés à jouer en os, qui, dans le temps, devinrent l'objet d'une longue querelle entre les savans, les uns les regardant comme un jeu de la nature, les autres y voyant un produit de l'art. Leur célébrité excita la cupidité d'avides spéculateurs, qui se mirent à en fabriquer pour les vendre comme véritables.

L'endroit où l'on trouve le plus de ces objets n'est pas d'une grande étendue ; c'est immédiatement au dessus des bains, à quelques pieds de profondeur seulement. Tout y est plein de débris de murailles romaines, et l'on y a, dernièrement encore, déterré des fragmens de colonnes. Lors de l'encaissement de la source de Sainte-Vérène, on a trouvé, dans les fentes des thermes, seize pièces de monnaie romaines, en partie effacées, ainsi que des dés et des anneaux.

En creusant les fondemens du Limmathof, on trouva, du côté de la halle ou buvette, des pallissades garnies en fer, enfoncées profondément en terre, les fondemens d'une tête de pont (correspondant à d'autres situés au milieu de la Limmat), des médailles romaines et un anneau d'or.

Tout cela, joint au grand nombre de débris de maçonnerie et d'antiquités romaines qui se trouvent au dessus des bains, fait supposer qu'à cette époque reculée le passage de la rivière avait lieu à cette place, et que le fort romain (1) n'était pas alors sur le Schlossberg, mais qu'il enfermait les bains mêmes.

(¹) *Castellum Aquarum.*

Il paraît que ces contrées jouirent d'une paix non interrompue jusque vers le deuxième siècle de l'ère chrétienne. Ce fut alors que, après plusieurs rencontres des Romains et des Allemands de l'autre côté du Rhin, dans lesquelles les victoires et les défaites furent balancées, ces derniers pénétrèrent enfin jusqu'au pied des Alpes, et ravagèrent les places fortes et les habitations des Romains. Mais bientôt, assiégés eux-mêmes au milieu des ruines encore fumantes de Vindonissa, par Constance Chlore (père de Constantin-le-Grand), ils essuièrent une sanglante défaite. Cette victoire permit aux Helvétiens de rebâtir leurs places fortes ([1]).

Ce fut probablement aussi vers cette époque, que les premiers rayons du christianisme vinrent luire sur ces contrées, et qu'eut lieu, comme les légendes le rapportent, du temps de Dioclétien et sous les gouverneurs romains en Tigurie Aurelius Proculus et Decius (qui bientôt fut revêtu de la pourpre impériale), le martyr de Félix et de sa sœur Régula, qui, restés seuls de toute la légion thébaine dans le Valais, s'étaient réfugiés à Zurich *(Turicum)*, après avoir embrassé la religion chrétienne. La légende de sainte Vérène à Baden et à Zurzach, se rattache à une époque postérieure.

Les Bourguignons passèrent le Rhin près du Mein, et, après l'invasion d'Attila, occupèrent la Sequanie, d'où ils se répandirent peu-à-peu dans les pays situés entre le Jura et les Alpes. Ce fut là qu'ils rencontrèrent les Allemands, venus des bords du Danude, qui d'abord occupèrent la partie nord-est de la Suisse, et plus tard aussi se répandirent au loin par delà la Reuss et l'Aar.

([1]) Les Allemands, depuis Aurelius jusqu'à la grande émigration, tentèrent bien quelques invasions dans les Gaules, en Rhétie et en Italie, et détruisirent plusieurs villes romaines, Avenches, par exemple, qu'Ammien appelle déjà : *desertam quidem civitatem, sed non ignobilem quondàm, ut ædificia semi-diruta nunc quoquè demonstrant ;* mais ils ne purent tenir nulle part, et furent constamment repoussés au delà du Rhin ou du Danube.

Vers la fin du cinquième siècle (496) , les Allemands entrèrent en guerre avec les Francs ; ils descendirent le Rhin,
et furent complètement battus près de Tolbiak (Zulpich) par
Clovis, roi des Francs, qui venait, lui et son peuple , d'em-
brasser la religion chrétienne, et qui, poursuivant sa victoire,
remonta le fleuve, soumit tout le plat pays des Allemands sur
les deux rives , et ravagea leurs habitations.

L'Helvétie passa ainsi sous la domination des Francs ; la
partie allemande, jusqu'à la Reuss , échut à ceux de l'est, et
la partie bourguignonne à ceux de l'ouest , qui formaient le
grand royaume Franc , sous les fils de Clovis.

Au septième siècle , du temps du roi Dagobert , le christianisme se répandit plus généralement dans l'Helvétie , par
les soins surtout de saint Gall. Le siége épiscopal fut trans-
féré de Windisch à Constance.

Le pays de Zurich , qui était en grande partie dépeuplé,
resta (y compris Baden) sous la domination des Francs jusqu'à la fin du septième siècle. Ce fut probablement vers ce
temps-là, que les bains de Baden recommencèrent à fleurir.
En 692 , Papin fut nommé maire du palais par Clovis III ;
son fils Charles Martel lui succéda, et au commencement du
huitième siècle, Lantfried, duc d'Allemannie (et de Zurich),
ayant voulu lui résister, succomba dans cette lutte. Il est
probable que Baden, place frontière , fut engagée dans la
querelle.

Depuis cette époque jusqu'au temps de l'empereur Charlemagne, il n'existe aucune tradition qui ait rapport à Baden.

Charlemagne mort, son immense empire croula. L'Allemagne s'étendait alors jusqu'à la Reuss, et Baden en formait
ainsi une des limites du côté de la Bourgogne. Ce fut probablement aussi à cette époque , que les comtes de Baden,
descendus , à ce qu'il paraît , d'une ancienne maison de
bourggraves , érigèrent leurs possessions en comté.

En 916 , le roi Conrad inféoda le pays de Zurich et de
Baden à Bourkardt, qui, nommé duc d'Allemannie, défit près

de Winterthour le roi Rodolphe de Bourgogne (920) et le rejeta au delà de la Reuss.

Baden portait dans ce temps-là le nom de Bains des trois Rois dans la Haute-Souabe *(Bad der drei Küngen in Ober-schwaben bei Schweiz)*.

Lors de la lutte pour la dignité impériale entre Henri IV et Rodolphe duc d'Allemannie, le premier céda à titre de fief le Thurgau et le pays de Zurich, dont Baden faisait incontestablement partie, au duc Berchtold de Zähringen et à ses descendans, en le nommant baillif impérial de Zurich et comte de Baden. Sous cette domination des Zähringen, il y avait des comtes particuliers de Baden qui étaient vassaux du duc; c'est ainsi que nous voyons, en 1050, le comte Ulric de Lenzbourg figurer comme comte de Baden, ainsi qu'en 1140 deux descendans de cette ligne, Ulric et Arnold. A la mort d'Ulric, dernier rejeton de la maison de Lenzbourg, en 1172, la totalité de ses possessions allodiales, y compris Baden, passa à titre de fiefs à sa fille Richensa et par elle à son époux Hartmann, comte de Kybourg; et ce ne fut qu'en 1212, après la mort de Berchtold cinquième duc de Zähringen, que Baden devint tout-à-fait la propriété des comtes de Kybourg, en la personne de Werner, qui avait épousé Anne, sœur du duc. Après la mort de Werner, le comte Hartmann l'aîné, du consentement de son neveu et pupille Hartmann le jeune, qui mourut bientôt après, donna à l'évêque de Strasbourg (1244), pour le salut de son âme et de celles de ses ancêtres, son comté de Baden, pour le recevoir de nouveau de ses mains comme son vassal. Il voulait probablement se venger de Rodolphe de Habsbourg, son héritier présomptif, qui, en 1243, lui avait enlevé Baden, mais cependant le lui avait rendu à la conclusion de la paix. Cette même année, Hartmann accorda à l'abbaye de Wettingen l'immunité de péage sur le pont de Baden. Le vieux Hartmann étant aussi mort sans héritiers directs vers la fin de 1244, le comté de Baden passa au fils de sa sœur Hedwige, mariée au comte

Albert de Habsbourg ; ce fils était le comte Rodolphe, qui devint plus tard empereur romain. Hartmann avait, mais en vain, légué par testament ce comté à sa veuve, née comtesse de Savoie.

Rodolphe, dans la guerre qu'il soutint contre l'évêque de Strasbourg, comme commandant de cette ville, s'en fit restituer l'acte de donation de son oncle, de sorte que Baden devint, ainsi que Kybourg, sa propriété directe.

Dès que Baden eut passé à la ligne autrichienne de la maison de Habsbourg, des baillifs y furent établis, et les bains prirent le nom de *Bains des ducs d'Autriche*, et la ville celui de *Baden ducale (Herzogen Baden)*.

Selon Hess, c'est dans ces temps obcurs que l'on voit l'ancien château s'élever comme un point lumineux sur le rocher dit la *Pierre de Baden (der Stein)*.

Le jour de l'an 1308, les hommes d'Uri, Schwyz et Unterwalden, las de porter le joug de fer de la domination autrichienne, rasèrent les châteaux des baillifs. Ces contrées étaient des bailliages impériaux libres, et n'appartenaient point en propre à la maison d'Autriche ; l'empereur Rodolphe les avait lui-même affranchies, en déclarant leurs habitans *hommes de libre condition*.

Albert non-seulement prévoyait les suites de sa tyrannie, mais il les désirait, afin d'avoir un prétexte de soumettre entièrement le pays. Sous celui de vouloir tirer vengeance d'une défaite essuyée en Thuringe, il rassembla des troupes dans l'Aargau et le Thurgau ; son épouse séjournait à Rheinfelden, et lui au château du Stein à Baden. Ici son neveu Jean, fils de son frère cadet Rodolphe, le somma à plusieurs reprises de lui rendre la Souabe, son héritage, qu'il lui retenait ; mais ce fut en vain, et le premier jour de mai, Albert, joignant la raillerie à l'injustice, lui présenta, au lieu d'une couronne, une guirlande de fleurs (¹), en lui disant :

(¹) De nos jours on voit encore, le premier de mai, dans quelques parties de l'Argovie. des enfans ornés de guirlandes de fleurs aller de maison

« Voici ce qui convient à ton âge ; quant au gouvernement laisse-m'en le soin. » Jean, de concert avec son précepteur Walther d'Eschenbach et trois de ses amis, Rodolphe de Wart, Rodolphe de Palm et Conrad de Tegerfeld, conspira contre son oncle. Le plan fut arrêté entre eux dans l'auberge des Archers, où l'on pouvait entrer de deux côtés et dont les portes fermaient solidement. Albert étant monté à cheval pour se rendre à Rheinfelden, les conjurés, qui l'attendaient à Windisch, entrèrent avec lui dans le bac pour traverser la Reuss, et arrivés à l'autre bord, l'assassinèrent et prirent la fuite. L'ambitieux et insatiable Albert expira entre les bras d'une mendiante, le 1er mai 1308, à l'endroit où fut ensuite bâtie l'église de Königsfelden. Son corps fut transporté à Wettingen (où Jean, surnommé depuis le Parricide, trouva aussi, dit-on, un refuge). Après la construction de Königsfelden, il fut déposé dans le caveau de l'église, puis enfin transporté à Spire.

Quinze jours après le meurtre de l'empereur, les magistrats des villes de l'Aargau se réunirent à Baden pour prêter hommage aux ducs de la maison d'Autriche, auxquels était échu l'héritage de Jean.

La fille d'Albert, Agnès, reine de Hongrie, fonda en 1310 le double couvent de Königsfelden, où elle prit elle-même le voile ; et une dixaine d'années plus tard, elle fit construire l'hôpital du Saint-Esprit à Baden. Au rez-de-chaussée de ce bâtiment se trouvait une chapelle, dans laquelle Agnès, en 1359, fonda une lampe qui devait toujours brûler. Les donations qu'elle fit à cet hôpital ne furent pas aussi considérables que l'on croit communément : en 1352 et 1354, elle légua à l'établissement sept marcs d'argent en cens fonciers sur Stetten et Hendschiken, plus quatre marcs sur Leng-

---

en maison chanter la chanson de mai en vieux dialecte allemand, et demander qu'on leur donne quelque chose. Peut-être cet ancien usage a-t-il quelque rapport à l'événement dont il est ici question : Jean y serait représenté comme l'enfant qui chante et mendie.

nau ; et en 1359, les fonds de l'église de Göslikon, sous la réserve d'y entretenir cinq bénéfices mâles, à défaut de quoi le legs devait revenir au couvent de Königsfelden. L'hôpital de Baden existait déjà avant la donation d'Agnès , car dès l'an 1349 les bourgeois de la ville se cotisaient pour son entretien.

Henri, successeur d'Albert, confirma et augmenta même les privilèges et franchises des Waldstätte ; ce que fit aussi l'empereur Louis de Bavière , le 24 novembre 1314. Les ducs d'Autriche , au contraire , fortifièrent plusieurs places de l'Ergau , entre autres le château de Baden (qui dès lors porta le nom de *Stein zu Herzogen Baden)*, et accueillirent les nobles chassés des Waldstätte.

Le duc Léopold , frère du meurtrier d'Albert , à qui ces contrées étaient échues en partage, résolut de soumettre les Suisses par la force des armes ; il se rendit sur le Stein avec une nombreuse suite, portant des cordes pour lier et punir les paysans rebelles et insubordonnés des Waldstätte. Il y tint un conseil de guerre, dans lequel il fut décidé de fondre de trois côtés sur les Suisses. Son astrologue lui prédit la victoire ; son fou, au contraire, Kuni de Stockach, lui fit l'observation : « qu'il voyait bien comment on entrerait dans le pays, mais non pas comment on en sortirait. » — Le 15 novembre 1315, Léopold fut battu à Morgarten, et ne parvint qu'à grande peine à se sauver.

Bientôt après (en 1319), ce même duc Léopold tint à Baden une cour brillante , pour célébrer les noces de sa sœur Jutta avec le comte Louis d'Oettingen. Il y eut des tournois, des spectacles et des festins somptueux , éclairés par des cierges d'une telle grosseur , que douze hommes pouvaient à peine les porter. Léopold mourut en 1326.

En 1333 , Baden entra dans la grande alliance des villes autrichiennes, avec Zurich , Bâle, Saint-Gall, Soleure, les comtes de Nidau , de Fürstenberg et de Kybourg. Si cette alliance était peut-être moins basée sur un véritable attachement à la maison d'Autriche, que sur la crainte qu'inspiraient les Suisses, ennemis de cette maison, ce ne fut cependant pas le cas à l'égard de Baden ; et ce qui le prouve incontestablement, c'est le témoignage des ducs d'Autriche, qui « se font un plaisir de déclarer que la ville de Baden s'est toujours montrée fidèle et attachée à ses maîtres, qu'elle les a assistés volontairement et sans murmurer dans leurs voyages et dans toutes leurs nécessités, et qu'elle n'a pas même hésité de verser son sang pour eux. »

En 1344, les pays antérieurs échurent au duc Albert, qui, étant entré en guerre avec les Zuricois relativement au commerce de Rapperswyl, rassembla des troupes aux Petits-Bains dans le but de les inquiéter. Les hommes de Baden faisaient partie de ce rassemblement. Les Zuricois, au nombre de 1500, sous la conduite de leur bourgmestre Brunn, se portèrent, le jour de Noël, sur les Petits-Bains, y mirent le feu, s'emparèrent du château de Freudenau près de Stilli, passèrent la Limmath, longèrent la Reuss jusqu'à Birmenstorf, et campèrent près de Tättwyl. Bourckardt d'Ellerbach, le plus estimé des généraux autrichiens, occupait le fort de Baden avec 4000 hommes, dont 800 de Brougg et de Baden ; le soir de la St-Étienne, profitant de l'obscurité, ils se glissèrent à travers le bois et tombèrent à l'improviste sur les Zuricois. Le bourgmestre Brunn, craignant pour sa vie, et feignant d'aller chercher du renfort à Zurich, abandonna ses gens et prit la fuite. Le chevalier Rüdiger Maness, rejeton de cette famille à qui l'on doit principalement la collection des poésies des troubadours, prit le commandement de la troupe, et tant par son courage qu'en employant la ruse, parvint à repousser l'ennemi, après un combat de trois heures, et le poursuivit jusque sous les murs de Baden. Il passa la nuit sur le champ de bataille, appelé l'Esp, et rentra le jour suivant à Zurich, avec six bannières qu'il avait prises à l'ennemi, celles d'Ellerbach, de Baden, de Lenzbourg, de Bremgarten, de Mellingen et de Brougg. Il y eut 600 Autrichiens de tués, et dans ce nombre 34 bourgeois de Baden, pour lesquels on célèbre encore aujourd'hui tous les ans un service funèbre, le jour de la St-Étienne. Les Zuricois, en commémoration de cette victoire, envoyèrent chaque année un homme de chaque famille en pélerinage à Einsiedeln; ce qui eut lieu jusqu'à la réformation.

Peu de temps après, la garnison de Baden sortit pour faire une excursion jusqu'à Zurich, assiégea cette ville et brûla les maisons qui étaient près de la Sihl; 400 archers hongrais à cheval firent beaucoup de mal aux Zuricois, mais les assaillans ne retirèrent pas d'autre avantage de cette expédition,

En 1369, la ville fut dévastée par un violent incendie, dans lequel elle perdit ses lettres de franchises; mais le duc Léopold les remplaça.

Après quelques escarmouches avec les Suisses, le duc Léopold, en 1386, rassembla toutes ses forces pour leur livrer une bataille décisive. Toute la noblesse de l'Aargau et des pays antérieurs fut convoquée à Baden. Il y eut un grand conseil de guerre sur le Stein, dans lequel il fut résolu : « que le gros de l'armée, sous le commandement du baron Jean de Bonstetten, camperait aux environs de Brougg, assez près de Zurich pour que cette ville pût être sans crainte et à l'abri d'une surprise du côté de l'Aar et de la Reuss; que lui, le duc d'Autriche, avec les seigneurs, les chevaliers et leurs hommes d'armes, se porteraient dans le haut pays, châtieraient les rebelles en les battant à Sempach, et se rendraient maîtres par surprise de la ville de Lucerne, le boulevard des Waldstätte. » En quittant le Stein, le duc passa la Reuss, traversa les bailliages libres et l'Aargau, et se dirigea par Sursée sur Sempach. Ce fut là qu'eut lieu cette grande bataille, célèbre par le dévouement héroïque de Winkelried, et dans laquelle Léopold aussi trouva la mort, frappé par un homme du pays de Schwyz. Avec lui périrent huit comtes, cent et vingt seigneurs, quatre cents chevaliers et quatre mille hommes d'armes. La bannière d'Autriche fut prise, ainsi que quatorze autres ; celle de Baden fut sauvée. Le jour de Ste-Marguerite, on vit revenir à Baden le duc Albert, frère de Léopold, avec le duc Guillaume, qui ramenaient le corps du défunt avec ceux de soixante seigneurs et chevaliers, pour les transporter à Königsfelden, où ils furent déposés dans le caveau où la reine Agnès reposait déjà avec d'autres membres de sa famille. Ce fut à Baden qu'Albert prit possession de l'héritage de son frère.

Dans la guerre des confédérés avec l'Autriche, en 1388, ceux de Zurich, Lucerne, Zug, Unterwalden, Schwyz, Uri et Glaris, avec six bannières, sortirent de Zurich le lundi après la Ste-Marguerite, pour aller surprendre Baden, occupé par les troupes ducales ; ils brûlèrent le faubourg du haut et le moulin inférieur, ainsi que les Grands-Bains, après les avoir dévastés. Les flammes atteignirent de l'autre côté de la Limmat, et trente-une maisons y furent pareillement réduites en cendres. Ne pouvant rien entreprendre contre la ville et le château, qui étaient bien défendus, les confédérés se retirèrent pendant la nuit.

La paix fut conclue en 1389, renouvelée en 1394, et enfin, en 1412, prolongée pour le terme de cinquante années.

Durant ces jours de calme, les bains se relevèrent de leurs ruines ; et en 1392, le duc Léopold-le-Superbe fonda sur le Stein la chapelle de Saint-Nicolas. Après lui, le comté de Baden passa à son frère, le duc Frédéric, qui, en 1413, pendant une cure qu'il faisait aux bains, fit remise à l'hôpital — « attendu le grand nombre de pauvres et de malades qui y sont logés, nourris et soignés » — de ses droits sur l'église de Rohrdorf et Widem. Ce don, si l'on veut l'appeler ainsi, n'en était proprement point un, puisque la ville de Baden avait à retirer, quelques semaines après, de l'écuyer Jean de Hombourg, une somme hypothéquée sur cette prébende. L'avoyer et le conseil demandèrent au pape la ratification de cette convention, en lui donnant l'assurance : « qu'à l'avenir, la foule de pauvres qui venaient prendre les bains chauds, seraient mieux entretenus et soignés. » En 1431, l'hôpital acheta de l'évêque Otto et du chapitre de Constance, pour la somme de 1600 florins en or, les revenus de l'église de Rohrdorf, en grandes et petites dîmes.

Afin de se mettre en garde contre la puissance toujours croissante des confédérés, qui menaçait le voisinage, la ville de Baden conclut, en 1410, une alliance avec les villes autrichiennes et la noblesse de l'Aargau, du Thurgau, du Rhin, du Hegau et de la Forêt-Noire ; mais cette alliance ne fut pas de longue durée, car en 1415, les confédérés furent entraînés par le roi Sigismond et par le concile de Constance dans une guerre contre le duc Frédéric, qui avait été mis au ban de l'empire et excommunié, et qui fut dépouillé de toutes ses possessions. Ceux de Zurich, vers le milieu d'avril, s'emparèrent du Freiamt et de Sursée, et prirent Mellingen après trois jours de siége ; les Bernois occupèrent Zofingue, Arau, Lenzbourg et Brougg ; ils n'éprouvèrent quelque résistance qu'à Wildeck, de la part des gens de Hallwyl. Toute l'armée confédérée s'avança alors sur Baden, l'investit des deux côtés de la Limmat, et l'assiégea à coups de canon. Bourckard de Mannsberg commandait la place. Après trois semaines de résistance, la ville et le fort inférieur se rendirent, sous la réserve de leurs libertés ; et le 17 mai, après une vive canonnade, le château aussi fut livré aux confédérés, qui le saccagèrent et y mirent le feu le 19 ; le 20, ce n'était plus qu'un monceau de cendres. La chute du *Stein de Baden* fut un sujet de joie et de jubilation pour tous les Suisses. En vain Frédéric avait offert de remettre la ville entre les mains de l'empereur ; en vain l'empereur voulut engager les confédérés à y donner leur consentement.

Le duc Frédéric, se voyant sans ressources, délia les villes, le pays et ses habitans de leurs sermens, et leur ordonna de jurer fidélité à l'empire. Ce fut alors que le roi engagea à Zurich le comté et la ville de Baden, avec Bremgarten, Mellingen et Sursée, pour la somme de 4500 florins ; le bailliage de Baden, dépendant du château supérieur, fut racheté par Zurich pour 600 florins ; traité auquel Lucerne, Schwyz, Unterwalden, Zug et Glaris, et plus tard Berne, furent admis à prendre part.

Le jour de la St-George 1417, le roi céda de nouveau ces fiefs impériaux aux confédérés, à Constance, sous la réserve de leurs droits et franchises ; et le 12 mai 1418, Sigismond rendit au duc ses villes et ses possessions ; « mais tout ce que les confédérés avaient pris devait leur rester, sans qu'ils eussent à en payer le rachat. »

Les confédérés établirent alors leurs baillifs à Baden, chaque état à son tour pour deux ans.

La paix ramena la joie et les plaisirs aux bains de Baden ; mais le tableau qu'en donnait en 1419 l'Italien Poggio, est outré. Dès l'année 1424, la diète helvétique transféra ses sessions annuelles à Baden, à l'époque de la Pentecôte.

Lorsque Zurich, en 1442, conclut, contre l'avis de tous les autres confédérés, un traité séparé avec l'Autriche, Baden se déclara « un lieu ouvert à tous les confédérés, mais non contre ceux envers lesquels elle aurait les mêmes devoirs à remplir qu'envers les confédérés. » Et lorsque, en 1443, la guerre se déclara entre Zurich et les confédérés, à cause de cette alliance avec l'Autriche, Baden voulut rester neutre. Les confédérés envoyèrent à plusieurs reprises des messagers, pour tàcher de détacher cette ville de Zurich ; et lorsque, avec 1600 hommes, ils eurent assiégé et pris Bremgarten, qui était du parti de Zurich et même avait un traité de combourgeoisie avec cette ville, Baden, craignant le même sort, leur ouvrit ses portes, et promit d'être à leur disposition et de leur rester fidèle. Pour se venger de cette défection, les Zuricois vinrent mettre le feu à treize villages du comté, du nombre desquels étaient les Petits Bains et Nussbaumen, et ravagèrent tout ce qui appartenait aux confédérés, Et comme Baden avait toujours une garnison fédérale, ils revinrent en forces le 16 octobre 1444, campèrent des deux côtés de la ville, mais sans l'assiéger, et s'en retournèrent chargés de butin. Une nouvelle tentative de s'emparer de Baden par la ruse, qui eut lieu le 22 du même mois, fut déjouée par le courage des habitans et de la garnison; les Zuricois furent repoussés avec grande perte. Au mois de décembre suivant, ils reparurent devant Baden au nombre de 4000, incendièrent une seconde fois les Petits-Bains à peine rebâtis, ainsi que Rieden, Nussbaumen et les autres villages du Siggenthal, et emportèrent encore un riche butin, quoique ceux de Baden les inquiétassent dans leur retraite. Mais les confédérés leur rendirent bien la pareille, en mettant tout à feu et à sang dans leur canton; ce qui ne les empêcha pas de revenir au commencement de mai 1445, avec des forces majeures. Ils pénétrèrent jusqu'aux Grands-Bains, qu'ils s'accagèrent et brûlèrent; mais ayant voulu renouveler l'assaut, le 11 mai, ils furent battus et repoussés jusqu'à Oetwyl; ce qui leur arriva encore la nuit du lundi avant la St-Martin de la même année. Il y eut encore, au commencement de 1446, quelques autres tentatives de la part des Zuricois contre Baden, depuis Regensberg; mais chaque fois ils échouèrent à s'emparer de la ville, et durent se contenter de piller tout ce qui était encore à l'être, et de brûler quelques maisons isolées. A la fin, les deux partis se lassant de guerroyer et de saccager, la paix se rétablit dans la confédération, et Baden, qui avait tant souffert, s'empressa de se préparer un meilleur avenir. A sa demande, les huit états lui donnèrent, en 1450, une charte portant : « qu'à condition que cette ville fût fidèle et obéissante à ses maîtres et seigneurs, les confédérés, comme elle l'avait été à la maison d'Autriche, elle prendrait le nom et le rang de ville impériale, sans cependant que cela pût porter atteinte aux droits des dits seigneurs. Dans tous les cas où les confédérés en auraient besoin , Baden devait leur ouvrir les portes de son château , sans toutefois que la ville eût à souffrir des passages de troupes ou des garnisons que l'on y mettrait. Tous les droits, franchises, octrois et coutumes, qu'elle tenait des rois et des empereurs romains, des ducs d'Autriche, ou des confédérés , lui étaient conservés et maintenus ; et ces derniers s'engageaient, de leur côté, à la protéger et à la défendre. Elle nommait annuellement son avoyer , ses conseillers , et pourvoyait aux autres charges et emplois de judicature, selon qu'elle le jugeait à propos. Dans les cas de guerre entre les confédérés, elle devait rester neutre, ou, si elle en était requise, leur prêter aide à tous, ou du moins à la plupart . . . . Du reste , il lui était interdit de conclure aucun traité de bourgeoisie ou d'alliance à l'insu ou sans le con-sentement de tous ou de la plus grande partie des confédé-rés. »

Malgré cela , il restait toujours des sujets de mésintelli-gence entre Zurich et Baden ; si bien qu'en 1483 , voyant que ses pièces de cinq liards, tombées en discrédit, n'étaient plus reçues à Baden , non plus que dans le reste de la Con-fédération, Zurich défendit à ses ressortissans , sous des peines sévères , de faire aucun usage des bains de Baden. Par l'entremise du bourgmestre Waldmann, qui aimait fort le séjour de Baden , et à la requête de l'avoyer et de onze délégués qui allèrent présenter leurs excuses à Zurich , la défense fut révoquée.

A la place du vieux château près de la Limmat, qui tom-bait en ruines , on construisit , en 1488 , le nouveau, qui devint la résidence des baillifs.

Au retour de la paix intérieure, les habitans de Baden , habitués à la guerre, prirent part aux campagnes des confé-dérés en pays étranger ; et il fut statué, en 1510, que dans leurs excursions au dehors, le comté, avec Zurzach, Kaiser-stuhl et Klingnau, fournirait et solderait les deux tiers des hommes , et la ville de Baden un tiers ; que celle-ci nommerait les capitaines, porte-bannières et porte-guidons, fifres et tambours, etc., et qu'elle fournirait les arquebuses à ses frais. Ce fut ainsi que ceux de Baden firent partie, en 1512, de l'expédition de Milan, soldés par le pape Pie II, qui leur permit, ainsi qu'à ceux de Mellingen, de porter à l'avenir l'image de la sainte Vierge sur leur bannière, et en 1518 leur accorda le droit de pourvoir eux-mêmes aux prébendes de la ville ; mais, sur la plainte de l'abbé de Wettingen, qui en était le collateur, les confédérés contestèrent et annullèrent la bulle papale. Ils concilièrent aussi à plusieurs reprises d'autres difficultés survenues entre la ville et le couvent.

En 1519, le vendeur d'indulgences, Samson, vint aussi faire une tournée à Baden ; mais au lieu d'argent, il n'y recueillit que des huées.

La réformation, prêchée à Zurich par Zwingle, commençait à gagner du terrain ; la désunion allait en augmentant. Six ans après la première apparition du réformateur, les sept autres états se décidèrent à convoquer une diète à Baden, et à inviter leurs confédérés de Zurich à y envoyer, non-seulement leurs députés, mais avec eux maître Ulric Zwingle et d'autres prédicateurs et docteurs, dans le but d'une conférence religieuse, et afin qu'il fût constaté, « par une discussion solennelle et où régnerait la bonne foi (était-il dit dans l'invitation), lequel des deux partis comprenait le mieux les Ecritures ; le tort-ayant devant alors abjurer son erreur, ce qui rétablirait l'uniformité de croyance parmi les confédérés. » La dispute fut fixée au 16 mai 1526, et devait avoir lieu à Baden, ville envisagée avec raison comme neutre, puisqu'elle ne dépendait d'aucun canton en particulier. Les députés se réunirent le samedi avant la Pentecôte ; le soir de la Pentecôte eut lieu dans l'église paroissiale la première assemblée, dans laquelle chaque parti nomma deux secrétaires, qui furent assermentés en même temps que quatre présidens (le docteur Louis Bær, de Bâle, l'abbé Barnabas d'Engelberg, le chevalier Jacob Stapfer, de Saint-Gall, et

Jean Honegger, avoyer de Bremgarten). Les thèses en controverse furent publiquement affichées. Les champions de l'ancienne croyance étaient les savans docteurs Eck, vice-chancelier de l'université d'Ingolstadt, Jean Faber, conseiller intime du duc d'Autriche, et Thomas Murner, lecteur et prédicateur à Lucerne; ceux de la nouvelle, Œcolampade, maître Imeli, de Bâle, Studer et Haller, de Berne, Link, de Schaffhouse, Hess, d'Appenzell, Zihli et Burgauer, de Saint-Gall, etc. De Zurich il ne parut que les députés du gouvernement; ni Zwingle, ni aucun autre prédicateur ou docteur, que des bruits menaçans avaient épouvantés, n'osèrent se rendre aux conférences. On discuta alors si ceux à cause desquels le colloque avait été principalement convoqué, ne devraient point être contraints à y paraître. Zurich se refusa à toute mesure de rigueur. Alors les autres députés décidèrent d'expédier à maître Ulric un sauf-conduit; et afin de lui ôter tout soupçon, relativement à leur bonne foi, ils envoyèrent ce sauf-conduit à Zurich, en offrant, si l'on désirait quelque changement dans sa forme, de se conformer fidèlement à ce désir. Mais Zurich n'ayant tenu aucun compte de cette offre, sa députation s'en retourna. — La première conférence publique eut lieu le lundi 21 mai, à huis ouvert, dans l'église paroissiale, en présence des députés des sept états et de ceux de Saint-Gall et de Mulhouse. Zwingle correspondait journellement avec ses co-réligionnaires, par l'entremise de Thomas Platter. On disputa pendant dix-huit jours, et quand on eut fini, les quatre protocolles, qui se trouvèrent conformes, furent approuvés et confirmés par les présidens et les secrétaires jurés; on en garda un à Baden, où il resta jusqu'en 1712, qu'il fut transporté à Zurich. Le contenu de ces protocolles fut publié à Lucerne par la voie de l'impression, aussitôt après la terminaison des conférences. Quatre-vingt-quatre docteurs, tant ecclésiastiques que laïques, de Suisse et d'Allemagne, se rangèrent, après la dispute, du côté du docteur Eck, et signèrent ses propositions ; du côté d'Œcolampade, il y en eut onze sans aucune réserve, et quatorze avec des restrictions. Les suites de ces débats furent, que les haines réciproques ne firent que s'accroître encore davantage, et que Baden resta dans son ancienne croyance. Aussi cette ville eut-elle d'autant plus à souffrir de Zurich, et s'unit-elle d'autant plus étroitement aux états de sa confession. En 1529, les Zuricois interdirent de nouveau à leurs ressortissans, sous peine d'une amende de quatre marcs d'argent, toute relation avec Baden.

Plus tard, les prédications du père capucin Ludovicus, contribuèrent encore plus à affermir le catholicisme dans cette ville ; de sorte que, à l'instigation des ambassadeurs de France et d'Espagne, qui séjournaient à Baden, ainsi que de l'évêque de Bâle, le conseil et la bourgeoisie firent bâtir un couvent de capucins, à la construction duquel les ambassadeurs susdits contribuèrent pour des sommes considérables. La première pierre en fut posée en 1598, par le savant abbé Silbereisen de Wettingen.

C'est avec douleur que nous allons retracer ces temps malheureux, où les guerres de religion furent cause que Baden, menacé à plusieurs reprises par les manifestations hostiles des Zuricois, surtout de leur capitaine Bürkli, et constamment en alarme à raison des rencontres sanglantes qui avaient journellement lieu, dut faire des réparations à son vieux château et le mettre en état de défense, afin de pouvoir résister aux attaques de ses turbulens voisins.

Au mois de janvier 1656, les cinq états catholiques déclarèrent la neutralité de Baden insuffisante ; et comme les Zuricois occupaient, contre les traités, Kaiserstuhl, Klingnau et Rheinau, ces états mirent une garnison dans Baden, et augmentèrent ses fortifications. A la fin, la diète assemblée dans cette ville ouvrit des négociations, et la paix fut conclue le 7 mars : tous les partis devaient mettre bas les armes, et il ne devait plus être question, ni de retranchemens, ni d'aggression d'aucune espèce. Zurich fut condamné à payer les frais de la guerre, comme ayant commencé les hostilités. Les droits de chaque parti sur Baden furent confirmés.

Les armes reposaient ; mais la guerre n'en continuait pas moins, guerre d'injures, de pamphlets et de chansons sarcastiques, où l'on appelait cette paix *la paix pourrie*. Baden, craignant avec raison que les hostilités ne recommençassent de plus belle, et ayant appris à ses dépens qu'il ne pouvait y avoir un démêlé autour d'elle, sans quelle y fût compromise par sa position géographique et politique, songea à se mettre en sûreté, et sans s'embarrasser des clauses du traité de paix, se mit peu-à-peu à mieux fortifier son château. Zurich voulut s'y opposer, et les hostilités recommencèrent. Zurich défendit rigoureusement à ses ressortissans toute course à Baden, et mit le séquestre sur les valeurs que Baden possédait dans le canton ; sur quoi (en 1664) il fut reconnu par une grande majorité des états, que Baden avait le droit d'achever ses fortifications comme bon lui semblerait. Aussi redoubla-t-on d'activité, et en 1691 on construisit même des retranchemens hors des portes.

Si l'avenir était sombre, le présent l'était bien plus encore : d'un côté, le soulèvement des Toggenbourgeois, devenus protestans, contre la domination oppressive de l'abbé de Saint-Gall leur seigneur, et qui étaient appuyés et secourus par leurs co-réligionnaires de Zurich et de Berne, tandis que, selon l'ancien usage, l'abbé recourait aux états de Glaris et de Schwyz ; d'un autre côté, le différend au sujet de la souveraineté du Kelleramt, que Zurich réclamait pour lui seul, quoiqu'elle appartînt aux huit anciens cantons qui commandaient à Baden. Au lieu de chercher à terminer ces dissensions à l'amiable, les différens partis religieux tirèrent les armes les uns contre les autres, et se préparèrent à la guerre (1708) ; les protestans se réunirent à Arau, les catholiques eurent de fréquentes conférences à Brunnen et à Lucerne, et la querelle, pendant plusieurs années, ne fit que s'envenimer de plus en plus, la France attisant le feu, comme de coutume, pour faire tourner les choses à son profit. Elle venait de perdre Neuchâtel, qui s'était donné au roi de Prusse, et dont Berne était restée alliée. Bientôt la guerre civile éclata avec toutes ses horreurs. Ceux du Haut-Toggenbourg, conduits par des officiers zuricois, s'emparèrent de vive force des couvens de Saint-Jean et de Magdenau ; les Zuricois, pour les soutenir, s'avancèrent, le 12 avril 1712, jusqu'à Elgg, tandis ceux de Schwyz et des cinq autres états catholiques occupaient Mellingen, commandés par le major J.-Ulr. Goldlin, et les Bernois les environs de Brougg. Les Lucernois, au nombre de 10,000 hommes, avec quelques escadrons de cavalerie, se portèrent, le 21 avril, sur Muri, Munster, Sursée, Willisau, et dans l'Entlibuch.

Dans le même temps il y eut une grande disette, surtout dans les cantons démocratiques ; et Zurich y défendit toute exportation de denrées. La désunion règnait parmi les chefs des états catholiques, et plusieurs de ces états, Fribourg et Soleure entre autres, montraient beaucoup de tiédeur et de réserve ; Glaris, qui d'abord avait fait cause commune avec Schwyz pour attiser le feu de la discorde, jouait maintenant l'impartialité. Bâle, qui s'occupait activement des moyens de ramener la concorde, convoqua enfin une diète à Baden, pour le 2 mai. Les mauvais procédés de Zurich et ses menaces hautaines, les avantages remportés par les catholiques, puis aussi la sécurité résultant d'un château bien fortifié et d'un arsenal bien garni, tout cela, joint aux alliances contractées par des citoyens influens avec des familles distinguées de Lucerne et de Schwyz, explique suffisamment le penchant naturel de Baden pour ses co-religionnaires}; aussi, après de sérieuses sommations de la part des cinq états catholiques, cette ville, se fondant sur le traité de 1415, à teneur duquel « elle ne devait rester neutre, en cas de dissentions intestines, que tant qu'elle ne serait pas invitée *à se ranger du côté de la majorité des états,* » abandonna la neutralité qu'elle avait gardée jusqu'alors, et se tourna du côté des cinq états catholiques, qui y mirent aussitôt une garnison.

A la tête du gouvernement de Baden se trouvait un vieillard plein de vigueur encore et jouissant d'une grande considération, l'avoyer et banneret Gaspard-Louis de Schnorf, bourgeois de la ville, comte palatin, chevalier de l'ordre de St-Jean, et élevé par l'empereur Léopold à un plus haut rang de noblesse que ses prédécesseurs. Son neveu, Béat-Antoine de Schnorf, était sous-baillif du comté ; le baillif, Jérôme Thormann, de Berne, aurait volontiers enlevé Baden aux catholiques ; aussi les magistrats de la ville s'en défiaient-ils; ils avaient même placé une garde devant sa maison. Le château était défendu par de l'artillerie, et l'on avait élevé des retranchemens dans le Siggenthal près de Freudenau, pour défendre le passage de la rivière. Le colonel Crivelli, d'Uri, commandait le château, et le commandant en chef était le préfet Reding, de Schwyz. Les Zuricois descendirent le Wehnthal, pour opérer leur jonction avec les Bernois, qui s'étaient embarqués sur l'Aar à Brougg, dans l'intention de venir aborder à Freudenau. Les retranchemens furent abandonnés, et une petite troupe de paysans du Siggenthal, commandés par le lieutenant Meyer, de Klingnau, s'étant postés dans le bois, commencèrent à escarmoucher avec les Bernois; mais ceux-ci les repoussèrent à coups de canon. Alors, les Bernois réunis aux Zuricois occupèrent Kaiserstuhl, Klingnau et Zurzach.

A l'exception des députés de Zurich et de Berne, qui, par méfiance, restèrent à Königsfelden, ceux de tous les autres états parurent à la diète que Bâle avait convoquée dans un but conciliatoire. Ce fut en vain que l'ambassadeur d'Autriche, comte de Trautmannsdorf, déclara que la continuation des hostilités serait attentatoire au pacte héréditaire de cette maison, et menaça Zurich et Berne, dans une note du 6 mai, de toute la puissance de l'empereur et de l'empire, s'ils refusaient de faire la paix ; l'ambassadeur de France, d'un autre côté, excitait les cinq états catholiques «à toujours agir en attendant, vu que le roi son maître ne laisserait pas écraser le bon parti opprimé, mais viendrait à son secours. » — Zurich et Berne ne voulurent entendre à rien, et à la fin les députés des états catholiques quittèrent aussi Baden, éblouis par les promesses de secours qui leur étaient faites du dehors. Les bailliages libres n'étaient point hostiles à Zurich, non plus que la population de Baden. Il y eut bientôt de petites escarmouches près de Dettingen et de Windisch, et des deux côtés on se livra au pillage. Les Zuricois et les Bernois assiégèrent et prirent Mellingen; près de Bremgarten eut lieu, le 26 mai, un combat acharné, dans lequel les Lucernois perdirent leurs canons, et les Bernois eurent beaucoup de monde tué, surtout des officiers; Bremgarten capitula. Les commandans des cinq états à Baden s'emparèrent du pouvoir et n'eurent aucun égard aux prières des autorités de la ville, de s'accorder ensemble, pour se prémunir surtout contre les attaques des Zuricois. Lorsque ceux-ci et les Bernois eurent pris Mellingen, le conseil de guerre et la généralité des deux états adressèrent à la ville de Baden (27 mai 1712) une sommation accompagnée de menaces: «de renvoyer sa garnison et de leur ouvrir ses portes une fois pour toutes; de rester neutre dans les dissentions tant actuelles que futures, et d'envoyer, dès le soir même, à Mellingen une députation du conseil et de la bourgeoisie, qui apportât une réponse catégorique; qu'en revanche on lui prommettait une pleine et entière liberté dans ses affaires intérieures, ecclésiastiques ou civiles; sinon, l'on aurait recours à des moyens capables de la faire obéir.» Les négociations traînèrent en longueur, et les hostilités commencèrent. Le 29 mai, les Zuricois s'avancèrent de Wettingen sur Baden, et le siége de cette ville commença le 30. Le 31, la ville et le château furent vivement canonnés et bombardés; les bombes et les grenades y pleuvaient de tous côtés. Une sortie que firent 200 hommes de la garnison, fut repoussée;

de leur côté, les Bernois s'avancèrent avec des forces considérables, et occupèrent les Grands-Bains. L'avoyer Dorer
fut blessé dans le fort ; un boulet tomba sur la demeure de
l'ambassadeur d'Autriche, et une bombe éclata devant sa maison. L'ambassadeur demanda une suspension d'armes, afin
de pouvoir quitter la ville ; ce qu'il fit par eau. On profita de
ce moment de répit pour renouer les négociations ; Berne se
montrait disposé à traiter, mais Zurich voulait que l'on se
rendît à discrétion. Le lendemain matin, on fit encore au
couvent de Wettingen plusieurs tentatives pour obtenir une
capitulation moins dure ; mais elles échouèrent contre la fé-
rocité du statthalter zuricois Hirzel. Alors le vieux avoyer
Schnorf s'écria résolument : »Avant que nous nous rendions
à discrétion, nous démolirons nos maisons et nous nous
ensevelirons sous leurs décombres !» — «Cependant (dit ce
même avoyer Schnorf dans son rapport officiel), comme je
m'en allais, j'appris dans l'antichambre qu'il y avait en bas
quatre membres du conseil qui venaient d'apporter les clés de la
ville en implorant merci, et que l'on retenait en ôtage; ce qui
me bouleversa tellement que je tombai presque à la renverse,
me mis à pousser les hauts cris, et en présence de quelques
bourgeois, protestai devant Dieu et devant les hommes contre
cette remise, qui avait été faite à mon insu et à celui de la
ville, déclarant que ces quatre conseillers étaient des traîtres
et des parjures qui méritaient la mort ..... Je leur dis à
eux-mêmes en face, qu'ils avaient honteusement trahi la ville;
et étant aussitôt monté à cheval, je courus à Baden pour retenir le commandant et la garnison, jusqu'à ce que nous
eussions reçu une réponse quant à la capitulation. Mais en
entrant en ville, je trouvai la porte et le pont déjà occupés
par les troupes zuricoises, et ne rencontrai plus un seul
homme de la garnison.» — L'ennemi était, à la vérité, trop
en forces, pour que l'on pût encore songer à se défendre :
16,000 Zuricois cernaient la ville, et les Bernois, avec 50
canons et mortiers, se préparaient à la bombarder.

Sur ces entrefaites, la généralité de Zurich fit faire lecture à ceux qui étaient venus à Wettingen livrer la ville, des points concernant sa remise, et qui étaient : 1° que la ville de Baden conserverait le libre exercice de sa religion, et que l'église du Halde serait cédée pour le service du culte réformé, lors des assemblées de la diète et pendant la saison des eaux, avec la faculté de l'agrandir au besoin et d'y ajouter un cimetière ; 2° que la ville de Baden ne se mêlerait plus, ni actuellement ni à l'avenir, des querelles des états entre eux, qu'elle observerait une neutralité absolue à cet égard, et qu'elle jurerait fidélité et obéissance aux deux états de Zurich et de Berne ; 3° qu'elle livrerait sur-le-champ aux dits états le château avec tout son matériel de guerre, artillerie et petites armes, et qu'il leur serait loisible de prendre toutes les mesures qu'ils jugeraient nécessaires pour que cette ville fût et demeurât un lieu ouvert en toute liberté et sûreté aux deux états ; 4° que le commandant et les officiers de la garnison sortiraient avec tous les honneurs de la guerre et avec leurs bagages, mais sans l'artillerie, et qu'ils seraient escortés jusqu'à la frontière, avec injonction de ne plus servir durant cette guerre; 5° qu'un état de tous les effets et marchandises transportés du comté de Baden ou d'ailleurs dans la ville, serait dressé et remis aux deux états, pour qu'ils pussent en disposer comme ils le jugeraient convenable ; 6° que l'état de Zurich se réservait le droit d'acheter ou de bâtir une maison dans la ville pour son propre usage; 7° que l'on s'en remettrait aux autorités supérieures des deux louables cantons, du soin de fixer le montant des frais de la guerre.

Tous les postes furent occupés par des troupes bernoises et zuricoises, sous le commandement du colonel Hackbrett, de Berne, et du major Fæsi, de Zurich.

Le 3 juin, les chefs zuricois et bernois se réunirent à l'hôtel-de-ville, firent venir tous les bourgeois, homme par homme, et en exigèrent la remise de leurs armes, ainsi que le serment solennel, par attouchement de la main, « de rester tranquilles, et de bien vouloir considérer leur ville comme une maison ouverte aux deux états, de même qu'aux autres louables cantons. » Des soldats entourèrent l'hôtel-de-ville, et il fut ordonné aux bourgeois, réunis, de se rendre à l'église pour y renouveler solennellement le serment de fidélité. Le statthalter Hirzel, après un discours d'introduction, ayant fait faire lecture du dit serment, le vieux avoyer Schnorf s'avança fièrement et s'écria : « que c'était là plus qu'on n'avait exigé des paysans du comté, qui n'avaient prêté que le serment par attouchement de la main ; que la ville de Baden ne connaissait d'autre serment que celui qu'elle avait prêté aux louables cantons, et à teneur duquel, comme en vertu de la capitulation de 1450, ses franchises lui avaient été maintenues, telles qu'elle les possédait sous la domination de la maison d'Autriche. Ce serment, ajouta-t-il, a été, il n'y a que quelques années, approuvé et confirmé par M. le bourgmestre Hirzel, au nom de tous les hauts états qui nous gouvernent. Ni moi, l'avoyer, ni la bourgeoisie, ne nous sommes rendus à discrétion ; ce sont quelques individus qui l'ont fait de leur chef et sans en avoir reçu l'ordre. Quant à nous, nous étions décidés de n'accepter qu'une capitulation honorable. Maintenant nous voilà, il est vrai, en votre pouvoir, et vous pouvez nous contraindre à jurer ; mais nous ne le ferons qu'en réservant tous les droits des autres états qui nous gouvernent. » Là-dessus, le banneret Kirchberger, de Berne, prit la parole : « Nous ne voulons rien prendre aux états catholiques, dit-il, mais seulement faire constater nos propres droits. » — Les chefs et les membres du conseil de guerre se levèrent alors, et l'on fit une seconde lecture de la formule. L'avoyer, se tournant du côté du conseil et des bourgeois, s'écria : « Je me lave les mains à toute éternité de l'acte que vous allez faire ! » et il requit tous et chacun de ses concitoyens d'émettre leur avis. Il y eut un profond silence. « C'est donc une affaire en règle ! » dit alors le statthalter Hirzel ; et le serment fut prêté. La bourgeoisie fut désarmée ; les cloches durent être rachetées, tant des constables de Zurich, qui voulaient d'abord 6000 écus, et qui se contentèrent à la fin de 150 louis d'or, que de ceux de Berne, à qui il fallut donner 100 doublons. Tout ce que contenait l'arsenal fut enlevé et partagé entre les Bernois et les Zuricois, savoir : 40 et quelques pièces d'artillerie, tous les fusils, boulets, mèches, piques, cuirasses, de vieux drapeaux déchirés, et plus de 150 quintaux de poudre. Rien n'y fut laissé, pas même six moufles qui s'y trouvaient. « Il me fallut, rapporte l'avoyer, assister à ce pillage, le cœur navré de douleur. Nous les conjurâmes de nous laisser au moins quelques pièces de campagne, héritage de plusieurs siècles ; ce fut en vain ! » Il en fut de même de la vaisselle d'argent de la société de la ville, qui pesait 4250 onces, d'une somme de 54,764 florins 12 schellings, qui se trouvait dans les caisses de la ville, et de toutes les provisions contenues dans les caves et les greniers du *Rentamt*.

Dès le même jour commença la démolition du château et des fortifications ; et le lendemain, 600 paysans furent commandés pour venir consommer l'œuvre de destruction. Berne voulut en vain faire quelques représentations à ce sujet : « *Messieurs de Zurich sont bien durs !* » dit en français le général bernois. — Le château fut démoli en entier, jusqu'à la chapelle de Saint-Nicolas.

La capitulation fut rejetée, le 3 juin, par le conseil et la bourgeoisie de Zurich ; et ce ne fut que le 29 septembre, que Zurich et Berne parvinrent à s'entendre relativement à leur conquête.

En attendant, les cantons neutres, de concert avec l'ambassadeur de France, travaillaient à amener une suspension d'armes entre les confédérés armés les uns contre les autres, et ils firent ensorte qu'une diète fut convoquée à Arau. La trève ne fut pas de longue durée : bientôt eurent lieu le combat de Sins, où les catholiques eurent le dessus, et la bataille de Villmergue, où ils furent défaits. Enfin, le 11 août, la paix fut conclue à Arau ; les cinq états renoncèrent à leur part du gouvernement du comté de Baden, et en firent cession à ceux de Zurich, Berne et Glaris, qui y établirent tour-à-tour un baillif, les deux premiers pour deux ans, le troisième pour un an. Baden perdit presque toutes ses franchises et ses libertés. Zurich et Berne se réservèrent les droits seigneuriaux avec leurs dépendances ; les baillifs de ces deux états eurent celui d'assister à toutes les assemblées du conseil, et la garde des clés de la ville fut remise à leurs soins, etc. Ce ne fut que plus tard, que la place de sous-baillif du comté put être donnée à un bourgeois de Baden ; et le premier choix tomba sur ce J.-L. Egloff qui avait livré les clés de la ville au quartier général de Wettingen. Les pierres du château démoli servirent aussitôt à bâtir l'église protestante.

Dès lors, Baden ne vit plus qu'une seule fois la diète assemblée dans son sein. Les intrigues des cinq états catholiques la firent transférer à Frauenfeld.

A peine les calamités de la guerre eurent-elles pris fin, que Baden offrit un tout nouvel aspect. Les puissances choisirent cette ville pour y tenir un congrès, relativement à la guerre de la succession d'Espagne à laquelle elles voulaient mettre fin. On ne put loger l'énorme quantité d'étrangers qui arrivaient de tous côtés ; les environs en étaient encombrés, et il y en eut qui durent camper en rase campagne. Pendant des mois entiers, il n'y eut que bals, festins et processions magnifiques. L'ambassadeur de France donna une fête en plein air sur la place attenante à la maison du tir ; et quoique toute sa vaisselle, plats et assiettes d'argent, eût passé de main en main parmi plusieurs centaines de spectateurs grimpés sur les toits et les arbres, il n'y eut pas une cuiller, pas un couteau de perdu, comme le racontait ensuite avec admiration l'ambassadeur lui-même.

Baden resta ainsi sous la domination de Berne , Zurich et Glaris jusqu'à la grande révolution. Le dernier de ses baillifs fut Jean de Reinhard , gentilhomme de Zurich , qui devint ensuite landamman de la Suisse. Les doctrines françaises de liberté et d'égalité eurent bientôt aussi pénétré et pris racine dans le comté ; et à l'approche des Français , le baillif convoqua les délégués du pays , et leur remit les affaires. Ceux-ci établirent aussitôt un gouvernement provisoire (23 mai 1798) pour la ville et le pays. Les généraux français Schauenbourg , Le Carlier et Rapinat négocièrent avec les trois états , seigneurs de Baden , la cession de ce pays à la république helvétique ; indépendance et liberté absolue lui furent garanties. Le nouveau système fédératif de la Suisse ne put résister aux tempêtes de ces temps révolutionnaires , et à sa chute la Suisse fut divisée en dix-huit cantons , dont l'un , qui s'appela le canton de Baden , était formé de l'ancien comté et des bailliages libres, et contenait 45,000 âmes. Il envoyait au sénat helvétique quatre membres élus dans les diverses parties du canton , et nommait de plus sept membres au grand conseil et un juge avec un suppléant au tribunal suprême. A la tête du gouvernement cantonal était un préfet helvétique. Le 24 avril le corps législatif déclara par un décret les anciens biens cantonaux échus en propriété à la république helvétique, et les mit sous la gestion de chambres d'administration spéciales. Le 25, le directoire fit prélever sur les débitans de sel du canton de Baden une somme de 16,690 florins, qui fut envoyée à Arau pour être versée dans la caisse de l'état. Le 8 mai , les biens des couvens , abbayes et canonicats furent pareillement séquestrés. Le corps législatif décréta de même , le 6 mai , la suppression gratuite de toute redevance féodale.

Bientôt s'alluma la guerre générale ; en mars 1799 , les armées françaises passèrent le Rhin et occupèrent le pays depuis Bâle jusqu'à Ragaz ; les Russes entrèrent en Italie, et l'archiduc Charles ayant passé le Lech à Mengen , battit près d'Ostrach et de Liptingen l'armée française du Danube commandée par Jourdan, et la repoussa jusqu'aux frontières de la Suisse. La division Férino se retira par le duché de Baden sur Huningue, en levant partout des contributions. Les milices helvétiques devaient se réunir incessamment à Baden, sous le commandement du général Nouvion ; mais le peuple des campagnes était las des Français et de leurs excès ; il ne voulait plus de liberté de leur façon , et les frais de la nouvelle république commençaient à lui être fort à charge. Une démocratie pure était ce qu'il demandait. Il y eut de grandes réunions nocturnes à ce sujet, surtout dans le comté de Baden , les bailliages libres et le canton de Soleure ; et l'on n'attendait plus qu'un chef pour tomber sur les Français. Nouvion ne se fiant pas même à la ville de Baden , la fit occuper par une division du Léman. Le 22 mai , les Autrichiens ayant passé le Rhin à Constance, Schaffhouse , Kaiserstuhl, Zurzach et Coblenz, Masséna réunit à son corps d'armée les troupes qui étaient à Baden , attaqua les Autrichiens à Würenlingen , les dispersa et leur fit beaucoup de prisonniers. Le 26 , Masséna , battu à son tour à Winterthour, se retira pendant la nuit sur la rive gauche de la Limmat , et occupa l'Albis , l'Uetliberg et le Heitersberg. Les ponts de Baden et de Wettingen furent brûlés. L'archiduc Charles, avec 23,000 hommes et 6000 chevaux , chercha à prendre à dos Masséna , qui s'était très-affaibli par les forts détachemens qu'il avait dû envoyer dans les petits cantons, et tenta (le 18 août 1799) de jeter un pont à Dettingen, protégé par une nombreuse artillerie; mais 50 carabiniers du canton de Zurich, qui fuyaient devant le général autrichien Hotz, déjouèrent cette tentative par leur courage et leur adresse. Le bruit du canon attira les généraux français Ney et Heutelet, qui étaient à Seckingen et à Brougg ; une suspension d'armes permit aux Autrichiens de ramener leur pontons à terre. Le général russe Korsakow arriva à Utznach le 25 mai , avec 20,000 hommes et 1600 cosaques , mais trop tard pour effectuer le passage de l'Aar à Dettingen. L'archiduc Charles se retira alors avec une division de son armée sur le Necker, par Tuttlingen, pour empêcher les Français de pénétrer plus avant en Allemagne. Le général Hotz resta avec 25,000 hommes, parmi lesquels il y avait 3000 Suisses. Les Russes occupaient la ligne depuis Meilen par Zurich sur la rive droite de la Limmat, jusqu'à l'Aar et au Rhin ; les Autrichiens étaient entre Rapperswyl et Näfels. Souvarow s'avançait d'Italie par les Alpes. Masséna se hâta de prendre une position favorable ; avec 37,000 hommes il occupa la contrée entre Zurich et Brougg, après avoir garni de batteries les environs de Baden. Soult se posta, avec 15,000 hommes, entre les lacs de Wallenstadt et de Zurich, pour faire face à Hotz. Dans la nuit obscure du 24 au 25 juillet, Masséna réunit sur le Heitersberg ses troupes de Bremgarten et de Mellingen, passa dans le plus grand silence la Limmat au dessus de Dietikon, avec les divisions Lorges et Mesnard, sur un pont de bateaux jeté à la hâte ; ce point n'était défendu que par trois bataillons russes près de Fahr, qui tinrent jusqu'au dernier homme. Durasow, avec sa division, occupait le Siggenthal, depuis la Limmat jusqu'à Regensberg ; il avait un camp retranché sur le Hertenstein. La brigade Bontemps fut aussitôt envoyée aux environs de Regensberg, pour empêcher sa jonction avec Korsakow. Oudinot, qui commandait le gros de l'armée française, se porta, par la rive droite de la Limmat, sur les hauteurs de Zurich, tandis que la division Klein arrivait d'Alstätten, et la division Mortier de Wollishofen. Les Russes furent repoussés sur tous les points, et enfermés dans Zurich. Le 26, on se battait encore dans les rues de cette ville ; le combat fut surtout meurtrier sur la route de Winterthour, où Korsakow, avec son sang-froid du nord, parvint à grande peine à se retirer, laissant 8000 morts et blessés, 5000 prisonniers, 100 canons et tous ses bagages. Quant à Durasow, il réussit par ruse à tourner la brigade Bontemps, et rejoignit Korsakow à Winterthour.

Le gouvernement unitaire avait à lutter contre des difficultés invincibles ; il ne put point prendre pied dans le caractère national. Napoléon remit à Glaire, le 1er mai 1800, un projet de constitution, qui maintenait l'unité de l'Helvétie, mais seulement en dix-sept cantons, chacun avec son organisation spéciale. Baden et Argovie furent réunis en un seul. Aux réclamations de Baden, qui craignait surtout que la partie catholique du canton ne fût opprimée par la partie réformée, bien plus considérable, Napoléon répondit : « J'ai besoin d'un canton de cette grandeur, d'une constitution libérale, entre Berne et Zurich ; dites-leur que le Frickthal leur sera réuni. » La constitution fut acceptée, le 30 février 1801, par la diète générale. La chambre communale et la municipalité de Baden protestèrent, le 27 septembre, contre toute réunion forcée du canton avec l'Argovie ; deux fois encore, les préposés de toutes les communes du canton renouvelèrent cette protestation, et Baden resta canton à part.

L'assemblée des notables apporta des améliorations au projet de constitution de la Malmaison, mais en maintenant la réunion de Baden à l'Argovie.

La réaction fut vive, ceux du Siggenthal prirent les armes ; ils ne voulaient, ni de l'ancien ni du nouvel ordre de choses, mais une démocratie pure, à la façon des cantons primitifs ; et le préfet du gouvernement n'osa pas faire les arrestations qui lui étaient ordonnées. En attendant, l'insurrection éclatait aussi en Argovie, où, d'un autre côté, l'on voulait une nouvelle réunion avec Berne. A la tête du soulèvement étaient les patriciens bernois d'Erlach et de Goumoëns, qui, avec quelques cents hommes, se rendirent maîtres de Brougg, d'Arau et de Lenzbourg. En même temps, Bildi rassemblait des hommes à Dettingen ; ceux de Würenlingen vinrent se joindre à lui, et il se porta dans le Siggenthal, où Keller, de Baden, lui amena de nouveaux renforts. Les troupes helvétiques que l'on envoya contre lui, furent battues. Le 17 septembre , une commission extraordinaire de la ville de Baden , sous la présidence de Baldinger, convoqua les députés de toutes les communes du canton , pour délibérer sur les mesures à prendre pour le maintien de son indépendance. Les troupes envoyées , sous les ordres du général Andermatt, pour étouffer l'insurrection , se retirèrent sur Berne , et le désordre fut à son comble. De toutes les parties de la Suisse on chercha du secours auprès de Napoléon ; des députés de chaque canton furent envoyés à Paris. Baden confia à son dernier baillif, Jean de Reinhard, député de Zurich , le soin de défendre les intérêts du canton auprès de la consulte ; au cas qu'il ne pût rien obtenir, on inclinait à être réuni à Zurich , ce que la position géographique et tous les autres rapports rendaient plus naturel que la réunion à l'Argovie , avec laquelle on ne soutenait aucune relation. L'acte de médiation n'en réunit pas moins l'Argovie réformée , le comté catholique de Baden , le Freiamt et le Frickthal , pour en former le canton d'Argovie actuel.

Une représentation égale de catholiques et de réformés, dans le grand conseil , fut le fondement de l'union et de la fraternité qui ne tardèrent pas à s'établir entre les parties du canton ; et la tolérance réciproque que l'on eut les uns pour les autres, en matières religieuses, fut telle que l'on s'apercevait à peine qu'il y eût différence de religion dans le canton. Lorsqu'en 1814, par suite des grandes commotions politiques, il y eut dans la partie réformée du pays des menées dans le but de la réunir de nouveau à Berne, ce fut certainement au zèle fraternel de la partie catholique , que l'on dut de voir échouer ce projet de séparation. Mais dans des temps plus récens, les atteintes portées à la religion catholique, et surtout les arrêtés de la conférence de Baden , détruisirent l'union et la confiance ; et quand l'égalité de représentation des deux confessions, base de la paix intérieure du canton, dut être complètement anéantie par la constitution de 1840, le peuple catholique protesta dans de nombreuses adresses et dans une assemblée populaire qui eut lieu à Baden ; à la votation, la constitution elle-même fut rejetée par la partie catholique du canton. Il se manifesta alors une méfiance réciproque, et quand les hommes qui jouissaient de la confiance du peuple dans le Freiamt, furent arrêtés de nuit et mis en prison, la discorde éclata, et le Freiamt prit les armes, ainsi qu'une partie du district de Baden qui se joignit à lui. Après une rencontre qui eut lieu à Villmergue, la partie catholique du canton fut occupée par les réformés argoviens et par 12,000 hommes de Berne, Bâle-Campagne et Zurich, accourus avec une rapidité énigmatique ; elle fut en grande partie désarmée. Enfin, la majorité réformée du grand conseil décréta l'abolition des couvens dans la partie catholique, et déclara biens directs de l'état ceux qu'ils possédaient et qui se montaient à sept millions, à l'exception d'un demi-million, qui fut destiné au fonds des pauvres et à celui des écoles des communes catholiques.

Nous laissons à l'histoire impartiale le soin de juger un acte qui a détruit la paix dans le canton d'Argovie ; et nous vivons dans l'espérance que le temps parviendra aussi à guérir cette blessure, et que nous verrons un jour renaître chez nous cette confiance et cette bienveillance réciproques, qui se fondent sur une justice impartiale et sur la tolérance religieuse.

TABLE DES MATIERES.

Première Partie.

Seconde Partie.

BADEN ET SES ENVIRONS.

RAPPORTS GÉOGNOSTIQUES.

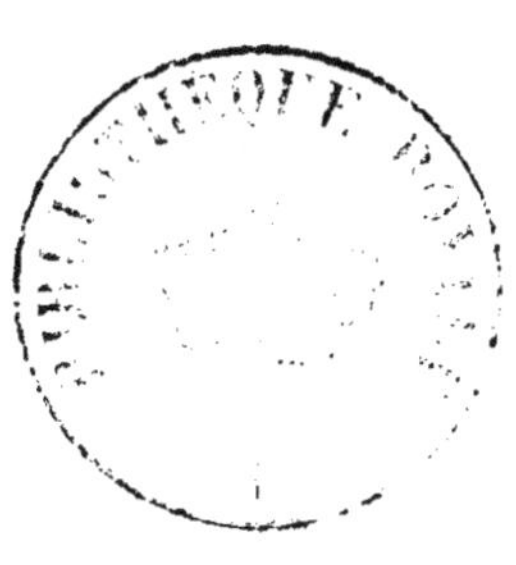

Les environs de Baden.

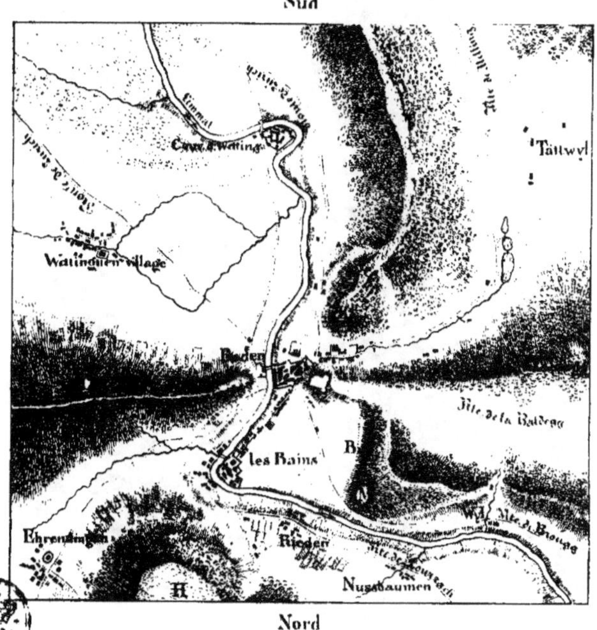

L. Läguern Mont.
H. Hertenstein
C. Cave do Diable

K. Kreuzliberg
B. Campagne Baldinguer
M. Martinsberg